WOLFGANG DÖBEREINER

Astrologisch-homöopathische Erfahrungsbilder

zur Diagnose und Therapie von Erkrankungen

Band 1

Vertrieb: Heinrich Hugendubel Verlag

5., korrigierte und erweiterte, Auflage 1988

Herausgegeben im Selbstverlag im Frühjahr 1982
als verbesserte und erweiterte Neuauflage in 2 Bänden
des Titels Astrologisch-medizinische Diagnose
und Homöopathie
(Heinrich Hugendubel Verlag München 1980)

Vertrieb im Heinrich Hugendubel Verlag
ISBN 3-88034-119-2

Printed in Germany

Jede Ordnung trägt ihre Lösung in sich
und ist deshalb empfindlich
gegen fremde Eingriffe

Rudolf Steiner
(27.2.1861)

T E I L I

Astrologische Erläuterungen und Begriffsbestimmungen

nach dem System der

"MÜNCHNER RHYTHMENLEHRE"

D I E   R E G U L A T I V E   D E R   Z E I T

Es gehört zu den unbedachten Selbstverständlichkeiten der Neuzeit, daß die Zeit als ordnungs - oder strukturvermittelnder Faktor unberücksichtigt bleibt - oder anders, daß man ungeprüft annimmt, daß die Entwicklung im Raum, das Werden und Vergehen, allein in den Lebewesen und Dingen begründet sei.

Die Zeit wird in einer solchen Anschauung ausgeklammert. Sie wird anonymes Metrum, wird Ziffernblatt - sie wird neutralisiert. Der Wert der Zeit wird so allein darin gesehen, nutzbar für den Kalkül zu sein, - ein Wert, der in der Verkürzung der Wege, damit in der Verkürzung der Qualität der Wege liegt. Wenn man weiß, daß noch im Mittelalter die Zeit als Vermittlerin des göttlichen Willens galt, so erhält die Neutralisierung der Zeit eine menschliche Dimension - die Abkehr von der Geistigkeit zugunsten des Intellekts.

Von den Anfängen der Menschheit an wird die Zeit in eine unmittelbare Beziehung zur Erscheinungswelt gesetzt. In der Zeit bewegten sich mythische Gestalten, sie wohnten in Zeitabläufen gleichwie in einer Landschaft (siehe "astrologische Häuser"), und sie setzten, ihrem Gleichnis gemäß, die Erscheinungen, die sich synonym in den verschiedenen Daseinsebenen vollzogen.

Jede Erscheinungsform hatte so "ihre Zeit", ihren Anteil an der Zeit, somit ihre transcendente Begründung. Die Erscheinungswelt wurde zum Bild des Jenseitigen, ihr zeitliches Geschehen zum Zeichen aus der Welt des Transcendenten. Die Erscheinungswelt als Träger wie Überträger dieser Erfahrung wurde gegen Eingriffe oder Übergriffe "geheiligt".

Die Beobachtung der "Zeichen der Zeit" wird zur Diagnose, zur Orientierung nach der "Qualität der Zeit" (Ernst Jünger). Zur Orientierung bedurfte es vielfach weiterer Quellen, sodaß im Orakel zusätzliche Erscheinungsformen und -bilder "provoziert" wurden, durch die die Strukturen der Zeit faßbarer wurden - durch die, in ihrer Wiederkehr, vergessene Erfahrungen geweckt wurden, um dort, wo Erfahrung nicht zum Wissen wurde, diese im Empfinden hochsteigen zu lassen.

So ergab sich im Altertum bis hin zum Mittelalter die zweifache Orientierung: die Überprüfung der Sachlage oblag dem Denken der Kausalität, die Entscheidung des Handelns aber orientierte sich an den Erscheinungsformen, die die Zeit auswarf.

Ernst Jünger (Meßbare und Schicksalszeit - Gedanken eines Nichtastrologen zur Astrologie - Literarischer Merkur September 1959) verweist darauf, daß ein so bewußtes Volk wie das der Römer noch in seiner Spätzeit nicht auf das Orakel und die Bestimmung von günstigen und ungünstigen Tagen verzichtete. "Beachtung der Vorzeichen, Augurium und Haruspicium, Vogel- und Eingeweideschau, galten als unentbehrlich vor Tagen und Handlungen, die man für schicksalhaft hielt. Die Erinnerung daran berührt merkwürdig, wenn man vom Bewußtsein so geprägte Köpfe wie die des Trajanfrieses sieht."

Die in mythischen Gestalten bildhaft vermittelte Erfahrung über die Strukturen der Zeit hat sich im Tierkreis bis in die Neuzeit erhalten. In der chinesischen Sprache ist dieser Zusammenhang noch deutlich: das Wort für Tierkreis heißt dort "Urkunde der Erfahrung".

In der Zeit sind die Erscheinungen im Wandel regulierender Wiederkehr und Gestaltwerdung eingeordnet. So ist der Tierkreis gleich einer Kompositionsform der Zeit, das Leitmuster, innerhalb dessen sich die Gestalten bewegen, innerhalb deren Strukturen sich Leben entwickelt.

Auf den Menschen bezogen heißt das, daß Anlagen zeitgebunden sind - daß Anlagen in "Zeitpunkte gespeichert sind". Damit ist gesagt, daß bestimmte Anlagen, wenn sie vererbt werden, nur zu einem bestimmten Zeitpunkt vererbt werden können - also die Erbanlage den Zeitpunkt der Geburt bestimmt. Hypothetisch läßt sich daraus folgern, daß Gene "ihren" Anteil an der Zeit haben, und daß diese gleich einem Leitmuster für Gene auslösend wirkt.

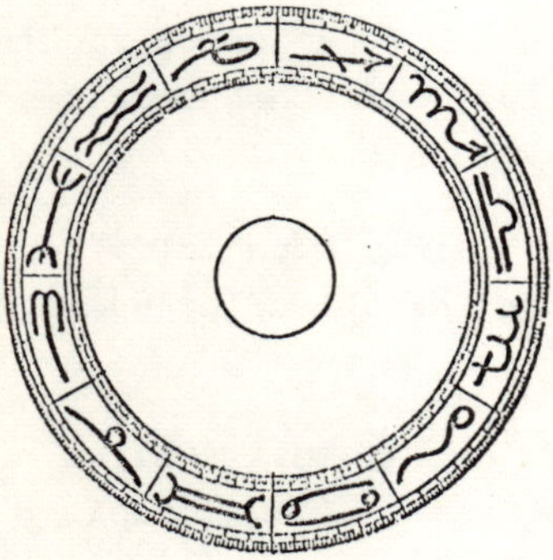

In einer solchen Sicht wird das Horoskop beziehungsweise das Geburtsbild zum Anlagemodell. Dabei bildet der Tierkreis als Zeitkreis den "Modellrahmen".

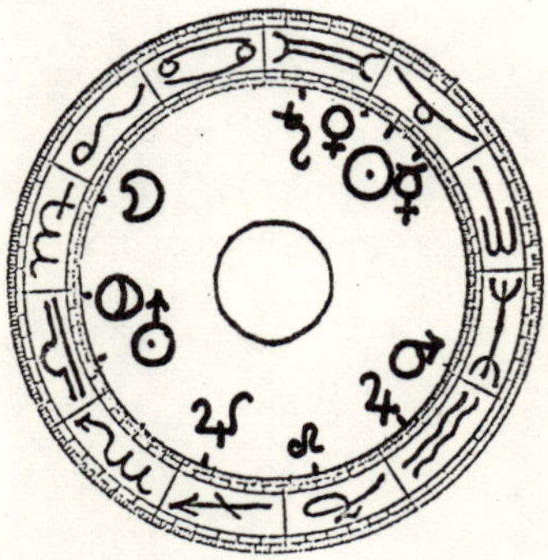

In diesem Modellrahmen, als dem "genetischen Speicher der Zeit", befinden sich zur Geburtszeit die Planeten in verschiedenen Positionen.

Die Planeten "ziehen" in diesen Positionen ganz bestimmte Anlagen "aus dem Programm".

Wie diese Anlagen individuell "gelagert sind", also ob sie in der Erscheinungsform selbst sichtbar werden, damit phänotypisch sind oder in der Erscheinungsform nicht hervortreten und damit genotypisch sind, zeigt sich in der Weise, in welchen Teil des Zeitmusters vom Tage (Häuserbild = Geburtsstunde) die Anlagen fallen: (Errechnung eines Geburtsbilds siehe Anhang).

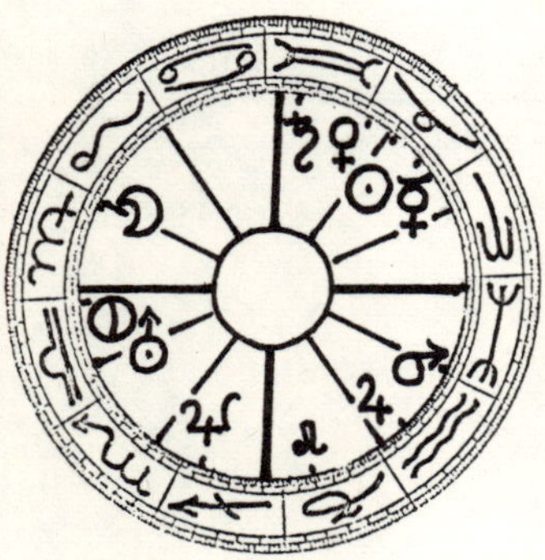

Die Vier Causalitäten

Die Zeitstruktur des Jahres wiederholt sich verkleinert in der Struktur des Tagesverlaufs. Beide Strukturen entsprechen sich im Ablauf, ihre verschiedenen Zeitmaße jedoch richten sich auf unterschiedliche Ebenen aus: auf Übergeordnetes (Tierkreis) und auf Individuelles (Tageskreis).

Dem Strukturmuster des Ablaufs, als einem Grundmotiv der Zeit, kommt man näher, wenn man den Zeitablauf eines Tages in vier Abschnitte teilt.

Dies geschieht, wenn man die Mitte des Himmels (Medium coeli = Mittagspunkt) mit der Tiefe des Himmels (Immum coeli = Mitternachtspunkt), sowie den Sonnenaufgangspunkt (Ascendent) mit dem Sonnenuntergangspunkt (Descendent) miteinander verbindet.

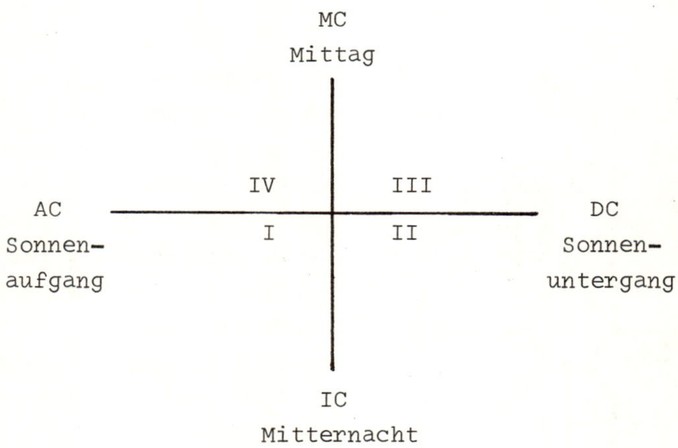

Es ergibt sich ein Achsenkreuz mit vier Quadranten. Sie stellen die vier Grundeinheiten dar und sie erweisen sich im aristotelischen Sinne als die vier Causalitäten - die vier Gründe des Seins:

I. Quadrant — die causa materialis oder
der stoffliche Urgrund

II. Quadrant — die causa formalis oder
der formgebende Urgrund

III. Quadrant — die causa efficiens oder
der bewirkende Urgrund

IV. Quadrant — die causa finalis oder
der bestimmende Urgrund

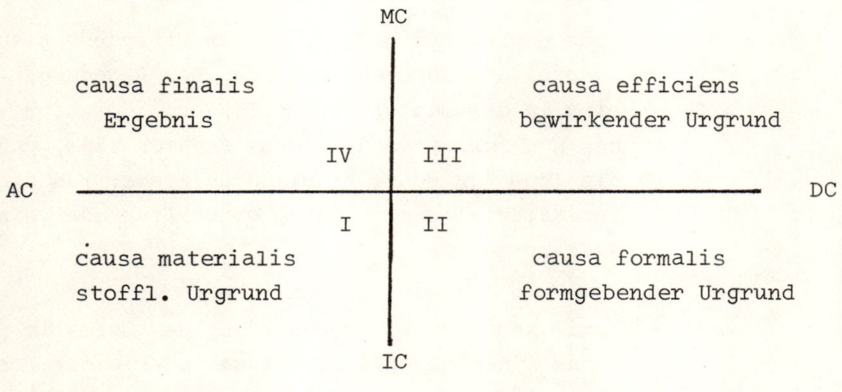

Für die erste Veranschaulichung ein Beispiel, in dem die vier Quadranten in die Reihenfolge gebracht werden, in der sie sich gegenseitig bedingen.

I. Quadrant: Man stelle sich ein Stück Lehm vor. Das, was an dem Lehm konkret sichtbar ist, seine Räumlichkeit, seine stoffliche Erscheinung, seine Gegenständlichkeit: das ist die causa materialis des Lehms, die sich im ersten Quadranten darstellt.

Dieses Stück Lehm als räumlicher Bestand ist unbeweglich, in sich ruhend und verharrend.

III. Quadrant: Das Stück Lehm ist aber veränderbar. Das heißt, im Lehm liegen die Möglichkeiten zur Veränderung, die ihm durch seine stoffliche Beschaffenheit vorgegeben sind - nämlich die Möglichkeit zur Vase, zum Krug oder zur Schale.

Die Kapazität an Möglichkeiten ist das Bewirkende des Lehms, seine causa efficiens, die seiner beharrenden Räumlichkeit entgegensteht, und sich im dritten Quadranten darstellt.

Dies Bewirkende bedarf, um zur Veränderung zu führen, des äußeren Anstoßes, der Bewegung, - etwa in der Gestalt eines Töpfers, der sich von den Möglichkeiten des Lehms anmuten läßt, und die Idee (griechisch: Bild) aufnimmt, aus diesem Material eine Schale, einen Krug oder eine Vase zu machen.

II. Quadrant: Somit kommt es zur Veränderung des Lehms im Sinne einer Vase, eines Kruges oder einer Schale. Diese Form der Gestaltwerdung ist die causa formalis, die im zweiten Quadranten, als das Hervorbringen des Gestalthaften deutlich wird.

IV. Quadrant: Ist das Formen beendet, das Gefäß entstanden, so liegt das Ergebnis vor. In diesem Ergebnis erst wird der Bedeutungsinhalt und damit die Bestimmung des Bewirkten frei. Ob das Gefäß nun die Aufgabe hat, Opferschale bei einer Kulthandlung zu sein, oder ob es die Aufgabe eines Wasserkrugs übernimmt, oder ob es weggestellt wird oder gar zerbricht, ist die Bedeutung des Geschehenen, die causa finalis.

Sie wird offenbar im vierten Quadranten als die unbeabsichtigbare Bedeutung, die das Erwirkte mit sich bringt.

Also der Stoff = erster Quadrant, der mit seiner Kapazität an Möglichkeiten die Veränderung herausfordert = dritter Quadrant.

Das Hervorbringen beziehungsweise das Gestaltwerden einer Form = zweiter Quadrant, die einen Bedeutungsraum schafft = vierter Quadrant.

Diese vierfache Bedingtheit liegt jedem Organismus und jeder Entwicklung zugrunde. Unterschiedlich ist die Art, in der sich die Organisation der Struktur vollzieht, das heißt, welcher Anteil an der Zeit vorliegt, welche Ablaufsdichte als rhythmische Vergrößerung oder Verkleinerung vorgegeben ist.

Es läßt sich schon feststellen, daß der erste und zweite Quadrant die phänotypische Anlage, der dritte und vierte Quadrant die genotypische Anlage darstellen:

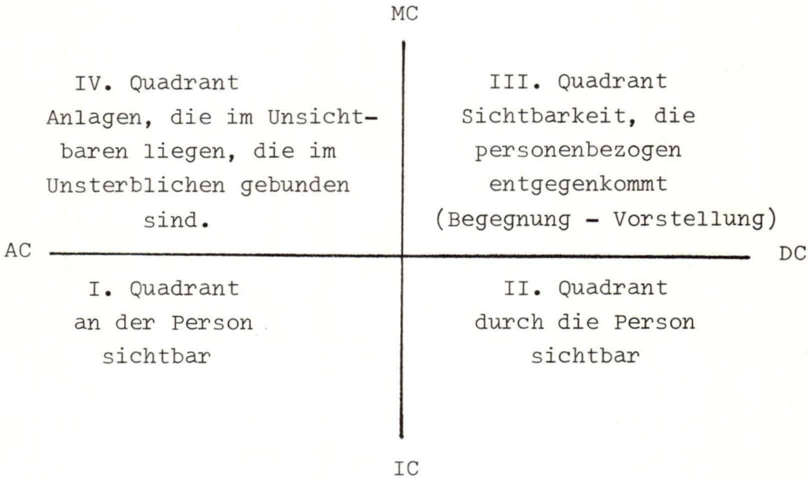

I. Quadrant: Alle die Anlagen, die an der Person selbst, ihrer Erscheinungsform, sowie ihrer räumlichen Funktion sichtbar werden.

II. Quadrant: Alle die Anlagen, die durch die Person, die Gebärde wie das Gebären sichtbar werden - also alles, was die Person an Gestalthaftem hervorbringt.

III. Quadrant: Die Anlagen, die sich an die Sichtbarkeit binden, die der Person entgegenkommt - die also die Möglichkeit zur Veränderung binden im Begegnenden, entweder als personifizierter oder als allgemeiner Vorstellungsinhalt.

IV. Quadrant: Der Bedeutungsraum des Erwirkten beziehungsweise die Bedeutung, die der Entwicklungsprozess erreicht; alle die Anlagen, die die Aufhebung von der Abhängigkeit des Lebens bedingen - also alles das, was "unsterblich" ist, beziehungsweise der Anteil am "Jenseitigen".

Man erlebt also nicht alle Anlagen an und durch sich selbst, sondern ein Teil der Anlagen, nämlich der genotypische, wird im "Anderen" beziehungsweise im Entgegenkommenden gelebt. Es wird deutlich, daß eine Vorverwandtschaft mit dem Begegnenden besteht, wenn es zuständig wird, Begegnendes also ein Erfüllungshelfer der eigenen Kapazität an Möglichkeiten ist.

Es zeigt sich darin das "Adam-Eva-Prinzip". Irgendwann im Paradies ist Adam die Rippe genommen worden, und jetzt muß er sein Leben lang suchen, bis er seine Rippe wiederfindet. Das heißt, dem Menschen ist im Paradies bewußt geworden, daß er unvollständig ist aus sich selbst, was bedeutet, daß er sich durch sich selbst nicht verwirklichen und vervollständigen kann, da ja ein Teil seiner Anlagen außerhalb seiner bewußten Steuerung liegt. Will er vollständig werden, muß er aus der Zweckgebundenheit und Befriedigung des willentlichen Bereichs heraustreten.

Das ist das "Adam-Eva-Prinzip", die Vertreibung aus dem Paradies, die Vertreibung aus dem Gefühl der Vollständigkeit.

Es ist dies in den Zusammenhang zu bringen mit der Fähigkeit des Menschen zwischen Subjekt und Objekt zu trennen, nämlich die Sichtbarkeit, die im Sinne des dritten Quadranten entgegenkommt, bewußt als Anderheit zu begreifen - und damit in die Auseinandersetzungsfähigkeit zu kommen.

Um das Gesagte über die vierfache Bedingtheit, die sich in den Quadranten ausdrückt und in der Zeit auslebt, noch einmal zu veranschaulichen, sei ein sinnbildlicher Vergleich, bezogen auf den Jahresverlauf eines Baumes, angeführt:

in der selbständigen vom Baum getrennten Frucht zeigt sich die Bestimmung und Bedeutung der Entwicklung IV	Befruchtung in Herausforderung eines Außenvorgangs - etwa durch Wind III
I er wächst aus sich in dem ihm strukturell zur Verfügung stehenden Raum	II durch die Frucht wächst nicht er selbst, die Frucht wächst an ihm, zur Selbständigkeit hin

Ohne lyrisch werden zu wollen, muß hier doch gesagt sein, daß der Wind nicht nur funktionell, sondern auch inhaltlich zu diesem Baum gehört.

Das heißt, im dritten Quadranten dieses Baumes gibt es eine strukturelle Anlage "Wind"; der Wind ist, wenn auch in der äußeren Erscheinungsform des Baumes nicht sichtbar, eine "genotypische" Anlage des Baumes, die sich in "äußeren Begegnungsvorgängen" erfüllt.

Für den Menschen ist das Begegnende des dritten Quadranten - seit der Vertreibung aus dem Paradies - bewußt als Anderheit zu begreifen und damit vorstellbar beziehungsweise als Vorstellungsinhalt aufzunehmen und zu erfassen.

Das jeweils notwendige Maß, Begegnendes aufzunehmen und zuständig werden zu lassen, damit Vorstellungsinhalte zu haben, liegt am jeweiligen dritten Quadranten. Man darf annehmen, daß die Vorstellungsinhalte - dem Genotypischen gleichzusetzen - als Bilder aus dem Unterbewußten der Kapazität an Veränderung entsprechen, somit primär vorgegeben sind, um sich erst dann im Begegnenden bewußt zu werden.

Die vier Causalitäten, die sich in der Zeit als Leben ausbreiten, fordern die Bewegung in der Zeit.

Für den ersten Quadranten, die causa materialis, ist dies die Bewegung in den Raum. Es bedarf hier der Anlagen, die notwendig sind, um sich im Raum durchzusetzen, sich zu sichern und auszubreiten. Das Verhalten muß reaktiv sein. Ein Verhalten nämlich, das fähig ist, unmittelbar auf Bedingungen des Raumes zu antworten - das also unmittelbar reagiert, ohne erst durch Empfindungen oder Denkvorgänge gefiltert und damit gehindert zu sein.

Im dritten Quadranten, der causa efficiens, sind die Anlagen darauf ausgerichtet, den Anstoß zur Veränderung im Begegnenden zu suchen.

Es ist die Fähigkeit, Begegnendes bewußt als Anderheit zu begreifen - diese Anderheit vorstellbar zu machen, beziehungsweise sie als Vorstellungsinhalt aufzunehmen und zu erfassen. Vorstellungsinhalte bestimmen das Verhalten.

Der zweite Quadrant, die causa formalis, ist die Bewegung zur Veränderung aus sich selbst, in der die eigenen Möglichkeiten zur Gestaltung drängen. Sie bewegen das Verhalten, das emotional, also vom Empfinden bestimmt ist.

Im vierten Quadranten, der causa finalis, wird die zentrifugale Bewegung aus sich selbst, wie sie der zweite Quadrant zeigt, fortgesetzt in die Entfernung von sich - die Aufhebung des "Ich" (Entfernung vom Ursprung) und seine Reflexion. Es sind dies die Anlagen, die aus der Abhängigkeit des Lebens herauslösen, aus den Anpassungszwängen heben, Reflexzwänge lösen.

Das Verhalten ist nicht mehr in der Notwendigkeit der

Person und ihrer Entwicklung begründet, es ist damit weder re-aktiv gegenüber den Umständen der Umwelt, noch ist es durch Begegnendes bestimmbar, noch aus sich selbst bewegt. Es ist unbewegt und passiv - es läßt mit sich geschehen.

Welcher der vier Anlagebereiche zum Verhalten wird, kennzeichnet der Stand der Sonne im jeweiligen Quadranten:

I. Quadrant: Im Sinne der Raumerfassung das reaktive Verhalten. Das Verhalten orientiert sich, aggressiv oder sachlich, an Umständen oder Gegebenheiten der Umwelt.

II. Quadrant: Als sogenannter "seelischer Quadrant" ein durch die Emotion getragenes Verhalten, oder genauer: ein durch die Emotion bedingtes Verhalten. Es ist später zu sehen, daß die Vernunft, als seelische Aussteuerung gegenüber vorliegenden Bedingungen, durchaus in diesen Rahmen gehört.

III. Quadrant: Ein durch Vorstellungsinhalte motiviertes Verhalten, oder mit anderen Worten: Vorstellungsinhalte werden zu Denkimpulsen und motivieren das Verhalten.

IV. Quadrant: Ein Verhalten, das nicht mehr in der Notwendigkeit der Person begründet ist - ein Verhalten, das "geschehen" läßt.

Causa Materialis

Der erste Quadrant, der nun, ob aggressiv oder sachlich, im Sinne der Raumergreifung reaktiv ist, braucht die Umwelt wie den Umraum. Diese werden als Gegenüber, als duales Element benötigt - Umwelt wie Umraum werden also nicht in das Handeln mit einbezogen, sondern diesem gegenübergestellt.

Erst im Gegenüber oder Widerstand der Umwelt findet sich ein Standort, ein Zentrumsgefühl, da das reaktive Handeln erst durch ein Gegenüber die Begrenzung erfährt - ohne dieses Gegenüber sich fortsetzt auch dann, wenn es ins Leere stößt, sinnlos wird und sich richtungslos verliert. Es wird sich so lange fortsetzen, bis Grenzen gezeigt werden, ein Gegenüber gefunden wird, damit ein Standort. Fehlt ein Gegenüber, wird die Umwelt problematisiert, zum Problem "gemacht". Übereinstimmung mit der Umwelt heißt in dieser Grundhaltung: duales Gleichgewicht.

Die duale Form der Gegenüberstellung zeigt unterschiedliche Ausprägungen:

> Einmal die aktive Form der Herausforderung der Umwelt - der Zwang zur äußeren, raumgreifenden Bewegung, zum "Fortschritt". Äußere Bewegung bringt inneres Gleichgewicht.
>
> Eine zweite Form ist die reaktive Abwehr gegenüber der Umwelt - die Abgrenzung und Sicherung wie Stärkung des eigenen Raumes. Wo kein Gegenüber ist, gegen das man sich absichern kann, wird eines erfunden - Mechanismen wollen sich realisieren.
>
> Eine dritte Form ist die Orientierung im Raum, also die sachliche Reaktion auf den Umraum, um diesen übersichtlich und berechenbar zu machen. Diese sachliche Reaktion stützt sich auf den Intellekt (lat.: intellegere = auswählen, unterscheiden, teilen), hier verstanden als Hilfsfunktion, um sich im Lebensraum zurechtzufinden.

In der sachlichen Reaktion wird die Umwelt, um sie orientierbar und damit meßbar zu machen, in ihrer Eigenart und Gestalthaftigkeit neutralisiert: mit dem Mittel des Intellekts werden Erscheinungen aus ihren Zusammenhängen herausgetrennt, dezentralisiert und bis in die kleinste Vereinzelung des Unterscheidens zerteilt. Der Umraum wird an seinen Merkmalen und Funktionen gemessen und bewertet.

Aus der Feststellung von Kennzeichen und Merkmalen ergeben sich Kenntnisse, die sich zu Wissen summieren.

Wissen ist in dieser, in ihren Eigenarten neutralisierten und damit bildlosen Denkwelt, nicht an Inhalten (bzw. der Wirklichkeit - siehe causa efficiens) orientiert, sondern an den Merkmalen der Realität. Wissen ist damit nicht sinngemäß verknüpfbar (assoziierbar), es löst keine innere Bewegung, keine inneren Bilder aus. Es ist nur fähig, aufgenommene Fakten zu wiederholen bzw. zu reproduzieren.

Intellekt und Wissen können somit Eigenarten weder erfassen, noch aufnehmen, machen somit nur zu reproduzierendem Denken fähig - weshalb Bezugssysteme und Sinnzusammenhänge nicht erfaßt werden können, und lediglich "blind" über Methode und Statistik, Experiment und Untersuchung gefunden werden können.

Der dualen Haltung des ersten Quadranten geht es darum, in der Realität (Existenz) des Umraums das Ego durchzusetzen und abzugrenzen, - verbunden mit einem dazu notwendigen Narzißmus, der Umwelt wie Geschehen (bzw. Schicksal) dort, wo es für das Ego nicht vereinbar ist, dual abdrängt und zum anonymen Gegenüber (Feind) neutralisiert.

Da dies auch im Sinne der Denkhaltung eines Gruppen-Egos geschieht, werden die Feststellungen von Kennzeichen und Merkmalen der Realität, damit die Kenntnisse und das Wissen, in der Festsetzung der Ausgangswerte (Axiome) vom (Gruppen-) Ego aus bezogen und sind damit ausschließlich, das heißt, sie schliessen aus.

Die Anlagen des ersten Quadranten sind die des Verhältnisses zur Realität. Realität wird hier verstanden als das konkret Räumliche, mithin Sachliche, das aus sich selbst nicht bewegbar ist, und nur von außen bewegt werden kann - daher in seinen Verhältnissen sozial ist.

Das Ego ist immer realitätsbezogen und daran meßbar. Es kann die Folgerichtigkeit des Realen nicht verlassen, (ohne Vorstellung der Wirklichkeit - siehe causa efficiens).

Causa Efficiens

Die Anlagen des dritten Quadranten erfassen durch die Vorstellung die Wirklichkeit der Umwelt.

Das Wirkliche ist, aus dem Althochdeutschen kommend, das Wirkende. Es ist, im Gegensatz zur Realität, aus sich selbst bewegt und gestaltgebend. Es wird zur Wirklichkeit, wenn das zum Wirken gebrachte Wirkliche in der Gestalthaftigkeit der Erscheinungen gegenwärtig wird - zum Vorschein kommt (siehe causa finalis).

Das Wirkliche und mit ihm die Wirklichkeit sind nicht von außen lenkbar, mithin a-sozial.

Die Bilder der Wirklichkeit vermitteln sich in ihrer Gestalthaftigkeit der Vorstellung und werden zu Vorstellungsinhalten. In den Bildern der Vorstellung wird das Gestalthafte gelöst vom Konkreten der Erscheinung und wird damit zum Zeichen des Wirklichen.

Dadurch geschieht:

- das Wirkliche wird bestimmbar
- frei von der Festlegung im Konkreten tritt das Prinzip des Wirklichen in den Bildern der Vorstellung

hervor. (Für die Vorstellung existiert das Konkrete nicht, sondern nur das Bild = griechisch: die Idee, das es abgibt.)

- die Zeichen des Wirklichen werden als Bild bzw. in den Bildern der Vorstellung übertragbar.

In der Vorstellung verbinden sich die Bilder zu Bildmustern, leben in bewegten Gebilden, heben sich aus Zeit und Raum: sie verlassen die Realität, aber nicht die Wirklichkeit (Eigenart) der Erscheinungen - das heißt, sie tragen die Zeichen des Wirklichen mit sich.

In der Vorstellung spiegelt sich in den Bildern der Wirklichkeit das Gleichnis des Wirklichen wider und läßt das Wirkliche als Absolutes zur Anschauung kommen.

Das Gleichnis des Wirklichen (als der Vorentwürfe des Lebens) läßt so aus dem Gesamtbild der Erscheinungen als System all das "erdenken", was sich in den Räumen des Causalen, auch als Bild des Funktionellen, vollzieht bzw. "aufscheint".

Die Orientierung nach der Wirklichkeit der Umwelt ist, von Bildzusammenhängen ausgehend, systematisch. Sie bezieht die Erscheinungen der Umwelt mit ein, beläßt diese in ihren Bildzusammenhängen (im Gegensatz zur Methodik des Intellekts), - sie findet sich in ihnen wieder.

Die Vorstellbarkeit des Wirklichen führt zur Anschauung. Insofern ist der dritte der geistige Quadrant: Geist aus dem Althochdeutschen "erschrecken" - dem Gewahr-werden der Wirklichkeit (Gegenwelt) mit dem Verlust der subjektiven Geschlossenheit.

Das Maß des Verlustes liegt in der Kapazität an Vorstellungsinhalten, der ererbten Bilderfahrung. Sie ist primär vorgegeben und entspricht der genotypischen Anlage. Es sind dies die "angelegten" ererbten Bilder aus dem Unbewußten, die Erfahrung erlebter Wirklichkeit, die aus der Vorgeschichte der Sippe, der Gattung bzw. des menschlichen Daseins stammen, - die nach "Präsentation" verlangen, um in den Bildern der begegnenden Wirklichkeit bewußt zu werden.

Geist ist so, als Einbruch aus dem Objektiven (objektiv: nicht zu verwechseln mit dem Neutralisieren des Intellekts) die ererbte Erfaßbarkeit des Wirklichen. Sie ist nicht erwerbbar und nicht lernbar - nicht sozial verteilbar.

Die Bilder der Wirklichkeit, also ihre Erscheinungen und Gestalten sind Träger der Vorstellung, damit Träger der ererbten Erfahrungen. Sie bedürfen des Schutzes, - der "Heiligung", im Umgang des Rituals.

Ein durch die Vorstellung bestimmtes Verhalten wird somit nicht nur nach den "geistigen" Prinzipien einer inhaltlichen Ordnung handeln, sondern auch zum Hüter, Wächter und Verkündiger derselben werden.

Das Ego wird in einem solchen Verhalten aus der Geschlossenheit des Subjektiven geworfen und in die Vorstellung verlagert: es identifiziert sich mit der Ordnung der Inhalte zum Über-Ich - zur Verewigung (des Ego) im Absoluten (luziferisches Prinzip).

Ein in das Prinzip der Dinge verlagertes Ego wird unzerstörbar, sein Handeln wird überzeugt und unabdingbar. Es motiviert sich aus der Vorstellung oder auch Idee (griechisch: Bild, Vorstellungsbild) von der Wirklichkeit der Umwelt und bezieht die Gesamtheit der begegnenden (aufgenommenen) Inhalte mit ein - handelt für diese "stellvertretend".

Es zeigen sich drei Stadien unterschiedlicher Ausprägung:

> Das erste Stadium ist die Aufnahme von Inhalten (Bildaufnahme) und deren verbindender Ausgleich untereinander - im Sinnbild der (gute) Hirte. Das Handeln sucht die Übereinstimmung in der zugehörigen Umwelt, den

dualen Ausgleich. Wo er nicht möglich ist, wird er formal "gemacht" (Das Zeremoniell).

Im zweiten Stadium kommt es zur Annahme zugehöriger Inhalte sowie deren Strukturierung zum verbindlichen Leitbild (Ein-Bildung). Das in das Leitbild mutierende Ego vollzieht die Bindung an die Strukturen des Wirklichen - also an ein geistiges Prinzip. Der Schutz des Leitbilds, als dem Erfahrungsträger der Sippe bzw. der Gattung - als dem Erbmuster der Erfahrung, etwa zur Arterhaltung - erfordert die Opferung des (bzw. eines jeglichen)"subjektiven Ego" zugunsten des Prinzips. Das Handeln wird deshalb, um der Reinheit des Prinzips willen unnachgiebig sein müssen - im Sinnbild der (unbeirrbare) Wächter. Übereinstimmung heißt hier geistige Zugehörigkeit. Wo sie nicht möglich ist, wird ausgeschieden (Das Ritual).

(Kann das Ego den Sprung aus der subjektiven Folgerichtigkeit nicht vollziehen, so wird es selbst zum Vorstellungsinhalt, zum Leitbild mit einem subjektiven Denkübergriff auf die Umwelt.)

Im dritten Stadium kommen die bewußt gewordenen Bilder der Erfahrung zur Anwendung: die Strukturen der Zugehörigkeit werden zur Anschauung gebracht, die Inhalte und ihre Formen werden aus dem System ihres Zusammenhangs denkbar und begreifbar (Bildverwendung). Es ist dies das Wiederfinden der Inhalte und ihrer gleichnishaften Bilder in der Welt der Erscheinungen. Das Handeln wird zum Anschauungsträger, es verbreitet die Erfahrung des Zusammenhangs aller Dinge - im Sinnbild der (ergriffene) Verkünder. Umwelt wird nicht dual abgedrängt, sondern als Träger der Erfahrungsbilder "hereingeholt", um zur Einsicht zu kommen. Einsicht und Verständnis sind somit nicht Ziel, sondern Mittel des Verhaltens.

(Kann das Ego den Sprung aus dem Subjektiven nicht vollziehen, so wird das Ego zum Träger übernommener

Anschauungen. Es identifiziert sich mit Unbegriffenem.)

Das Mittel der Anschauung ist der Verstand, als das Erdenken und Verstehen der Erscheinungen aus den Inhalten ihrer zugehörigen Wirklichkeit. Der Verstand bezieht also über die Vorstellung das dem Ego wie dem Subjektiven "Fremde" in sein Denken mit ein.

Die Erlebnisse der Vorgeschichte, die sich als ererbte Erlebnisbilder in der Vorstellung niederschlagen, werden zum Bewirkenden: die Bilder der Vorstellung (und ihre "Anschauung") lösen die innere Bewegung aus, sie bewirken, ja garantieren ein bestimmtes Empfinden.

Im Empfinden und dem von ihm getragenen Erleben, ist damit die Orientierung aus der ererbten Erfahrung der Gattung bzw. des menschlichen Daseins sichergestellt. Die Bilder der Wirklichkeit sind somit fähig, für das Empfinden und das aus ihm kommende Handeln "alte Instinkte" zu wecken.

Die ererbte Erfahrung löst das Empfinden in bestimmten Bewegungsfolgen entsprechend dem Zeitplan der Anlagen, der gattungsgemäß wie individuell bedingt ist.

Ererbte Erfahrung ist so entwicklungsbestimmend. Sie führt über das hochgetragene Empfinden zum Erleben, damit zu neuer, eigener Erfahrung, zur Bestätigung oder Korrektur der ererb- Erfahrungen. Erfahrungen sind deshalb, außer durch Erleben, unwiderlegbar (siehe Anhang).

Causa Formalis

Der zweite Quadrant zeigt, wie die Inhalte des Empfindens hochdrängen, um zum Erlebnis zu werden.

Das Empfinden, aus dem Althochdeutschen "in-sich-finden", ist folgerichtig das Hochdrängen der Erfahrungsengramme (Erfahrungsbilder). Es gleicht einer "rückwärtigen Nabelschnur", in der die Gravuren und Markierungen von Generationen hochdrängen und das Erleben wie Handeln orientieren.

Das hochdrängende Empfinden sucht die Übereinstimmung der inneren mit den äußeren Bildern - es "tastet" Umwelt auf die entsprechenden Eindrücke "ab". Dieses Abtasten, als ein Hereinholen von geeigneten Eindrücken für das aufgerufene Empfinden, ist das Fühlen bzw. das Gefühl (Fühlen: à la Fühler des Käfers).

Die Art des Fühlens kündigt das hochsteigende Empfinden an - etwa eine Angst, die empfunden, also "in sich gefunden wird" und zum Erlebnis werden will.

Das Handeln aus dem Empfinden ist das Erleben, als das Hervorbringen (gebären wie Gebärde) der inneren Bilder, die im Erlebnis zu neuer Wirklichkeit werden.

Es zeigen sich drei Stadien:

> Das erste Stadium ist das Hochdrängen des Empfindens, das über das Gefühl die übereinstimmenden Eindrücke sucht.
>
> Es zeigt sich hier die "seelische Potenz", die Kraft als Bewegung aus sich selbst (im Gegensatz zu Stärke = vereinnehmen - I. Quadrant), verständlich wird die alte Symbolik der "Quelle", wie die Verbindung "zu den Müttern". Es sind dies die Bilder der unerschöpflichen Fruchtbarkeit wie der Geborgenheit im Vergangenen (Her-

kunft).

Wenn die Quelle "versiegt", also das Empfinden blokkiert ist (etwa endogene Depression), so verliert sich die Orientierung aus sich selbst. Der Mensch findet sich in der Welt ohne die Erfahrung, wie es dazu kam - ohne die Erfahrung des Gewordenen: er ist heimatlos aus sich selbst. Ungeheure Ängste sind die Folge, mit dem Versuch, in der Gefühlsübereinstimmung mit der Umwelt eine Ersatz- bzw. Scheingeborgenheit zu finden.

Die Gefühlsübereinstimmung mit der Umwelt muß in steter Beweglichkeit erhalten werden - diese "Gefühls-Glocke" darf keinen Riß bekommen, da die Angst sonst unmittelbar hervorbräche. So entsteht eine Gefühlssüchtigkeit bei gleichzeitiger Empfindungslosigkeit: es wird die Gefühlsübereinstimmung (Impression) mit dem Fernen gesucht, die das unmittelbare Erleben (Expression) ausschließt - mit der ständigen Forderung, von der Umwelt geeignete Eindrücke zum Eindrucks-Konsum geliefert zu bekommen. (Weigerung, aus sich zu leben - daher Forderung nach "seelischer Ernährung" seitens der sinnbildlichen verlängerten Gebärmutter - Umwelt.)

Das zweite Stadium zeigt den Akt des Erlebens, das Hervorbringen (Gebären) dessen, was man "in sich findet": die in Bildern ererbte Erfahrung wird zum Erlebnis - wird zur Bewegung aus sich selbst. Es ist dies das schöpferisch Zeugende, das das Wirkliche zeugend gegenwärtig macht.

Im Erlebnis werden die ererbten Erfahrungen neu gestaltet, werden zum Neuen, zur eigenen Bewegung. Die Emotion wird zum Träger des Handelns, sie ist subjektiv - man "erlebt sich", nämlich die Unmittelbarkeit des Eigentriebs. Es ergibt dies die Verfangenheit (Trieb - Blindheit) im Subjektiven.

Im dritten Stadium zeigt sich die Erlebenskontrolle - die Steuerung des Lebenstriebs gegenüber bestehenden Bedingungen, um die Lebensfähigkeit zu erhalten. Es bedarf dazu der Wahrnehmung der Bedingungen in doppelter Weise:

> Einmal die Wahrnehmung der Bedingungen als der bewußten Aufnahme und Beurteilung deren Erlebniswertes (Diagnose - Charakterisierung)
>
> Zum anderen die Wahrnehmung als Angleichung und Nutzung der Gegebenheiten (Aussteuerung - Anpassung).

Für das Handeln aus der Erlebniskontrolle entsteht ein Reflexzwang gegenüber dem Wahrgenommenen - nämlich die Steuerung des Lebenstriebs (der Emotion) durch die vorliegenden Bedingungen. Ohne Eigenart oder bei Blockierung des Lebenstriebs ist man dem Reflexzwang zur Anpassung an die Gegebenheiten ausgeliefert - bis hin zur nahtlosen Angemessenheit, im Habitus bis zur Imitation.

Das Mittel zur Steuerung des Lebenstriebs ist die Vernunft, aus dem Althochdeutschen "vernehmen, wahrnehmen". Sie wird hier verstanden als Hilfsfunktion des Seelischen, um den Lebenstrieb gegenüber vorliegenden Bedingungen auszusteuern. Es ist dies die Gedankenhaltung, die das Subjektive schützt, damit immer nur das Subjektive nach außen begründet.

Das emotionale Handeln und die Vernunft zusammen bilden das Verhalten - nämlich den Antrieb wie die lebensnotwendige Begrenzung, die Verhaltenheit. Sie garantiert die Eigenart und ihre Lebensfähigkeit.

Causa Finalis

Der vierte Quadrant weist auf das Erwirkte des Erlebens, als der im Erlebnis erzeugten Wirklichkeit. Sie entzieht sich, ebenso wie das Erleben, der Absicht wie dem Kalkül, wird selbständig und unabhängig vom Subjektiven wirksam.

Wirklichkeit ist somit ein vom Leben "Erzeugtes", das in seiner Bestimmung aus sich, für sich und durch sich wirkt. Im Erleben wird das Wirkliche mit dem Realen vermählt, wird als Wirklichkeit zeugend in die Erscheinung gebunden.

Das im Erleben "herausgelebte" (althochdeutsch) Wirkliche wird Wirklichkeit außerhalb: sie verselbständigt sich, entfernt sich vom Subjektiven und seiner Gegenwart bis hin zur Aufhebung des Subjektiven und seiner Reflexion. Aus der Entfernung von sich, vom Ursprung, ergibt sich die Erfahrung (= er-fahren) und damit die Identität mit dem Wirklichen - die Identität mit dem Jenseitigen, das sich darin verbirgt.

Es ist dies als Finalität die Aufhebung des Dualen, das Transcendieren des Ich in das Wirkliche seiner Wirklichkeit, die Erfahrung des "Himmels". Darin liegt die Bestimmung und damit Bedeutung der Entwicklung, die der genotypischen Anlage des vierten Quadranten entspricht. Die Identität mit dem Wirklichen, damit dem Jenseitigen, ist somit als Möglichkeit angelegt, so daß alles Leben in seiner genetischen Anlage "den Himmel in sich trägt".

Es zeigen sich drei Stadien unterschiedlicher Ausprägung:

> Das erste Stadium zeigt die Loslösung und damit Trennung des Wirklichen vom Subjektiven. Es ist dies die Einschränkung des Subjektiven, wo es Wirklichkeit verhindert bzw. die Anlage des Wirklichen blockiert. Insofern wird dieses Stadium zum "Hüter der Schwelle" als dem Zugang zum Wirklichen, damit zum Hüter der

Wirklichkeit.

Im Handeln entstehen die Mechanismen, die Subjektives zugunsten übergeordneter Zusammenhänge einschränken bzw. diesen unterordnen.

Das zweite Stadium zeigt die Entfernung von sich, die Befreiung aus dem Ungelösten - das Herausheben (Erheben) aus "den Tälern" des Dualen. Es ist dies der Blick aus der Verstelltheit des Raumes wie der Verfangenheit des Subjektiven, der Blick in den Himmel.

Im Handeln führt dies zur Aufhebung von Unterschieden wie überhaupt Polarem, zur Lösung von Blockierungen und Hemmungen - dem Durchbrechen subjektiver Verfangenheit (etwa der Vernunft) wie realer Folgerichtigkeit (etwa der Logik des Realen).

Im dritten Stadium kommt es nach der Entfernung von sich zur Auflösung der Reaktions- und Reflexzwänge, damit zur Reinigung vom Subjektiven und seinen Zwängen. Aus der Entfernung von sich ergibt sich das Auftauchen im Wirklichen, im Zeitlosen der Dinge.

Dies führt im Handeln zum Gewähren, zum Geschehen-lassen, zum Wirken ohne zu handeln - dazu, die Dinge ohne Absicht und Forderung in ihrer Wirklichkeit zu belassen.

Die Erfahrung des Wirklichen führt zur Gewißheit (als "seelische" Erfahrung des Wirklichen - im Gegensatz zum "Über-zeugen" durch die Vorstellung, was zum Glauben führt), im Verhalten zur Weisheit, die sich dem Geschehen des Wirklichen anvertraut. Sie bedarf keiner Eigensicherung (wie etwa Vernunft), da das Wirkliche unangreifbar und unverletzlich ist.

Die Anlagen des vierten Quadranten sind die "Regulative des Wirklichen". Sie machen fähig, über die Grenze des Subjektiven zu transcendieren. Dort, wo Verdrängungen des Wirklichen stattfinden, heben sie das Subjektive und seine Folgerichtigkeit auf, bis hin zur Vernichtung des subjektiven Ich (Selbstvernichtung).

Kommentar zu den vier Quadranten

Die vier Quadranten gleichen in ihrem Zusammenhang einem "Kreislauf", dessen eigentliche Impulsation im II. Quadranten liegt, dessen zweites Stadium im übrigen in der überkommenen Astrologie als organische Zuordnung für das Herz gilt.

Ist dieser Kreislauf durchbrochen, so kommt die Impulsation zum Erliegen, die Bewegung aus sich selbst erlischt. Es ergibt sich eine Erlebnisschwäche, durch die das Verhalten nicht mehr aus sich selbst bewegt werden kann. Es bedarf dann der kompensatorischen Stützung bzw. Mobilisierung.

Der Kreislauf kann ins Stocken geraten durch ein starkes Ego (I. Quadrant), das die subjektive Geschlossenheit (Folgerichtigkeit) nicht verläßt, damit die Vorstellbarkeit des Wirklichen ausschließt - damit auch ausschließt den Anstoß zur Veränderung aus sich selbst. Die Mobilisierung des Verhaltens geschieht hier gleichsam durch das hindernde Selbst, durch das reaktive Verhalten. Die fehlende innere Bewegung wird durch eine äußere ersetzt, die, im Raum gefangen, nicht aufgehoben wird und eine Gegenbewegung herausfordert. Im Anspruch auf äußere Motivation ergibt sich das Prinzip von Leistung und Fortschritt.

Eine weitere Stockung des Kreislaufs kann durch ein schwaches Ego (I. Quadrant) geschehen, das sich durch eine Lähmung der reaktiven Anlagen, durch eine Durchsetzungs- bzw. Reaktionsschwäche auszeichnet. Das Ego will geschützt sein und über die Mechanismen des IV. Quadranten kommt es zur "Heiligung des Ego", - das Ego wird aus dem dualen Geschehen herausgehalten, als Ganzes "geheiligt" (erhoben). Es findet sich, ohne Lösung von sich, in einer unerlebten Scheinwirklichkeit wieder, nach dem Prinzip der Ungreifbarkeit und der persönlich unverbindlichen Überlegenheit.

Eine Störung des Kreislaufs kann in der Blockierung des Erlebens liegen. Es ist dies die Angst des Subjektiven vor der eigenen Wirklichkeit. Das Erleben wird an der Stelle blokkiert wie ersetzt, an der die begegnende Wirklichkeit Empfinden wie Erleben auslösen bzw. orientieren sollte, nämlich durch die Vorstellung (III. Quadrant). Die Wirklichkeit der Umwelt wird durch die Vorstellung von sich ersetzt: das Subjektive wird zur Wirklichkeit gemacht - die Vorstellung wird zur Wirklichkeit des Subjektiven. Indem die Vorstellung das Konkrete verläßt, fixiert sich das Subjektive zwangsläufig mit dem Wirklichen, das in der Wirklichkeit des Subjektiven aufscheint, um dann gottgleich die Wirklichkeit der Umwelt zu zwingen, die eigenen Erlebnisse zu vollziehen. Es kommt zum Denk- bzw. Vorstellungsübergriff des Subjektiven auf die Umwelt nach dem Prinzip der Macht, die durch die Übertragbarkeit von Vorstellungen entsteht.

Eine weitere Verhinderung des Kreislaufs liegt in der Aufhebung des Empfindens - in der Angst "sich zu finden", kommt es zur Aufhebung des Subjektiven. (Kompensation innerhalb des zweiten Quadranten). Es ist dies ein von den Eindrücken der Umwelt leben (beleben lassen bzw. sich seelisch ernähren), das Auftauchen im anderen Erleben wie Erlebnissen, nach dem Prinzip der Identitätsübernahme (auch irrationaler Art) aus fehlender eigener Identität.

In den Blockierungen des Kreislaufs wird die fehlende innere Bewegung durch äußere Abhängigkeiten, gleich äußeren "Prothesen" ausgeglichen. Es entsteht ein labiles Gleichgewicht der Kompensation, das sich nur im Anspruch an die Umwelt erhalten kann - sei es durch Beunruhigung, durch Überlegenheitsgefühl, durch Machtanspruch oder Identitätsübernahme. Ohne die eigene Impulsation fehlt das Erlebnis aus sich und damit die Entfernung von sich, fehlt die Lösung aus der Verstelltheit und Verfangenheit des Subjektiven - der Mensch lebt ohne Wirklichkeit mit einem Mangel an Heil.

Die Anlagen des Wirklichen, der "Anteil am Himmel" sind verwirkt, sie wehren sich gegen die Verhinderung durch das Ego bzw. das Subjektive, stellen es in Frage, heben es auf. Der Mensch erkrankt, um den Weg des inneren Heils wiederzufinden.

Die Anlagen des IV. Quadranten, als der Erfahrung des Jenseitigen in sich, als der Reinigung von der Ungelöstheit des Subjektiven, weisen den Weg der inneren Heilung, den Weg des Heiligen. Dies im Gegensatz zu den Anlagen des III. Quadranten, dem Weg des Priesters, in dem die ererbten Erfahrungen in den Bildern der Wirklichkeit geschützt werden (Gralshüter), in dem also Subjektives zugunsten der zu Gesetzen ritualisierten Erfahrungen beherrscht geleitet wird. Beide, Heilige wie Priester verstehen einander nicht - die Priester sind nicht heilig, und die Heiligen sind keine Priester.

Die vier Weisen des Seins finden sich wieder in den vier geflügelten Wesen, den vier Engeln Babylons als Gestalten des Wirklichen. Man begegnet ihrer Wirklichkeit wieder in der Ordnung der Engel, in den vier Erzengeln:

Raphael, als der Engel des Diesseits, - der mondene Gabriel als Engel der Zeugenden, - Uriel als der magische Engel des Geistes, - und Michael, der Drachentöter, der das Subjektive tötet, um "den Himmel erfahren zu können".

Kommentar über die Dominanz der Causa Materialis

Die Blockierung des Kreislaufs nach dem Prinzip von Leistung und Fortschritt zeigt sich in einer geschichtlichen Dimension in der Neuzeit. Es ist dies der Zwang zur äußeren Bewegung, die, im Raum gefangen, nicht aufgehoben wird und eine Gegenbewegung herausfordert, - der Zwang zur Dualität, zum Übergriff und zur Zerstörung der Wirklichkeit außerhalb, um die Geschlossenheit des Ego nicht zu verlieren.

Es ist dies der Versuch, das Sterben aus sich zu verhindern, das Sterben aus dem Leben zu verdrängen. Der Versuch also, der eigenen Wirklichkeit zu entgehen, - das Wirkliche als das dem Ego Fremde auszuschließen.

Plan und Kalkül sollen das Ego gegen die Wirklichkeit abgrenzen, den Umraum berechenbar machen. Die Eigenarten und Gestalten werden neutralisiert, von ihrer Wirklichkeit getrennt - die Wirklichkeit verdrängt, "enteignet". Das Wirkliche wird zum anonymen Gegner (Feind), ungreifbar, um den Menschen und im Menschen wirksam. Seine anonym gewordenen Mechanismen führen in einem Geschehen ungeheueren Ausmaßes die Selbstvernichtung des Menschen herbei.

Die Katastrophe ist programmiert. Sie ist, angesichts der Dominanz der dual angelegten Denkhaltung der Zeit, unvermeidlich. Der Intellekt, als das Mittel dieser Denkhaltung, ist das Instrument der subjektiven Folgerichtigkeit: er bezieht die Umwelt in die subjektive Folgerichtigkeit mit ein, wirft sie damit aus deren Ordnung - zerstört sie. Das duale Prinzip funktioniert so lange, solange es Wirklichkeit zu zerstören gibt.

Die duale Denkhaltung, die sich als Wissenschaft organisiert hat, reißt somit alles von ihr Beherrschte mit, in eine immer schneller werdende Bewegung zu "unbekanntem Ziel", eine "Bewegung, die Ufer und Mitte verloren hat" (Ernst Jünger). Sie wird, da sie Umwelt neutralisiert um sie berechenbar zu machen, ortlos, damit selbst unberechenbar.

In ihrem Alleinvertretungsanspruch überträgt sie das Unberechenbare auf Staat und Gesellschaft, aus ihrer sozialen Machtposition (gesellschaftsidentisch) und der Subalternität, die ihr entgegengebracht wird, kann sie sich erlauben, Meinungsdruck auszuüben und eine von der Öffentlichkeit unbemerkte geistige Inquisition durchzuführen. Das allmähliche Werden dieses Geschehens als historische Selbstverständlichkeit läßt die schon in das Ungeheuerliche gehenden Zerstörungen und Katastrophen, die dieses Denksystem zu verantworten hat, nicht wahrnehmen - sie verursacht eine Lähmung wie gegenüber dem Zwangsläufigen.

Martin Heidegger sagt: "die Wissenschaft denkt nicht", womit gemeint ist, daß im Gegensatz zur Philosophie, sie sich und ihre Ausgangspunkte nicht in Frage stellt, - daß sie die Wirklichkeit ausschließt.

In ihrer Eigengesetzlichkeit wehrt sie Infragestellungen ab - die Gegenwelt wird abgedrängt, zum Schweigen gebracht. Es gehört zu den Besonderheiten der dualen Denkhaltung, daß die Gegenwelt von ihr aufgesogen wird, daß sie sich, in einer an Eigenarten und Gestalten verbrauchten Umwelt, von der Substanz der Infragestellung "ernährt", - diese reproduziert. Ernst Jünger spricht von einer "ameisenhaften, dem Mythos, Nomos und der Paternität feindlichen Tätigkeit".

Die Vertreter dieser Denkhaltung, nur im intellektuell-reproduktiven Denken geübt, haben das "System" zu ihrem Über-Ich gemacht, ihm ihr Ego übertragen - sie sind fremdbesetzt, im Handeln dem Vollzug des "Systems" ausgesetzt und damit selbst unverbindlich und ohne Verantwortung. Für sie wird das "System" zur Kompensation nach dem Prinzip des "schwachen Ego" und seiner Heiligung durch den Intellekt zur ungreifbaren Überlegenheit.

Der Mensch, selbst neutralisiert und aus der Eigenart gehoben, ohne Wirklichkeit wie ohne Schatten, ist dem totalen Übergriff der organisierten dualen Denkhaltung und seiner Vertreter ausgeliefert. Selbst neutralisierter Bestandteil des unter anderem sozialen Kalküls, ist er nur noch von außen lenkbar, ist er auf eine soziale Gemeinschaft angewiesen, in der das Bindende das Bestimmungslose, im Fehlen des Wirklichen, das Bedeutungslose ist. Sein Schicksal wie auch seine Krankheit sind, im Namen der Wissenschaft, fremdverwaltetes Industriegut. Der Mensch wird gepflegt, um verbraucht werden zu können. (Siehe Nachtrag: "Über die Inquisition".)

Das Abdrängen der Wirklichkeit und das Zerstören ihrer Erscheinungen wurde erst möglich über die "Entheiligung" der Erscheinungen, der Entmythologisierung der Erscheinungsbilder - der Mensch mußte erst "Tabus brechen", um ungehindert in die Wirklichkeit der Umwelt eingreifen zu können.

Vor über vierhundert Jahren, als die ersten Anzeichen dieser Entwicklung in der Frührenaissance deutlich wurden, als die duale Denkhaltung begann sich zu profilieren, als der Mensch beginnt, aus der Ordnung der Erscheinungswelt herauszufallen - in der Malerei das erste Selbstbildnis entstand, in der Musik sich die einzelnen Linien in der Polyphonie verselbständigten, - schrieb der Späthumanist Michael de Montaigne:

"Wenn die Ordnung der Natur für Vögel und Maulwürfe reicht, dann reicht sie auch für den Menschen. Die Natur ist eine sanfte, aber ebenso kluge wie gerechte Führerin. Wir Menschen haben sie mit künstlichen Fußstapfen verwischt."

"... laßt euch nicht aus euch selbst vertreiben. Sie wollen euch zum Markte bringen und verbrauchen."

Michael de Montaigne

(28.2.1533)

R E G U L A T I V E   I M   Z U S A M M E N H A N G

In dem Zeitkreis des Jahres und dem des Tages zeigt sich die gleiche Zeitstruktur, in ihren verschiedenen Ausmaßen. Die Verbindung beider Zeitkreise zeigt, wie Übergeordnetes (Tierkreis) und Individuelles (Häuserbild) zueinander gelagert sind.

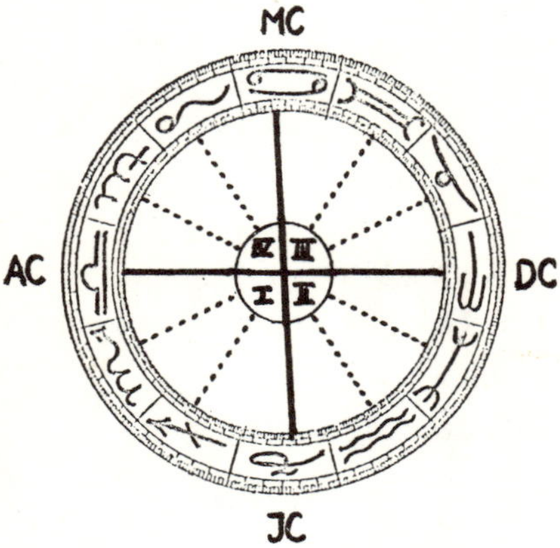

Im Beispiel eines Waage-Ascendenten heißt dies, daß der Beginn (damit der erste Quadrant) des Häuserbildes im dritten Quadranten des Tierkreises liegt, - in der Phase der "Bildaufnahme". Das heißt, daß das Ego somit im Sinne des "guten Hirten" auf "Übereinstimmung und dualen Ausgleich" ausgerichtet ist. Das heißt auch, daß das Ego kein enges Ego ist, sondern die Bilder der Wirklichkeit in den Bereich des Ego miteinbeziehen kann.

Dagegen liegt der Vorstellungsbereich individuell, also nach dem Häuserbild, im Sinne des Descendenten (DC) im ersten Quadranten des Tierkreises, und zwar in der Phase der aggressiven Durchsetzung im Realen. Das heißt, daß die individuellen Vorstellungsinhalte sich auf Vorstellungskonzepte über den Ablauf des Realen beziehen. Damit verbunden ist im Sinne der Aggression in der Vorstellung das Leitbild des "Männlich-heroischen".

Einem sanften Ego steht somit eine aggressive Vorstellungswelt gegenüber.

Der geschlossene Organismus eines Zeitkreises entwickelt sich in der Zeit. Er bildet eine Entwicklungsreihe, in der sich die Erfahrungen der Evolution aufwerfen, jede Phase als Regulativ der vorhergehenden, um die Vollständigkeit einer Entwicklung zu garantieren, - "Maße gebend und setzend, sinnvoll steuernd und die Möglichkeiten zur Vollendung in jeden Anfang setzend".

Die einzelnen Phasen des Tierkreises sind in Zeichen und Bildern erfaßt. Zu ihnen gehören als Bewegungsprinzipein der Zeichen die einzelnen Planeten (siehe astrologische Literatur und Anhang).

I. Quadrant

Bewegung in den Raum, Raumergreifung mit dem dazugehörigen Energiepotential. - Das Verhalten ist reaktiv. Die einzelnen Phasen entsprechen der Energieumsetzung; Energie vergegenständlicht sich und kommt zur Funktion.

Erste Phase:

1. Haus - Widder - Mars

Der Energiezustand, schon auf eine bestimmte Erscheinung hin disponiert, aber noch körperlos.

die reaktive Aggression

Bild: der Revierverletzer

alte Zuordnung: Eisen (Ferrum) als Energieträger im Organismus

Zweite Phase:

2. Haus - Stier - Venus des Morgens

Zentrierung (Verdichtung) der Energie zu geordneter organischer Substanz, zum Bestand (= auf ein Zentrum hin geordnet, damit abgrenzbares Ganzes), damit Konservierung (Speicherung) der Energie = Stärke

Vergegenständlichung

die reaktive Abwehr

Bild: der Revierhalter; - das Beutetier, das sich in Herden organisiert

Zuordnung: Kalium

biologische Zuordnung: Gewebsbildung

Dritte Phase:

3. Haus - Zwilling - Merkur des Morgens

Funktion des Vergegenständlichten - Funktion in den Umraum, Erfassung des Umraums (Kalkulation - Neutralisierung).

sachliche reaktive Funktion

Intellekt als Hilfsfunktion, um sich im Lebensraum zurechtzufinden - instrumentales Mittel (wo die Hand nicht reicht) Technik.

Bild: das Kerbtier (Insekt)

alte Zuordnung: Quecksilber (Mercurius)

neue Zuordnung: Natrium

biologische Zuordnung: lymphatisches System - Körperabwehr - RES

II. Quadrant

Das Empfinden als das "in sich finden" ererbter Erfahrungsbilder - der innere Bildandrang zur Bewegung aus sich mit dem dazugehörigen Potential an "psychischer Energie" (Kraft). Im Verhalten emotional.

Die einzelnen Phasen: Das Empfinden wird im Erleben Gestalt und kommt zur Aussteuerung gegenüber vorliegenden Bedingungen.

Erste Phase:

4. Haus - Krebs - Mond

Das Hochsteigen des Empfindens, das im Fühlen Übereinstimmung der inneren und äußeren Bilder sucht.

Orientierung aus dem Empfinden (Fruchtbarkeit - Kraft)

Bild: die Quelle

alte Zuordnung: Silber (Argentum)

biologische Zuordnung: Befruchtung, Eiweißsynthese

Zweite Phase:

5. Haus - Löwe - Sonne

Der Akt des Erlebens als der Bewegung aus sich - die Gestaltwerdung der inneren Bilder.

Gebären - Gestalten - Hervorbringen

der Akt des Erlebens

Bild: der Löwe als Einzelraubtier

alte Zuordnung: Gold (Aurum)

biologische Zuordnung: Zeugung, Impulsation

Dritte Phase:

6. Haus - Jungfrau - Merkur

Die Aussteuerung des Lebenstriebs gegenüber vorliegenden Bedingungen. Die Wahrnehmung der Umwelt mit dem Reflexzwang gegenüber dem Wahrgenommenen.

Bewußtheit - Ökonomie

Vernunft als Hilfsfunktion des Seelischen, um den Lebenstrieb gegen Bedingungen auszusteuern.

Bild: das Einzelbeutetier - der Revierwarner

alte Zuordnung: Darm - Verdauung, als Nutzung und Klärung

Ausscheidung

III. Quadrant

Die Vorstellbarkeit des Wirklichen. Vorstellungsbilder als genetisch angelegte bzw. ererbte Erfahrung.

Die einzelnen Phasen: Bildempfänglichkeit, Bildwerdung (= Ein-Bildung), Bildverwendung (Anschauung) als Bildorientierung.

Erste Phase:

7. Haus - Waage - Venus des Abends

Bildempfänglichkeit, Aufnahme von Inhalten und verbindender Ausgleich in der Vorstellung - Aggressionshemmung - Aggression aus dem Verhalten verbannt, in das Denken verlagert ("Denkpeitsche")

dualer Ausgleich (das Ebenmaß) - das Arrangement

Bild: Beißhemmung

Zweite Phase:

8. Haus - Skorpion - Pluto

Bildstrukturierung - das Leitbild als Träger der Erfahrung - Bildmuster der Arterhaltung - Opferung des Ego zugunsten eines geistigen oder ideellen Prinzips (Opfer am Altar der Gattung)

das Leitbild - die Prägung

Bild: der Wolf (als wehrhaftes Rudeltier)

biologische Zuordnung: Gene - DNS

Dritte Phase:

9. Haus - Schütze - Jupiter

Vereinheitlichung der Vorstellungsbilder zur "Landschaft der Anschauung" - Orientierung aus der ererbten Erfahrung

Einsicht

Verstand, als das über die Vorstellung kommende Verstehen des Wirklichen, das das Außersubjektive mit einschließt - (Versöhnung)

Bild: der Pfau

IV. Quadrant

Das Erwirkte als die im Erleben erzeugte Wirklichkeit, die, als das angelegte Wirkliche, sich vom Subjektiven löst - Rückkehr zur Identität mit dem Jenseitigen, das sich im Wirklichen niederschlägt.

Phasen: die Trennung des Wirklichen vom Subjektiven - die Entfernung des Wirklichen vom Subjektiven (Erfahrung) - die Identität mit dem Wirklichen (Gewißheit).

Erste Phase:

10. Haus - Steinbock - Saturn

Trennung des Wirklichen vom Subjektiven - Einschränkung des Subjektiven zugunsten des Wirklichen.

das Bestimmende - die Bedeutung

Bild: das Versteinernde

alte Zuordnung: Blei (Plumbum)

alte biologische Zuordnung: Knochengewebe - Statik

Zweite Phase:

11. Haus - Wassermann - Uranus

Die Entfernung des Wirklichen vom Subjektiven - das Herausheben aus den Tälern des Dualen - Aufhebung von Zentrierungen, Unterschieden bzw. Polaritäten (Hemmungslösung).

Die Erfahrung

Bild: der Vogelflug

Zuordnung: Phosphor (Phosphorus)

biologische Zuordnung: Neurosekrete - Nervenbahnen

Dritte Phase:

12. Haus - Fische - Neptun

Identität mit dem Wirklichen - Auflösung der Reaktions- und Reflexzwänge - das Geschehenlassen

Die Gewißheit

Bild: das Fließende (das Wasser - die Reinigung - die Taufe)

biologische Zuordnung: Bereich: Hypophyse - Nebennieren

Kommentar zu den Regulativen

Die einzelnen Phasen, als Reihe eine Entwicklung sinnvoll steuernd, schließen sich in ihren verschiedenen Entwicklungsstadien aus. Sie bilden untereinander Gegenregulative, um Stockungen der Entwicklung, Extreme oder Auswüchse zu regulieren und in Schach zu halten.

Die Regulierung der Entwicklungsreihe zeigt sich schon im Nacheinander der Phasen - wenn etwa auf die fünfte Phase, auf die Bewegung aus sich, der Gestaltwerdung aus der Unmittelbarkeit des Erlebens, die sechste Phase folgt: die der bewußten Aussteuerung des Eigentriebs gegenüber der Umwelt, die reflexartige Anpassung daran sowie deren Nutzung.

Der Kontrast der Entwicklungsstadien, im Sinne des Gesamtkreises als die Gegenregulation, wird besonders deutlich, wenn man die fünfte Phase in Beziehung zur zweiten setzt. Es geht hier um das Zentrieren, Speichern, Vereinnahmen, im Bild um den sicherheitsbedingten sozialen Zusammenschluß, um den Trieb, alles, auch die Gemeinschaft zum abgrenzbaren "Bestand" zu machen. In der fünften Phase geht es um die Verausgabung, die Bewegung aus sich, die Gestaltwerdung zu den Gestalten, die aus sich und für sich leben können (subjektiv).

In dieser Phase zeigt sich der grundsätzliche Unterschied zwischen dem ersten und zweiten Quadranten. Der erste Quadrant ist im Verhalten reaktiv gegenüber Umweltumständen, - daher von außen bestimmbar, daher sozial. Dies tritt in besonderer Weise hervor in der sachlichen, geradezu instrumentalen Reaktion auf Umweltumstände, wie es der Intellekt in der dritten Phase bedingt. Diese sachlich-instrumentale Reaktion führt zum Gerätehaften, das nicht mehr aus sich selbst handelt, sondern "von außen behandelt wird".

Deutlich wird der Kontrast auch in der Gegenläufigkeit von Phasen, etwa der zweiten zur achten Phase. Dies zeigt sich schon in den Bildzusammenhängen: in der zweiten Phase das Beutetier, das sich in Herden organisiert und somit die Sicherung den Individuums der Gemeinschaft überträgt. Die "soziale" Gemeinschaft hat die Schwächen des Einzelnen abzudekken. In der achten Phase opfert sich der Einzelne zugunsten der Erfahrungsmuster bzw. Leitbilder der Art. Charakteristisch wird dieser "Opferungsmechanismus" bei den Lemmingen (nordische Wühlmäuse), die sich bei Überbevölkerung in das Meer stürzen und ertrinken, um den Lebensraum für die Art zu erhalten.

Die Regulative werden wirksam, wenn ein Ungleichgewicht in der angelegten Entwicklungsreihe vorliegt. Dies kann schon geschehen, wenn durch die von dem Planeten "gezogenen" Anlagen eine Phase besonders hervorgehoben ist. Neben der Störung der Nebenphasen, die kompensatorisch ausgeglichen werden muß, werden die Gegenregulative herausgefordert.

Ist etwa die sechste Phase deutlich hervorgehoben, so zeigt sich darin im Übermaß die Fähigkeit angelegt, Lebenstrieb (Eigenwillen) gegen Bedingungen auszusteuern (anzupassen) - und zwar mehr, als Lebenstrieb selbst vorhanden ist. Es muß also kompensatorisch auf die Umwelt zurückgegriffen werden, um dort Eigenwillen anzutreffen, der auszusteuern bzw. anzupassen ist. Gleichzeitig wird mit der Betonung der sechsten Phase der Reflexzwang zum Wahrnehmen und Nutzen von Bedingungen (und Umständen) in einem solchen Maße "überzogen", daß die Verfangenheit darin eine Lösung von sich ausschließt. Das Gegenregulativ der Auflösung von Reflexzwängen (12. Phase) wird herausgefordert, um die Lösung zu ermöglichen, die Entwicklung zu garantieren. 6.

Ähnlich vollzieht sich Kompensation und Regulationsherausforderung in den anderen Phasen, etwa der Hervorhebung der zweiten Phase, in der der übermäßige Trieb zu zentrieren, Energie zu vereinnahmen und zu speichern darauf angewiesen ist, Energie sich kompensatorisch außerhalb zu besorgen, um den Depot- 2.

und Speichertrieb ausleben zu können (vielfach Bankiers und Verwalter). Da es sich hier um eine Anlage der subjektiven Folgerichtigkeit (selbst wenn sie in den Dienst anderer gestellt wird) handelt, also um eine Anlage der Individuumssicherung, die "überzogen" wird, werden die Gegenregulative der achten Phase, nämlich die der Arterhaltung, wachgerufen. Gleichzeitig kommt es zum Widerspruch mit den Anlagen der fünften Phase, denen der Bewegung aus sich, der Verausgabung - und schließlich werden die Anlagen der elften Phase als der Regulative zur Aufhebung des Dualen, damit des Gegenständlichen gegenüber dem zunehmend in das Gegenständliche hineinwachsende Ego herausgefordert.

Die Regulation innerhalb der Entwicklungsreihe will so die Mitte der Bewegung halten, Entgleisungen wie Entartungen der Extreme verhindern. Sie läßt an einen Ausspruch Rudolf Steiners erinnern, daß jede Ordnung "ihre Lösung in sich hat und deshalb empfindlich gegen fremde Eingriffe ist".

Die jeweils aufgerufenen, regulierenden Anlagen sind im Sinne der Entwicklungsreihe die unmittelbar Betroffenen. Sie stehen im gleichen Quadrantenverhältnis wie die gestörte Phase (also jeweils erstes, zweites, oder drittes Stadium eines Quadranten) und sind, bezogen auf den Tierkreis, in den "Aspekten" erfaßt (siehe Anhang).

Ein Ungleichgewicht der angelegten Entwicklungsreihe entsteht auch, wenn zwei sich ausschließende Entwicklungsphasen dominant belegt sind - also zwei Anlagen "ererbt" werden, die gegenläufig sind und sich dadurch blockieren. Die Art der Blokkierung zeigt sich dann in den "gezogenen" Planeten. Die Blockierung ist ausnahmslos sinnvoll und soll Schutz gewähren.

Wenn etwa Mars und Neptun sich in einander ausschließenden Entwicklungsphasen "entgegenstehen", so entspricht dies einer Auflösung (Neptun = 12. Zeichen) der Aggression (Mars = 1.

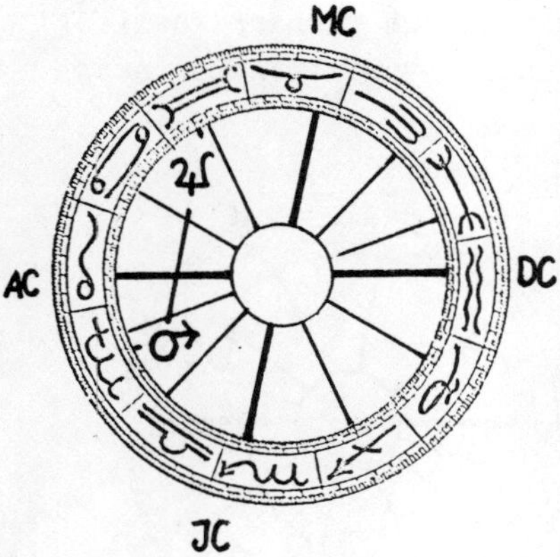

Zeichen), der Auflösung der Reaktionszwänge. Dies ist dann gefordert (und gegeben), wenn die Geburt und die ersten Lebensjahre des Geborenen in Umweltsumstände geraten, in denen durch das "reagieren-müssen" eine Gefährdung hervorgerufen würde. Es ist dies der Fall, wenn eine "Revierunsicherheit" oder eine "Reviergefährdung" vorliegt, wie es verschiedentlich milieubedingt auftritt, - oder der Situation einer Flucht, einer politischen Verfolgung oder einer Minderheitenlage entspricht.

Die "genetische Vorleistung", die in dieser vorsorglichen Blockierung von Anlagen liegt, läßt vermuten, daß sich die Genauswahl nach der Situation bestimmt, die für den Geborenen erwartbar ist.

Die Gene scheinen an eine Art "Radar" angeschlossen zu sein, damit eine Bestandsaufnahme der Umwelt zu vollziehen, etwa in dem Sinne: "wenn diese Beiden in dieser Situation ein Kind zeugen, dann wird das Kind diese oder jene Schutzanlage bzw. Blockierung benötigen" - so daß dann in der verfügbaren Genauswahl gesucht wird, "ob etwas Entsprechendes da ist", ob aus der Vorfahrenschaft diese oder jene Anlageblockierung vorhanden ist, um das Neugeborene für die Zeit der Unmündigkeit mit einem Selbstschutz zu versehen.

Diese Hypothese unterstreicht, daß aus dem Geburtsbild und den dort ersichtlichen Anlageblockierungen auf die Eltern- und Umweltsituation der Geburt geschlossen werden kann. In den Anlageblockierungen liegen die späteren Störungen, da in jedem Schutz gleichzeitig die Verhinderung liegt, in der Endkonsequenz die Selbstvernichtung. Das heißt, daß mit jeder Schutzanlage das Problem des Schutzes mitgeliefert wird, so, als ob dieses noch ungelöst im Erbe vorläge. So sind denn an die ererbten Anlageblockierungen vielfach "Erbkrankheiten" gekoppelt, etwa tuberculinischer oder syphilitischer Art.

Im Beispiel einer Blockierung von Uranus-Mond besteht zur Geburtszeit die Situation, daß die Mutter von ihrem Leben enttäuscht ist. Daher kann man erwarten, daß sie alle ihre getäuschten Hoffnungen ummünzt in eine unmäßige Liebe zum Kind, oder im Kind die Verlängerung ihres Lebens sieht, und sich dergestalt in das Kind hineinidentifiziert, daß dieses selbst keinen Platz mehr in sich findet - das Kind nun zudeckt und erstickt mit falschen Gefühlen.

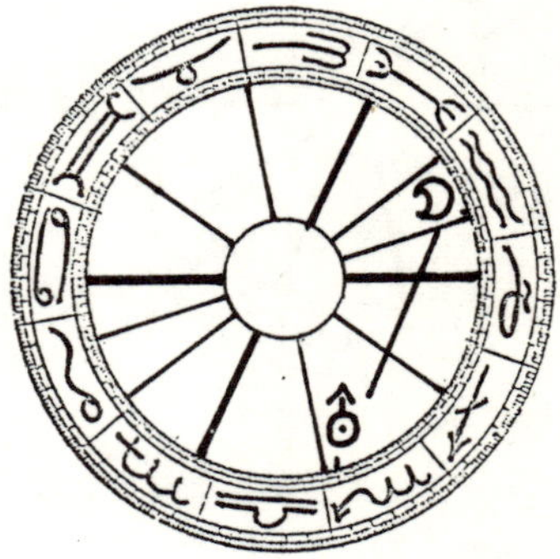

Das Kind bedarf des Schutzes, der Abwehr, um sich aus der "Verbindung zu den Müttern" zu lösen, zu entfernen. Es wird, im Sinne der genetischen Vorleistung, zu dieser Abwehr mit den auch psychischen Folgen einer Vorfahren-Syphilis ausgerüstet - es wird unberührbar und zwar nicht nur seelisch: es entstehen Ansteckungsängste mit dem Bestreben nach keimfreier Umwelt. Es ist symptomatisch, daß bei allen "ausgewählten" Erbstörungen aus Geschlechtskrankheiten, etwa auch bei der gonorrhoeischen Anlage (Mond-Neptun) die "Verbindung zu den Müttern" (Mond - 4. Zeichen) gestört ist.

Anlage und Verhalten

Die Anlagen wie Anlage-Blockierungen tragen einen an die Zeitbewegung gebundenen Auslösungsdrang in sich - sie wollen, ihrem Zeitplan gemäß, zum Ereignis werden.

Die Anlagen, also die angelegten Triebe wie Störungen sind unlebendig, unerweckt und wie im Märchen in die Unerlöstheit verwunschen. Sie bedürfen des Verhaltens, der Verhaltensmechanismen, um in das Leben gebracht werden zu können, um zum Ereignis werden zu können.

Dieser Vorgang findet seinen sinnbildlichen Niederschlag in den Mythen und Märchen. Die Gestalten des Märchens sind hineinverzaubert in eine Erleidens- oder Erlebensform, sind verwunschen in die Unerlöstheit einer Tiergestalt und gleichsam wie in einem Köfig der Geeignetheit der Mechanismen ausgeliefert.

Die Tiergestalt wird Gleichnis der Unerlöstheit, der Ausgeliefertheit an die Mechanismen - so, wie etwa der Tiger nach der Geeignetheit seines Reißzahns zu leben hat.

Die Ausgeliefertheit wird zum Ereignis. Im Märchen muß diese oder jene Aufgabe erfüllt werden, dieser oder jener Erlebnisweg begangen werden, damit die Verzauberung abfällt - damit aus dem Frosch der Prinz wird, aus dem Raben der Knabe, das Dornröschen erwacht - damit das Wirkliche aus der Verzauberung erlöst wird.

Die Verzauberung im Märchen ist ein Sinnbild für die "noch unerlösten" Anlagen des Ego, die, im Signum des Ascendenten, den Zwang zur Dualität, die verlorene Identität mit dem Wirklichen in sich tragen. Die von den Gestalten des Märchens zu lösenden Aufgaben symbolisieren den Verhaltensweg, im Signum der Sonne. Sie weist auf die Erlebnisart wie -ebene des Verhaltens hin, etwa, ob die Erlösung durch sich selbst oder durch die begegnenden Gestalten (Bewußtwerdung der inneren Bilder durch die Begegnung = III. Quadrant) geschieht (siehe "Münchner Rhythmenlehre").

Das Verhältnis von Anlage (Ascendent und Herrscher des Ascendenten) zum Verhalten (Sonnenstand) folgert zwingend, je nach der Art des Verhältnisses zueinander, bestimmte Anlageblockierungen heraus.

Anlage und Verhalten spiegeln sich also in ihrem Zusammenspiel in den Anlageblockierungen wider. Dies wird deutlich, wenn etwa der Herrscher des Ascendenten (im Beispiel Mond als Bewegungsprinzip des Krebses) im zwölften Haus steht, die Sonne den Verhaltensbereich des zehnten Hauses vorgibt.

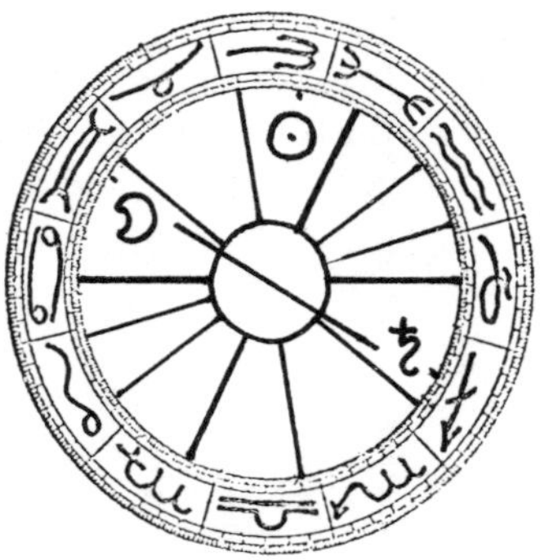

Der Mond in Haus zwölf weist darauf hin, daß die Identität mit dem Wirklichen, mit dem Namenlosen angelegt ist.

Wenn eine solche Anlage, nun in einer allgemein verbindlichen Weise gelebt werden soll, wie es die Sonne in Haus zehn fordert, so ist zwingend notwendig, daß die Lösung vom Subjektiven, vom Ursprung, die Lösung von den Müttern erfolgen muß.

Mond wird also vom "Hüter des Wirklichen", vom Saturn, blokkiert. Die Ungeborgenheit, das Herausgehobensein aus der Verfangenheit wie auch Geborgenheit des Subjektiven muß zum Ereignis werden.

Die Anlagebilder sind nach einer inneren Logik "zusammengestellt". Das heißt, daß die Zeit ganze, in sich geordnete Anlagebilder in die Erscheinung entläßt. Die "innere Logik" des Anlagebildes schließt die Balance der Kompensation mit ein, wenn nötig, als labiles Gleichgewicht der Störungen.

C in 10 aus 1

Ist etwa der Mond, als Herrscher des Ascendenten im zehnten Haus, so muß sich das Wirkliche vom Subjektiven lösen, wenn die Anlage ihrem Stand nach verbindlich und maßstäblich (für Andere etwas bedeuten) sein soll.

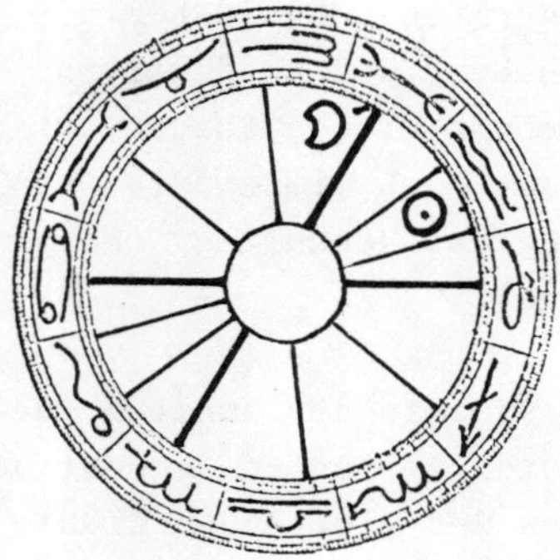

Da dies durch einen Stand der Sonne in Haus acht auch tatsächlich angezielt wird, das heißt, zum Vorstellungsziel bzw. Leitbild des Verhaltens wird, ist es zwingend, daß der Saturn als der Hüter des Wirklichen die "Verbindung zu den Müttern" trennt.

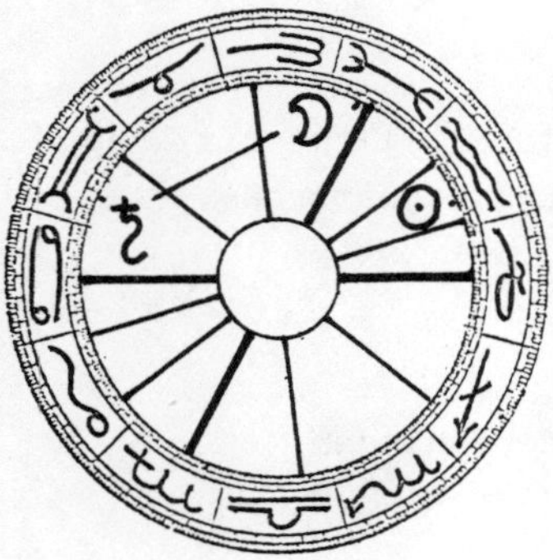

Nun wird das Verhalten (Sonne Haus acht - Wassermann) von der Vorstellung getragen, sich vom Subjektiven zu entfernen und das Wirkliche zu erfahren (= Wassermann), so daß zwingend Uranus die "Entfernung von den Müttern" anzeigen muß.

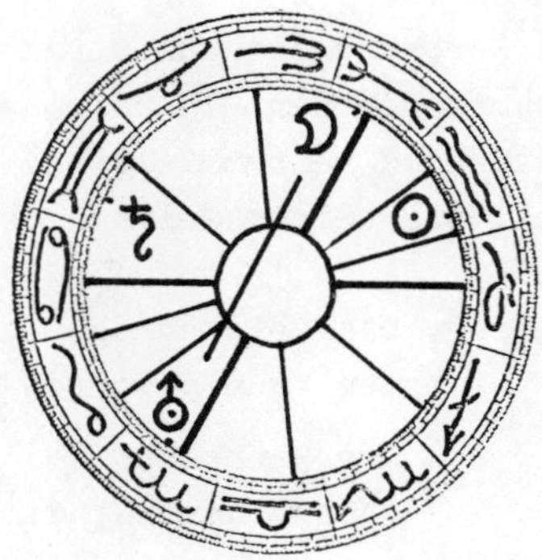

Hinzu kommt, daß die das Verhalten bestimmende Vorstellung nach der Idee bzw. nach dem Ideal lebt, sich dem (reinen) Wirklichen hinzugeben, es zu erfahren (Sonne = achtes Haus =

Wassermann), ist daher die Aufhebung des subjektiven Erlebnistriebes folgerichtig, daraus auch wieder die Schwächung des Verhaltens (Neptun-Sonne).

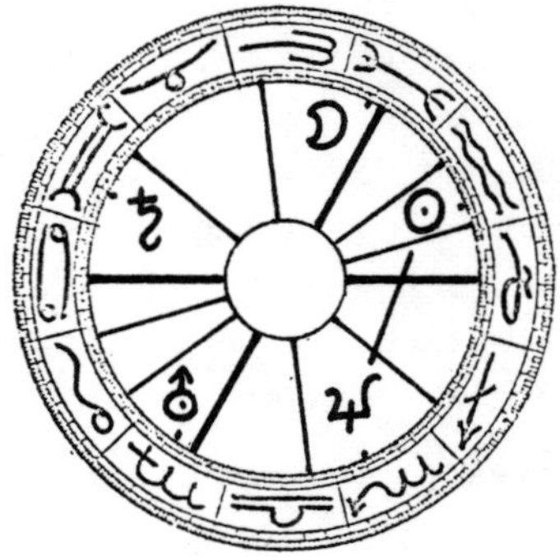

Die Symbole des zweiten Quadranten werden konsequent von denen des vierten Quadranten aufgehoben. Die Verwirklichung fordert, daß die drei Anlageblockierungen in das Leben gebracht werden.

(Horoskop-Beispiel: Franz Schubert, 31.1.1797 mit knapp 32 Jahren an den Folgen einer Syphilis gestorben.)

Die Hirarchie der Anlagen

Das Horoskop ist das Strukturbild einer Wirklichkeit. Die hervorgehobenen Elemente der Strukturierung werden im Ascendenten und seinem Zeichen, im Stand der Sonne, und im Medium coeli wie seinem Zeichen deutlich.

- Das Zeichen des Ascendenten zeigt, was konkret in den Raum geworfen wird.

  Der Herrscher des Ascendenten (der Planet des Zeichens) umreißt die Art der Erscheinung, also die Wirklichkeit, die als Potenz vorgegeben ist. (Das Wirkliche, das zur Wirklichkeit werden soll.)

- Um zur Wirklichkeit zu werden, bedarf es der Verwirklichung durch die Sonne, - der Zeugung, die die Anlage in die Gegenwärtigkeit der Erscheinung bringt.

- Die Finalität ist das Erwirkte, also die Wirklichkeit, die entstanden ist, deutlich im Zeichen des Medium coeli und seinem Herrscher (Planet des Zeichens).

Es läßt sich daraus ein Schema der Deutung ableiten (Deutung: siehe Literatur der "Münchner Rhythmenlehre".) Im Beispiel eines Schütze Ascendenten hieße dies in der Kurzform:

1a Schütze-Ascendent: es geht um die Bilder der Anschauung

b Herrscher von eins in zwölf: die Bilder der Anschauung erfassen das Wirkliche (Namenlose).

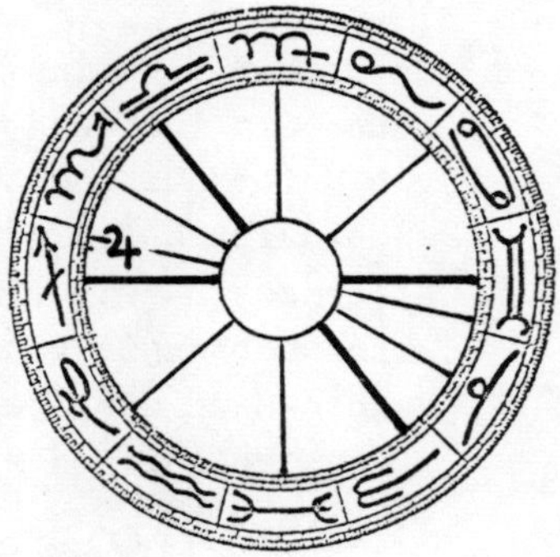

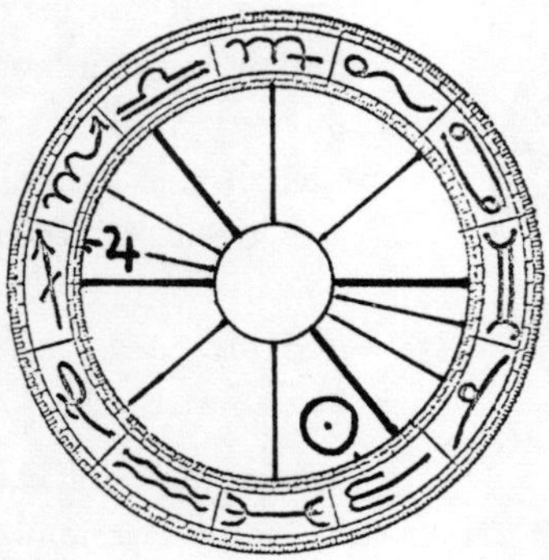

2 Sonne in drei: die Anschauung des Wirklichen soll in die Folgerichtigkeit der Darstellung kommen.

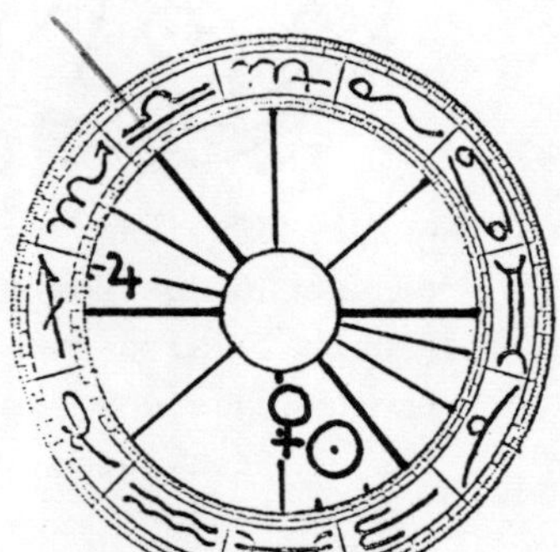

3a Medium coeli in Waage: das Fazit ist die Bildaufnahme, und zwar entsprechend der Anlage (Punkt 1a und 1b), die Bildaufnahme des Wirklichen

b Herrscher von zehn in drei: die Bildaufnahme des Wirklichen wird konkret dargestellt.

Es handelt sich in diesem genannten Beispiel um den Märchen-Dichter Christian Andersen.

Zur Gegenüberstellung ein Beispiel mit Wassermann-Ascendent:

1a Ascendent Wassermann: es geht um die Aufhebung von Polaritäten, bzw. Zentrierungen, Unterschieden.

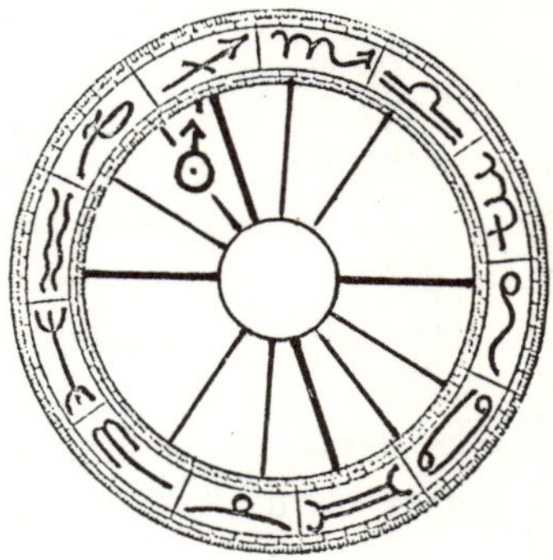

b Herrscher von eins in zehn: die Aufhebung von Unterschieden bezieht sich auf die Maßstäbe des Daseins, ist also unabhängig von subjektiven Begründungen. (Im Mundan-Haus des Steinbock stehend = gegen das Subjektive = religiöses Motiv der Anlage.)

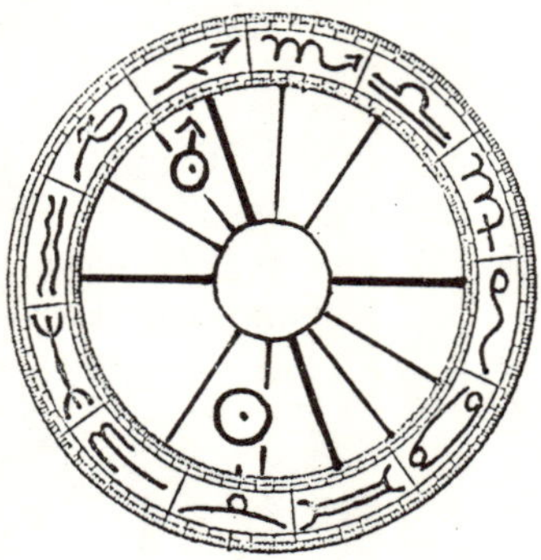

2 Sonne in zwei: die Maßgaben zur Aufhebunv von Unterschieden soll im konkreten Rechtsbereich zur Geltung kommen.

3a Medium coeli im Schützen: Fazit ist die Anschauung -

b Herrscher von zehn in elf: - zur Befreiung aus der Dualität, - im Sinne der Verhaltensebene des Konkreten (Punkt 2) also zur Befreiung aus der Dualität des Konkreten.

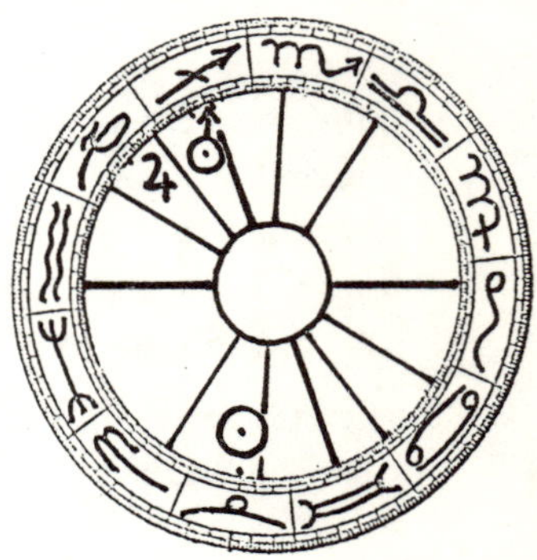

Es handelt sich in dem angeführten Beispiel um das Horoskop von Karl Marx.

Welche Potenz hinter diesen einzelnen drei Strukturpunkten steht, zeigt die Besetzung der Häuser des Ascendenten und des Medium coeli. Im Beispiel von Karl Marx befinden sich Saturn und Pluto im ersten Haus, die dem Uranus als Herrscher von eins in zehn eine zusätzliche "Schubkraft" verleihen.

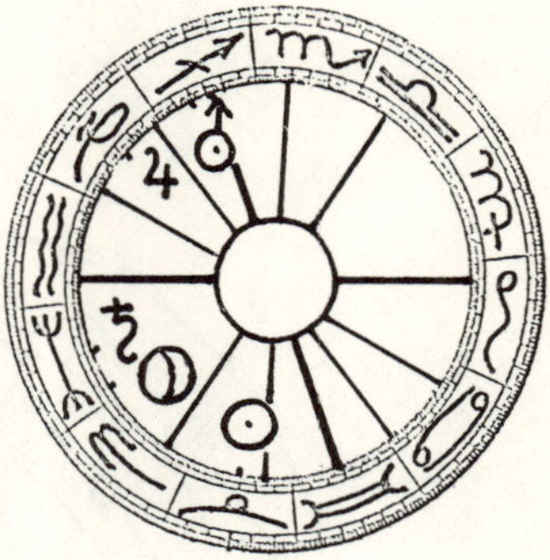

In der Struktur-Deutung werden die Begriffsbestimmungen und Definitionen der vier Quadranten (auch als Schlagworte) eingesetzt. Sie führen unverwechselbar und zwangsläufig zur objektiven Aussage über die jeweils im Horoskop angelegte Wirklichkeit.

Die Regulative in Auslösung

Die Anlagen wie Anlage-Blockierungen, im Zeitkreis gelagert, werden in einer ersten Bewegung durch die Zeit vollzogen. Sie bilden die erste Imprägnation, das erste Erfahrungsmuster - als Grundform vergleichbar dem Themenkopf, der Exposition einer Kompositionsform.

Diese erste Imprägnation ist das Grundmuster, das auf das Leben übertragen wird. Seine in die Zeit gespeicherte Grundform breitet sich, gleich einer Wellenbewegung der Zeit, auf das Leben aus. Die Kreisbewegungen werden größer, die in ihnen gespeicherten Engramme dehnen sich auf größere Abschnitte der Zeit aus (siehe Literatur: "Münchner Rhythmenlehre").

Ein sinnbildlicher Vergleich kann dies anschaulich machen, wenn man sich einen in das Wasser fallenden Stein vorstellt.

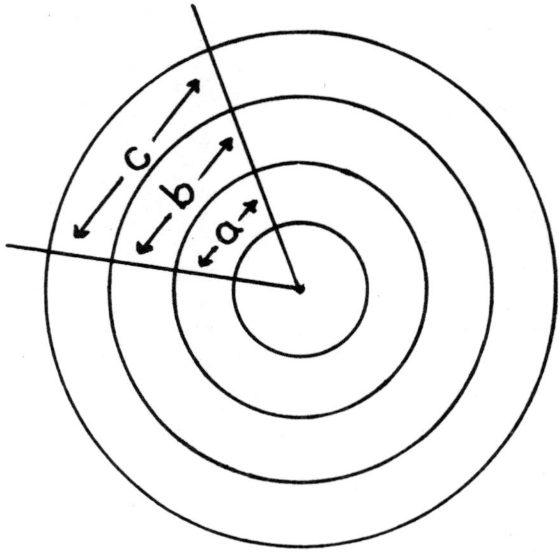

Es entsteht eine Wellenbewegung, die sich nach allen Seiten gleichmäßig ausbreitet.

Der innerste Wellenkreis (Grundrotation) entspricht der ersten Imprägnation, die in rhythmischen Abständen der Vergrösserung weitergetragen wird in der Zeit. Mit fortlaufender Bewegung wird Zeit und Raum erweitert - die Kreisbewegung vergrößert.

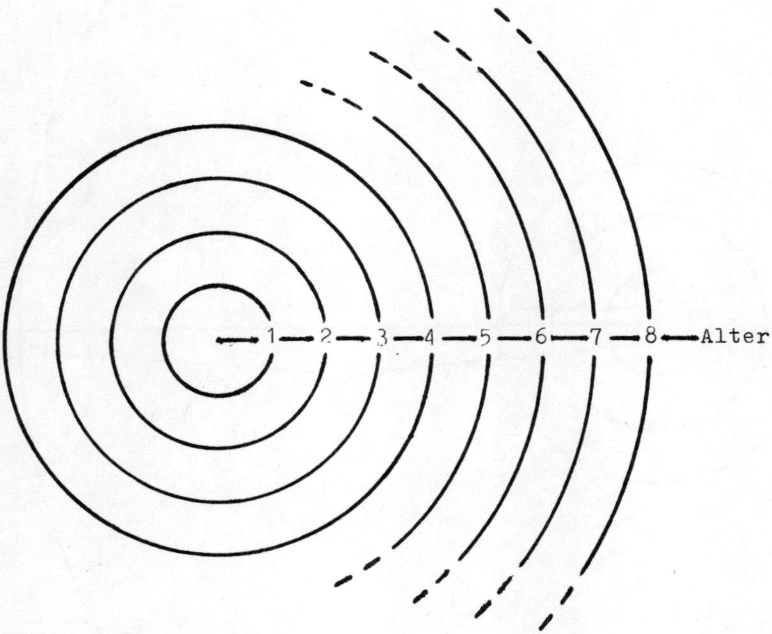

Die in der bewegten Welle imprägnierten Anlagen werden so in unterschiedlicher "Zeitdichte" bzw. "Ablaufdichte" ausgelöst. Durch die "veränderte Frequenz" schwingen "andere Töne" auf - die verschiedenen Durchlaufgrößen des Grundmusters zeigen eine unterschiedliche Charakteristik.

Die einzelnen Wellengrößen mit ihrer Charakteristik entsprechen sich in ihrem Vielfachen (Potenz).

So schwingt etwa die Charakteristik der siebenfach vergrösserten Wellenbewegung wieder in der neunundvierzigfachen Vergrößerung auf. Das heißt, die Imprägnation des ersten Tages bzw. ersten Jahres (Grundrotationen) entsprechen dem Ablauf der ersten sieben Jahre wie der ersten neunundvierzig Jahre (das zweite Jahr entspricht dem Ablauf der zweiten sieben Jahre wie der zweiten neunundvierzig Jahre).

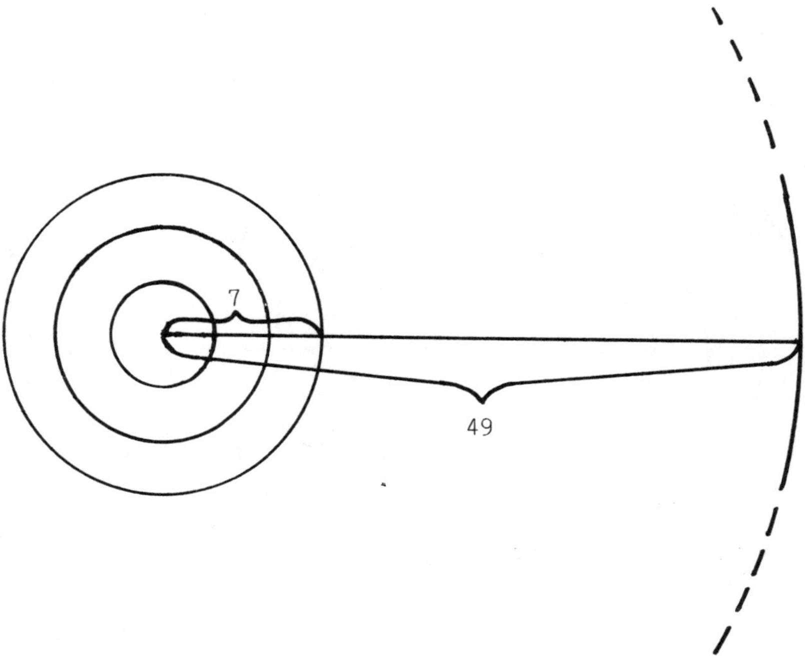

Die Charakteristik der siebenfach vergrößerten Wellenbewegung läßt die Ebene des Empfindens aufschwingen, also das, was man "in sich findet", was an Erfahrung ausgelebt werden will (Mond-Rhythmus = 7er-Rhythmus).

Besteht etwa eine notwendige "genetische Vorleistung" als Abweisungs-Anlage (Saturn-Merkur), die etwa in einem ersten Abweisungserlebnis mit einem halben Jahr aktiviert wird, so schwingt diese Imprägnation als Empfindungs- bzw. Wiederholungszwang mit dreieinhalb und vierundzwanzigeinhalb Jahren, in der entsprechenden Zeitvergrößerung wieder auf.

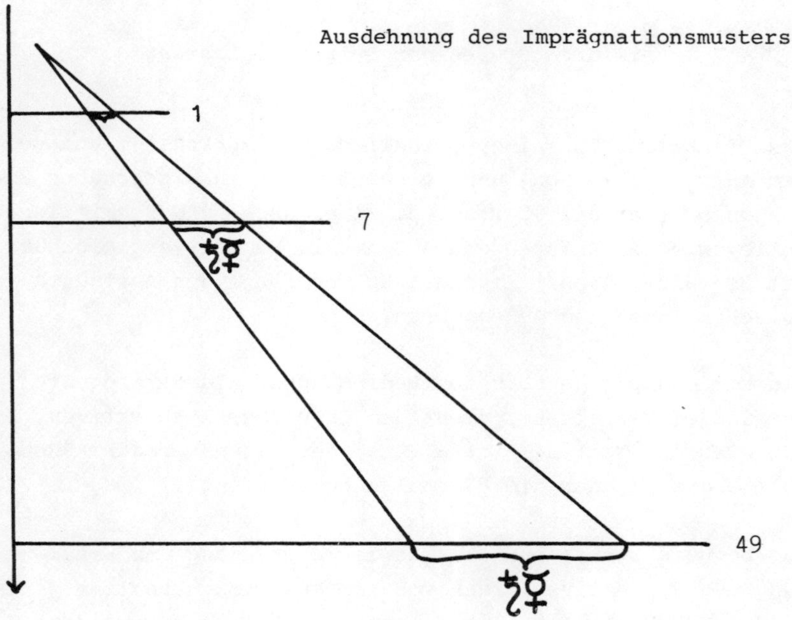

Die Abweisung der ersten Kindheit wird so in Vergrößerung sich fortsetzen, sich wiederholen wollen. Die Bestätigung des ersten Erfahrungsmusters beruhigt, selbst im "Negativen", denn dann ist "die Welt wieder in Ordnung". Die Störung wächst so in der rhythmischen Vergrößerung in das Riesenhafte, in immer stärker werdender Problematik die Lösung herausfordernd, bis zur totalen Infragestellung.

Verfolgt man die gesamte Imprägnations-Vergrößerungs-Reihe im Zusammenhang, so bietet sich die Ebene der einfachen Vergrößerung an, da sie in einem überblickbaren Verhältnis (zu den Ausmaßen des Lebens) steht.

Das heißt, das alles, was in der Imprägnations-Vergrößerungs-Reihe zum Empfinden ansteht, also im Empfinden hochdrängt, um erlebt zu werden, in der Reihe der siebenfachen Vergrößerung durch das Leben verfolgt werden kann (siehe Anhang: Rhythmische Auslösung).

Die drei Stufen der Selbstvernichtung

Das Verhalten, in seiner Orientierung (Empfinden), und seinem Antrieb (Emotion) und in seiner Steuerung gegenüber Bedingungen (Vernunft), trägt die Austausch- und Vermittlerrolle zwischen Anlagen und Außenwelt. Es ist vergleichbar mit der Haut, grenzt Eigenart ab und führt den Austausch zwischen Innen und Außen durch.

Die Steuerung gegenüber den Bedingungen, als der bewußte Anteil des Verhaltens, dient dem Schutz des Subjektiven. Es ist dies der Teil des Verhaltens, der gegenüber der Außenwelt abgrenzt, der die "Verhaltenheit" bringt.

Das bewußte Verhalten, als das der Abgrenzung und Erhaltung des Subjektiven, kann von Kompensationen bestimmt sein, wie sie sich als Folge der Anlage-Blockierungen aus der "genetischen Vorleistung" ergeben. Das bewußte Verhalten schützt dann die Kompensation, steuert sie gegenüber Bedingungen aus und führt damit in Anpassungszwänge, die dem angelegten Wirklichen entgegenstehen, - die den Menschen in seiner Wirklichkeit verhindern.

Die Diskrepanz zwischen dem bewußten Verhalten und dem angelegten Wirklichen führt dazu, daß die Anlagen des Wirklichen die bewußte Steuerung aufheben, aus den "falschen" Anpassungszwängen herausheben, bis hin zur Infragestellung des Subjektiven.

Ab einer bestimmten Grenze wird der Kampf zwischen den unterbewußten Regulativen des Wirklichen und dem bewußten Verhalten zu einem Kampf auf Leben und Tod. Die Regulative des Wirklichen werden zu Selbstvernichtungsmechanismen. Es ist dies vergleichbar mit Versuchsraketen, bei denen im Falle einer Bahnabweichung ein Sprengsatz zur Selbstzerstörung der Rakete ausgelöst wird.

Mit der Entmachtung des bewußten Verhaltens wird der Schutz des Subjektiven aufgehoben, die Kompensationen "gesprengt" - bis hin zur Eliminierung des Ego bzw. des Subjektiven. Dies geschieht in mehreren Phasen, die, als sollte der Tierkreis von rückwärts aufgerollt werden, mit Neptun (Fische) als der ersten Stufe beginnen.

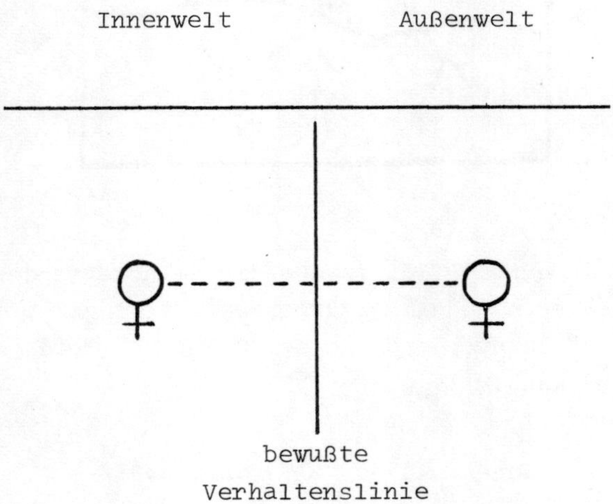

Steigt eine Anlage gemäß ihrem Zeitplan im Empfinden hoch, um Ereignis zu werden, so sucht sie, über das Gefühl, ihr Prinzip in Gegebenheiten und Umständen der Außenwelt. Die Anlage wird zu diesem Entwicklungszeitpunkt gegenüber diesen Außenweltsituationen affin. Das bewußte Verhalten führt dann den Austausch durch, steuert aus zwischen dem Erlebnis und dem Schutz des Subjektiven.

Fordert eine Anlage die Einschränkung des Subjektiven (Saturn), um das Wirkliche entstehen zu lassen, um die Entwicklung von abweichenden Extremen zu schützen und die Mitte der Entwicklung zu garantieren, so kann es geschehen, daß diese Anlage den Interessen des Ego oder des Subjektiven (bzw. der Kompensation) zuwiderläuft und abgeblockt wird.

Es geschieht dies, indem die bewußte Steuerung des Verhaltens die Blockierung mit Maximen und Begründungen schützt,

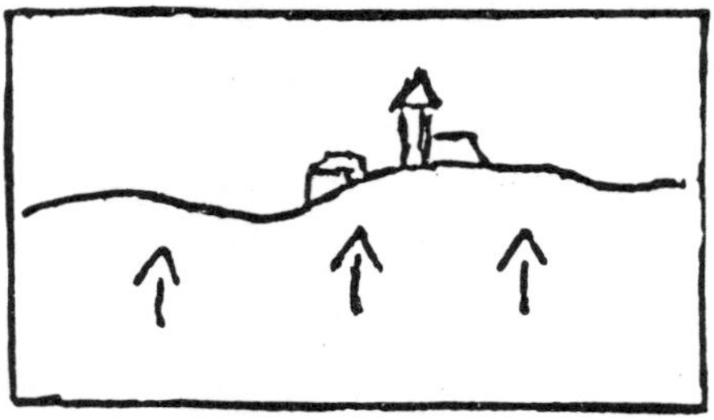

- wie etwa in einem Bild, in dem die Silhouette des Bewußtseins mit Häusern und Kirchtürmen befestigt wird, damit der "andrängende" Bildvordergrund des Unverarbeiteten nicht durchbrechen kann.

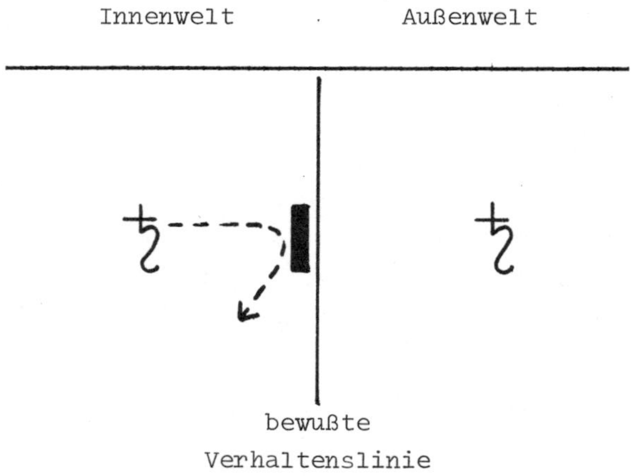

Die verhinderte Anlage löst dann, nach dem Zeitplan der Entwicklung, die erste Stufe zur Aufhebung der bewußten Steuerung aus. Das unterbewußt wirksame Regulativ des Neptun tritt in

Kraft (man beachte die rhythmische Auslösung oder den Transit).

Die Verhaltenslinie wird aufgeweicht, wird porös und durchlässig, die bewußte Steuerung wird aufgehoben.

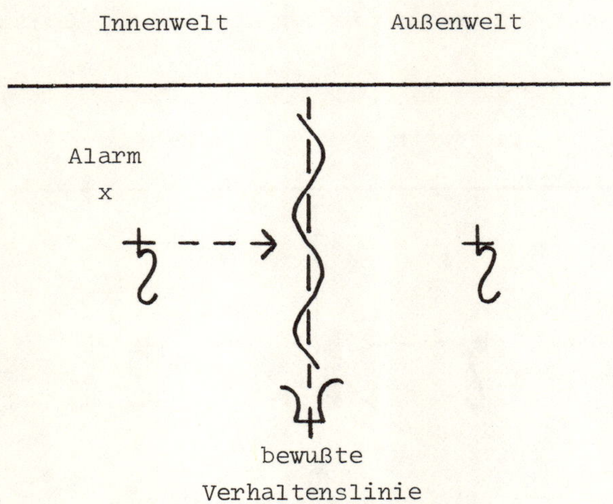

Es entsteht Gleichgültigkeit gegenüber den Maximen des Bewußtseins. Dies ermöglicht es, daß die Anlage (Saturn) Ereignis wird, das Wirkliche aus den Klammern der ungeeigneten Anpassung gelöst wird.

Dieses schicksalhafte Geschehen (im Zeichen eines "gedrosselten" Sympathicus wie insgesamt einer hormonellen Entgleisung - Hypohysen-Nebennieren-Bereich), wird von Konzentrationsmängeln und Gedächtnisschwäche begleitet. Es kommt zu Antriebslosigkeit, einer "seelischen Lähmung" - und ohne bewußte Steuerung entsteht eine Unausgewogenheit der Gefühlslage, Beängstigungen von Unbestimmtem. (Lebensangst).

Wird dieses Geschehen dual abgedrängt und unterbunden, die Verhaltenslinie also "gestrafft" (etwa durch eine Hormonspritze), so wird die für die Entwicklung notwendige Veränderung verhindert - die Verwirklichung der Anlage durch die (nun verhärteten) Maximen des Bewußtseins weiterhin gesperrt. Es leitet sich, als zweite Stufe, das Regulativ des Uranus ein.

Es sucht (je nach Lage im individuellen Geburtsbild) in einem unterbewußt geleiteten Ereigniswunsch sein Prinzip in der Außenwelt und bricht die bewußte Verhaltenslinie von außen auf.

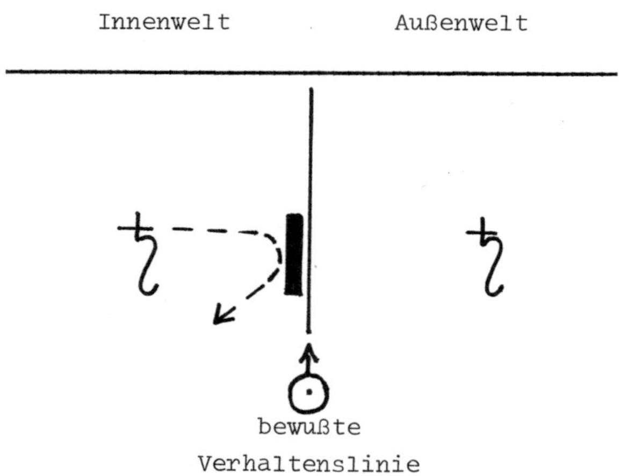

Es entsteht das Ereignis der Infragestellung, in der Regel als Eingriff in den Organismus, "geordnet" als Operation, "ungeordnet" als Unfallgeschehen.

Das Trauma des geordneten Eingriffs in den Organismus, (das auch organisch die verdrängte erste Stufe voraussetzt) bedeutet den Einbruch in die Unversehrbarkeit, die Erfahrung der Verletzlichkeit, der "an den Leib gehenden" Infragestellung.

Im Unfallgeschehen unterläuft der Ereignisdrang das bewußte Verhalten und drängt instinktiv in die entsprechende Ort-Zeit-Situation. Dieses Geschehen wird von einer unterschwel-

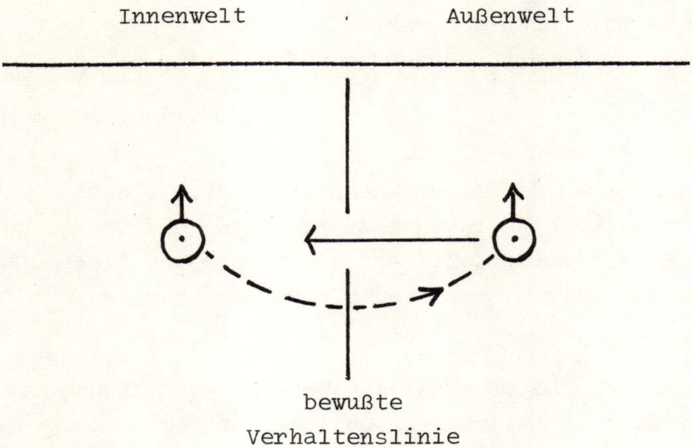

lige Bedrohungserwartung begleitet (mit Bezug Zwischenhirn-schilddrüse), deren Symptom in nervlicher Überreizung, innerer Unruhe, erhöhter psychischer Beengbarkeit und Affektneigung liegen.

Wird auch diese Infragestellung im Sinne der zeitgenössischen Verdrängung übergangen, so kommt es zur dritten Stufe, der Einschränkung und Verhinderung des Subjektiven.

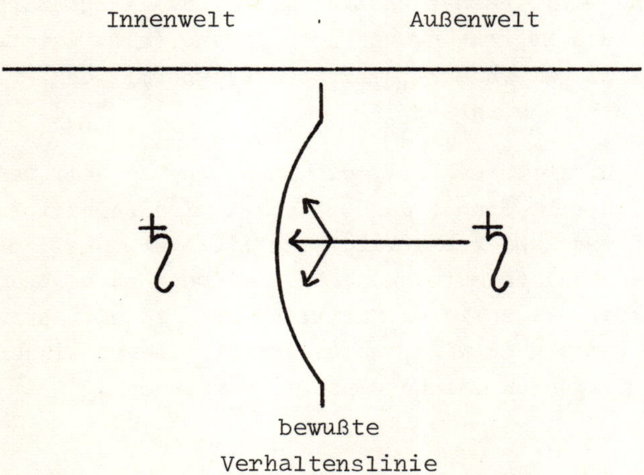

Das Regulativ des Saturn belegt die Verhaltenslinie, es zeigt den Weg in die chronische Erleidensform, den Weg in die Verhinderung des Lebens (chronischer Verzicht), die das Bewußtsein kennzeichnet.

Der Wirkungsgrad der einzelnen Stufen ist, je nach der verhinderten Wirklichkeit, im individuellen Geburtsbild unterschiedlich ausgeprägt. Die Art der Ausprägung richtet sich nach der jeweiligen Blockierung bzw. Kompensation.

Der Weg der drei Stufen ist der Weg der Verdrängung der jeweiligen Infragestellung (psychischer Art oder durch Erkrankung) bis zur unterbewußt geleiteten Selbstaufhebung (Unfallgeschehen - chronisches Leiden).

Es ist dies der Weg der Verdrängung, wie es von der dualen Denkhaltung und der von ihr organisierten Wissenschaft beschritten wird - ein Weg der Verdrängung in anonymere Schichten des Schicksalhaften, die sich dem Kalkül wie der Statistik entziehen.

Durch sie, und mit Hilfe der von ihr diktierten sozialen Gesellschaft wird der Weg der Selbstregulierung, mit allen Ängsten und schicksalhaften Einbrüchen, dual abgedrängt - die Ängste als Begrenzung und Regulierung (z.B. Existenzangst) sozial unterdrückt, Infragestellung mit den Prämien der Versicherung verdrängt.

Der Mensch bleibt unerklärt, die Beziehung zu dem, was ihm geschieht, bleibt fremd, das Schicksal wird feindlich. Die Bekämpfung des Schicksals wird staatlich verordnet; man versucht, Schicksal zu enteignen, Erlebniswege zu verplanen, und Schicksal als sozialen Marktwert an alle gleich zu verteilen, - der Mensch wird, unter dem Diktat der Wissenschaft, staatlich gezwungen, sich selbst zu verhindern.

T E I L II

Astrologisch - homöopathische Erfahrungsbilder

nach dem System der

"MÜNCHNER RHYTHMENLEHRE"

Die Anwendung homöopathischer Arzneimittel nach Gesichtspunkten der Astrologie

1. Aus der Sicht der Astrologie tragen die in die Zeit gespeicherten Inhalte und Anlagen, die in die "Erscheinung entlassen" werden, die Kennzeichen ihrer Phase, ihres Prinzips in sich: die Anlagen des Saturn sind mit den Erscheinungen des Saturn synonym, mit "seinen Pflanzen, Mineralien" usw. (siehe Anhang).

Diese Sicht war früher allgemein, was zu der Auffassung führte, daß Erkrankung der fehlende Ausgleich zwischen dem inneren und äußeren Prinzip sei, die Isoliertheit des inneren Prinzips, welches ausgeglichen werden sollte durch "das Gleiche zu Gleichem".

Paracelsus Theophrastus von Hohenheim, der seine Heillehre auf den "Säulen der Astrologie, Alchemie und Philosophie" begründete, postulierte diesen Grundsatz des "similia similibus curantur" erstmals wörtlich. Er ist zur Grundlage der Homöopathie geworden.

Ein anderer Vorfahre der klassischen Homöopathie, dessen man sich schämt, ist die Alchemie, die in der Verdünnung und Verfeinerung der Substanz die "quinta essentia" zu finden hoffte.

2. Der astrologisch orientierten Anwendung homöopathischer Arzneimittel entspricht es, das "isolierte innere Prinzip" mit dem äußeren auszugleichen. Aus der astrologischen Sicht wird deutlich, daß die homöopathischen Arzneimittel primär schicksalsbezogen wirksam sind, und erst in der Folge psychisch und somatisch.

Aus diesem Grunde stellen die astrologischen Mittelbilder Erlebniswege dar und nicht eine Summe von Modalitäten. Die Überlagerungen durch die naturwissenschaftliche Denkhaltung und daraus Intellektualisierung hat aus den ursprünglich überwiegenden Erfahrungsbildern der Homöopathie "Modalitäten gemacht" - die Schwerpunkte verlagert. Nur in Kenntnis der

Modalitäten ("fühlt sich an der Seeluft wohl" - "Magenbeschwerden werden besser beim Bücken") und ohne Kenntnis der Schicksalseinwirkung werden unkontrolliert tiefgreifende Eingriffe (und Krisen) in Person und Umweltverhältnis ausgelöst, die nicht kausal auf das Medikament und seinen Verordner bezogen werden.

3. Das astrologische Verständnis über die Anwendung der Arzneimittel aus der Homöopathie geht aus vom reinen Simile-Charakter der Erscheinungen, also von den Entsprechungen der Erscheinungen und ihrer Prinzipien untereinander - so, wie es sich aus der "alten" Astrologie noch in primitiverer Form in der Zuordnung von Edelsteinen und Metallen an die jeweiligen Zeichen erhalten hat.

Das Gleichnis "des Simile" der Erscheinungen entspricht dem astrologischen Denken vom Wesen und Ursprung her. Von dort her sind die Erfahrungsbilder mehr eine astrologische Domäne denn eine medizinische.

4. Der Sinn der Anwendung der Arzneimittel aus der Homöopathie zeigt sich für die Astrologie aus dem Verhältnis der Regulative des vierten Quadranten zu denen der anderen drei Quadranten.

Die eingeborene Erfahrung des Wirklichen, die in jeder Erscheinung liegt, wird zum Bild (vierter zu dritter Quadrant: Offenbarung wird zur Verkündung), um den Ausgleich zwischen Himmel und Erde in den Erscheinungen zu orientieren.

Die eingeborene Erfahrung des Wirklichen bedingt als Teil der Sterblichkeit die Aufhebung des Subjektiven (zweiter Quadrant) und des Ego (erster Quadrant) - um das Unvollständige vollständig werden zu lassen.

Die Aufhebung des Ego wie des Subjektiven, je nach dem Maß der Erfahrung, drückt sich aus in dem Stand der Planeten des mundan vierten Quadranten, Neptun, Uranus und Saturn in den beiden unteren Quadranten beziehungsweise in den entsprechenden Planetenverbindungen. Sie wird als Schwäche empfunden und nicht angenommen - so, als ob der Himmel dem Menschen die Schwäche gäbe, nur, damit dieser etwas zu überwinden hätte. Die Schwäche orientiert den Weg (der Hase, der nicht in den Wolfsbau geht, um Hase zu bleiben) und ist im Sinne der Erfahrung des Wirklichen die Voraussetzung, um schöpferisch durch sich oder sein Tun dem Himmel (der Wahrheit) einen Platz auf der Erde zu geben, - die Regulative des vierten Quadranten auf Erden zu leben.

Das Nicht-Annehmen der Schwäche und damit der Versuch, sie zu kompensieren oder zu überwinden, führt in Bedingungen und Umstände, in denen die Erfahrung des Wirklichen verborgen werden muß. Die nicht akzeptierte Unvollständigkeit schließt den Himmel aus, führt, - ohne Wirklichkeit, ohne Gestalt und Schatten -, zur Krankheit im Sinne der Schicksalserkrankung. Die gleichen Konstellationen, die die Schwäche vermitteln, setzen die Selbstvernichtungsmechanismen in Gang (siehe Seite 60 - 66).

Der Sinn der Einnahme der Arzneimittel aus der Homöopathie ist es nun, das Gleichgewicht zwischen Himmel und Erde wieder herzustellen, also die Schwäche als Teil der eigenen Wirklichkeit anzunehmen, um damit die Heilung wie Heiligung einzuleiten.

Die Schilderung der Konstellationsbilder bezieht sich in ihren Symptomen auf den Fall der Kompensation.

5. Die Gabe eines einzigen homöopathischen Mittels, als Maxime, ist astrologisch nicht vertretbar.

Bestehen im Sinne der "inneren Logik" eines Horoskops mehrere Anlage-Blockierungen nebeneinander (siehe S. 49-52), so muß das Herausgreifen der am meisten im Vordergrund stehenden Störung das "labile Gleichgewicht" des inneren Gefüges zum Zusammenbrechen bringen. Die unbehandelten Störungen kommen dann in die Gefahr zu entgleisen - und dies möglicherweise auf Ebenen, die nicht im Somatischen, sondern im Bereich des Schicksalhaften liegt.

Besonders gravierend kann dies wirksam werden, wenn das herausgegriffene Einzelmittel das einer Kompensation ist. Dies ist insofern naheliegend, als die Kompensation nach außen deutlicher im Vordergrund der Konstitution steht, als das "Geschützte".

6. Die Rangfolge der Mittel entspricht der Hierarchie der Anlagen (siehe S. 52-55).

Da in der Erkrankung (resp. Schicksalserkrankung) im Sinne der Selbstvernichtungsmechanismen (siehe S. 60-66) die Regulative des Wirklichen tätig werden, um sich gegen Überlagerungen des Ego oder des Subjektiven zu wehren, ist das Hauptmittel im Signum des "Hüter des Wirklichen" zu suchen, - in den Konstellationen des Medium coeli.

Von hier aus wird dann "aufgedeckt", in wiefern das bewußte Verhalten bzw. die bewußte Lebensführung das Wirkliche verhindert oder abwehrt, - um von dort her deutlich werden zu lassen, was abgewehrt wird, - nicht ins Leben gebracht werden will.

Die Rangfolge ist demnach:

- das Medium coeli mit
  a) Herrscher von Haus zehn und dessen Aspekte
  b) Besetzung des Hauses zehn und deren Aspekte
     (hier höhere Verdünnungsgrade-Potenzen)

- der Sonnenstand mit seinen Aspektierungen
  (hierher gehören die Gruppenschicksalskonstellationen - siehe Tabelle im Anhang) (mittlere Potenzen)

- der Ascendent mit
  a) Herrscher des Hauses eins
  b) Besetzung des Hauses eins und deren Aspekte
     (mehr niedere Potenzen)

Die Rangfolge der drei Hauptpunkte entspricht einer zeitlichen Reihung der Mitteleinnahme. Beginnt man mit der Mitteleinnahme des Medium coeli, so werden die Störungen der jeweils nächsten Stufe aufgedeckt. Um Krisen rechtzeitig aufzufangen, sollten die Mittel der drei Hauptpunkte entweder gleichzeitig genommen werden oder aber die der Reihenfolge der Stufen in rascher Folge.

Die Reihenfolge der Mitteleinnahme der einzelnen Stufen läßt sich auch umgekehrt, nämlich vom Ascendenten aus beginnen. Die Mittel des Ascendenten beziehen sich auf Mängel wie Stärken der Anlage, sodaß daraus die Kompensation dieser Mängel durch das Verhalten (Sonnen-Aspekte) als nächste Stufe angegangen werden kann, um schließlich als dritte Stufe auf die Finalität, die ja das Erscheinungsbild aus Mangel und Kompensation ist, einzugehen.

Die Rangfolge der restlichen Konstellationen, die zeitlich verschiebbar erscheinen, sieht die Konstellationen des mundan vierten Quadranten des Tierkreises vorrangig, - also die Konstellationen, die von den Planeten Neptun, Uranus und Saturn gebildet werden.

7. In der "ersten" Rangfolge der Konstellationen können Mittel auftauchen, die nach der klassischen Homöopathie als Antidoten gelten, - sich also ausschließen oder aufheben. Das gleichzeitige Auftreten solcher Mittel im Horoskop hebt, den bisherigen Erfahrungen nach, den Antidot-Charakter auf, - bzw. läßt es geradezu geraten erscheinen, beide "Antidoten" anzuwenden.

Sind nämlich zwei Mittel im Horoskop angezeigt, die zueinander Antidoten sind, so wird das nicht gegebene Mittel, - weil es nicht gegeben ist -, als Antidot wirken.

Zum Beispiel gelten die Mittel Cuprum arsenicosum und Tuberkulinum als Antidoten.

Das Mittel Cuprum arsenicosum ist angezeigt, wenn die soziale Integration "zu eng" ist (= sich verstecken in der Herde). Dort jedoch, wo es nicht angezeigt ist (und als Konstellation nicht gegeben ist), "zwingt" eine Gabe dieses Mittels umgekehrt in die Zugehörigkeit, in die soziale Integration.

Wenn nun alleinig die Situation des Tuberkulinum besteht

(und als Konstellation gegeben ist), so wird gefordert, den nicht mehr passenden Rahmen einer Zugehörigkeit zu sprengen, aus der nicht mehr inhaltlich getragenen Form auszubrechen. In einem solchen Fall muß also Cuprum arsenicosum als Gabe falsch sein - zur Situation des Tuberkulinum ein Antidot sein, da sie in eine falsche Zugehörigkeit zwingt und das Ausbrechen verhindert.

Sind jedoch beide Mittel im Horoskop angezeigt, so müssen beide abgedeckt bzw. gegeben werden, da etwa bei der alleinigen Gabe von Tuberkulinum das nicht gegebene Cuprum arsenicosum den Drang zur sozialen Integration hochsteigen läßt, - also die Wirkung des Tuberkulinum aufgehoben wird.

Umgekehrt wird die alleinige Gabe von Cuprum arsenicosum die Entscheidungshemmung des nicht gegebenen Tuberkulinum hochsteigen lassen, die Lösung aus der zu engen sozialen Integration unmöglich machen, - eher noch die Explosivität des Ausbrechenwollens aber nicht -könnens erhöhen. Die Wirkung des Cuprum arsenicosum wird durch das nicht gegebene Tuberkulinum aufgehoben.

Ein anderes Beispiel sind die Mittel Lachesis und Arsenicum album, die gegeneinander Antidoten sind.

Lachesis entspricht der Revierangst mit der dazugehörigen "Reaktions-Lähmung", also der Passivität, die wider Willen geschehen lassen muß (willenlos), Arsenicum album entspricht der Willenshaltung, der Stabilisierung durch Fleiß und Aktivität.

Ist nur die Situation für Lachesis angezeigt, so muß Arsenicum album ein Antidot sein, da es zur Aktivität und damit in das Umfeld (bzw. Revier) "hinauszwingt", damit die nicht behandelte Revierangst und damit Reaktionslähme in das Unermeßliche steigert.

Umgekehrt muß für den reinen Arsenicum-Fall Lachesis ein Antidot sein, da die Stabilität gebende Aktivität in Frage gestellt wird und nun in einer Überpeitschung völlig überdreht wird. In diesen beiden Fällen kann allergisches Asthma hervorgerufen werden.

Sind jedoch im Horoskop beide Mittel angezeigt, so tritt wiederum der Effekt ein, daß der unbehandelte Bereich überschießt, - sodaß sich das Gleichgewicht der "Antidoten-Situation" (in der Person selbst) erhält.

Dieses Gleichgewicht ist eine Art Sicherheitssystem, das sich in dem angeführten Fall sinnbildlich mit einem Wagen vergleichen läßt, der mit "angezogener Handbremse" (Lachesis = gedrosselter Sympatikus) "Vollgas" fährt (Arsenicum album = überpeitschter Sympatikus). Es wird darauf ankommen, einerseits allmählich die "Handbremse zu lockern", gleichzeitig aber "den Fuß vom Gaspedal zu nehmen", um zu vermeiden, daß der Wagen entweder "total steckenbleibt", oder sich "an der nächsten Kurve überschlägt".

Man kann selbstverständlich in solchen Antidoten-Fällen, die ja auch astrologisch entsprechend klassifizierbar sind, Alternativen aus dem jeweiligen pflanzlichen, metallischen oder tierischen Bereich anwenden.

8. Jede Konstellation findet ihr Prinzip im pflanzlichen, mineralischen, tierischen wie im Nosodenbereich.

Die Hypothese ist naheliegend, daß die einzelnen Quadranten des Geburtsbildes je der pflanzlichen, tierischen, mineralischen oder metalischen Qualität entsprechen.

Als wahrscheinlich kann gelten, daß Konstellationen in der unteren Hälfte der pflanzlichen und tierischen, die der oberen Hälfte des Horoskops der mineralischen und metalischen (III. Quadrant) Qualität entsprechen.

9. Die Zusammenstellung der Mittel sollte ausgewogen sein, einmal hinsichtlicher der Potenzen (= Verdünnungsgrad), damit sich die einzelnen Mittel nicht "auf der gleichen Strasse" behindern, zum anderen hinsichtlich pflanzlicher, mineralischer oder tierischer Qualität, die sich im Wechsel ergänzen sollten (siehe Anhang).

10. Die Mittel der Pluto-Verbindungen sind fast ausnahmslos die Spinnenmittel, zu denen noch aus dem pflanzlichen und metalischen Bereich Agaricus muscarius, Stramonium, Platinum, Thuja, Asarum europaeum und Raphanus sativus kommen.

Diese Mittel entsprechen der Kompensation einer Erlebnisschwäche. Sie lassen, als alleiniges Mittel gegeben, die Schwäche hervortreten, führen andererseits zur Entspannung, somit Ermüdung, und sollten deshalb nicht vor anstrengenden Unternehmungen eingenommen werden.

11. Die Mittel der Neptun-Verbindungen sind die Schlangenmittel, ergänzt durch die Calcium-Verbindungen. Diese Mittel führen zur seelischen und körperlichen Selbstreinigung und sind, um nicht von den eigenen Giften überschwemmt zu werden, in mittleren Potenzen (LM 12, D 20, C 9) und anfänglich in größeren Abständen als der Norm entsprechend (siehe Anhang) einzunehmen.

12. Die lebenshistorische, von den Kindheitstagen ausgehende Erklärung der Erlebnisbilder ist nicht als Begründung gedacht, sondern sie zeigt einen ersten Niederschlag der Inhalte, ein erstes Deutlichwerden der Struktur als Themenvorwurf, als "Exposition".

13. Die Mittelbilder sind "scharf und unnachsichtig" gezeichnet. Es geht darum, ohne Wertung, im Eingestehen des Tatsächlichen ein Begreifen möglich werden zu lassen. Denn nur, wenn man sich eingesteht, daß "der Tiger Reißzähne hat", kann man seine Ausgeliefertheit an die Geeignetheit dieser Anlage begreifen. Jede andere Empfindung für ihn wäre Farce.

14. Entsprechungen wie Inhalte gehen auf Erfahrungen des Verfassers zurück.

Die erste Selbstvernichtungsstufe im Zeichen der Neptunverbindungen

Das Regulativ des Neptun

Die Mechanismen des Neptun sind, als genetische Vorleistung oder im akuten Geschehen, die große Hilfe des Menschen. Er ist der Planet, der dem Menschen hilft, in sanfter Weise und ohne Bruch aus den Anpassungszwängen herauszukommen, sanft, langsam, wie schwerelos.

Dort, wo die Anpassungszwänge schuldig machen, wo die innere Situation mit der äußeren Form des Lebens nicht mehr übereinstimmen, wo die Bedrängnis für die Psyche übermächtig wird, wird im Zeichen des Neptun das hormonelle Geschehen des Nebennierenbereichs angeregt, die Seele herauszuheben, sie unempfindlich und taub gegen die Anpassungszwänge zu machen.

Neptun ist der Gott der Meere und Gewässer, ist das Wirkliche, das Fließende. Er ist das Zwischenreich, der Fluß, der zu durchgehen ist, um neue Ufer des Bewußtseins zu erreichen. Sein Symbol ist die Reinigung, die Heiligung der Seele, das Lösen aus Dualität und Schuld. Er symbolisiert das Ritual der Waschung, das Weihwasser, die Taufe. Sein Symbol ist die Reinigung, die Heiligung der Seele, das Lösen aus Dualität und Schuld - als Identität mit dem Wirklichen, die Gewißheit.

Die Auslösung des Neptun im Geburtsbild bedeutet die Loslösung von der bisherigen Lebensführung, die Auflösung des Gefühls für reale Erfordernisse - bedeutet den "Gang durch das Wasser", das Eintauchen in das Meer des Unbewußten,die Erfahrung des Wirklichen.

Es ist dies die biblische Geschichte von "Jonas und dem Walfisch".

Im Mißverhältnis zwischen der bestehenden Lebensform und der verdrängten Eigenart wird die bewußte Lebensführung vom Unbewußten - Jonas vom Fisch (= das Zeichen des Neptun) - verschlungen. Die bewußte Aufnahme von der Umwelt dringt nicht mehr bis zur Seele durch, wirkt seelisch nicht mehr bestimmend; Unbewußtes, Verdrängtes taucht auf, bewegt, irritiert, die bewußte Steuerung versagt. Die Nacht des Unbewußten umgibt ihn.

Nach dem Prozeß der Ablösung von bisherigen Maximen, nach dem Herausgehobensein aus der seelischen Bedrängnis wird Jonas (= bewußtes Ich) vom Unbewußten wieder ausgespien, an das Land des Bewußtseins zurückgeworfen.

In dieser Phase des Neptun wird die Verbindung zwischen der bewußten Aufnahme der realen Umwelt zu der seelischen Reaktion darauf unterbunden, aufgelöst. Es entsteht gegenüber den realen Erfordernissen Gleichgültigkeit, eine Gefühlstaubheit, und, gegen die Vorgänge der Umwelt, seelische Unempfindlichkeit.

Die Mechanismen des Neptun entsprechen den von der experimentell arbeitenden Wissenschaft entdeckten, und im Oktober 1977 bekanntgegebenen endorphinen Stoffen - einer körpereigenen Schmerzdroge, die in der Steuerung des Zwischenhirns vorgefunden wurde. Diese endorphinen Stoffe, die, laut astrologischer Meinung, in Verbindung einer symptomatischen Unter- oder Überfunktion im Nebennierenbereich auftreten, waren in der aus der Anschauung urteilenden Astrologie schon vorher zu schlußfolgern.

Neptun, als das Regulativ der zwölften Phase, als die erste Stufe der Aufhebung des Subjektiven, der heraushebt aus der Dualität des Erlebens, der das Bewußtsein aufhebt und immun macht gegen die Bedrängnis der Umwelt, muß dies psychosomatischerweise auch organisch vollziehen. Die dem entsprechenden Zitate diesbezüglicher Äußerungen mögen das Bild der Wirkung des Neptun vervollständigen und illustrieren:

"... daß der Mensch in der Bedrängnis sagt: "Ich habe wie in Trance gehandelt" - die Trance des Neptuns, die sich mitteilt über das hormonelle Geschehen, über Vernebelungsmechanismen, um psychischen Schmerz zu ertragen." "Das Mittel des Neptun (Lachesis) als Regulativ des psychoorganischen Gefüges vermittels des hormonellen Geschehens. Auch Entziehungsmittel gegen Süchte, - Alkohol ist ja auch nichts anderes als (der

Versuch), das Oberbewußtsein (für die Seele) schachmatt zu setzen, sich der Anpassung entziehen zu können." "Die Nebenniere ist wie eine Kupplung - der Motor wird aus dem Getriebe gehoben, um die Umwelt leichter zu ertragen" (Heilpraktikertagung, Sankt Moritz, Januar 1975).

"Neptun kennzeichnet das Geschehen des Nebennierenbereichs .. Wer einen unverletzten Neptun hat, hat eines der wichtigsten Regulative. Er betäubt sogar den (seelischen) Schmerz. Er ist die Anästhesie des Lebens" (Lehrskriptum der Münchner Rhytmenlehre, Schule für Astrologie, vom 5.10.1976).

Schließlich wurde im Zusammenhang zwischen Neptun und dem hormonellen Geschehen von dem Zweck gesprochen, "beängstigende Umstände von der Seele fernzuhalten", davon, daß "Gefahr von der Seele nicht realisiert wird, man in der Gefahr ruhiger, gelassener wird". Es wurde vom "Stoßdämpfer für die Seele" gesprochen (Lehrskriptum der Münchner Rhythmenlehre, Schule für Astrologie, vom 5.6.77, 13.9.77), schließlich bereits im Sommer 77 vom "körpereigenen Rauschgift" (Gutachten an Ärzte).

Die durch den Neptun als Anteil des Himmels gesetzte Schwäche ist im ersten Quadranten die Realitätsschwäche. Sie schließt die Zwänge zur Reaktivität gegenüber Realem aus und setzt somit einerseits das Erlebnis (aus sich) (zweiter Quadrant), andererseits die Erfahrung des Wirklichen (vierter Quadrant) frei. Neptun im zweiten Quadranten oder in den entsprechenden Planetenbeziehungen durchbricht die Ausschließlichkeit des Selbsterlebnisses, macht damit frei für die Erfahrung außersubjektiver Wahrheit, und Neptun im dritten Quadranten hebt die Macht der Vorstellung auf, gibt damit das Erlebnis (zweiter Quadrant), wie das Erlebnis des Wirklichen (vierter Quadrant) frei. Neptun im vierten Quadranten oder entsprechende Planetenverbindungen (Uranus-Neptun, Saturn-Neptun) ist, als Erlebnis des Wirklichen, der "Blick in eine andere Welt" mit einer Schwächung subjektiver Ausschließlichkeit (zweiter Quadrant).

Die Nicht-Annahme der Schwäche stört den Zusammenhang der Struktur und schließt die Orientierung über die eigene Wirklichkeit aus. Es kommt zwangsläufig zur Kompensation als Ausdruck der Schicksalserkrankung (s. Seite 69, Punkt 4). Die Kompensation der Schwäche geschieht durch die Heraushebung dieser selbst. Im ersten Quadranten ist es die Heiligung des Ego (Narzißmus), im zweiten Quadranten ist es die Heiligung des eigenen Lebens (Manie), im dritten Quadranten ist es die Heiligung der eigenen Vorstellungswelt, die das Erlebnis des Wirklichen ausschließt.

Die Schilderungen beziehen sich auf die Kompensationen, die in der Kindheit als Schutz notwendig, im späteren Alter angewöhnt sind und in die jeweils angeführten Erkrankungen führen.

1

Mars --- Neptun

Venus --- Neptun

Merkur --- Neptun

LACHESIS

Entspricht:

Neptun im ersten Quadranten des Geburtsbilds

"Die Revierlähme"

1. Revierunsicherheit der Familie
2. Revierangst und Handlungslähmung (Passivität)
3. Sicherheitsgefühl in "unentschiedenen Schwebezuständen" - "Revierflüchter"
4. Umweltempfindlich - seelisch nicht festlegbar
5. Leben aus Hoffnung - reaktionsschwach
6. Symptomatische Insuffizienz der Nebenniere
   - allergische wie rheumatische Komponente
   - allergischer (labiler) Bluthochdruck
   sowie Psychose als Allergie (Selbstreinigung) gegen Eindrücke

Im ersten Quadranten des Geburtsbilds zeichnet sich das Verhältnis zum Raum ab. Es zeigen sich alle die Anlagen, die raumbezogen sind - die also die Bewegung und Orientierung im Raum garantieren.

Diese Anlagen müssen unmittelbar auf die Umstände des Raumes reagieren können. Sie bilden den Teil des Verhaltens, der gegenüber den Bedingungen des Raumes reaktiv handelt.

Die Reaktion auf Bedingungen des Raumes kann sein:

energisch-aggressiv (Mars/Widder),
abgrenzend und sichernd (Venus/Stier) und
sachlich-neutral im Sinne des Intellekts (Merkur/Zwilling)

Die Stellung des Neptun im ersten Quadranten des individuellen Häuserbilds entspricht mundan, also auf den Tierkreis bezogen, einer Stellung im "ersten Quadranten" des Tierkreises: - also den Anlage-Blockierungen Mars-Neptun, Venus-Neptun und Merkur-Neptun.

Neptun im ersten Quadranten löst das reaktive Verhalten auf, "lähmt" die Reaktion gegenüber Umweltumständen. Ein Lebewesen bedarf dieses Schutzes des Neptun, wenn es sich durch seine Reaktion gegenüber Umständen der Umwelt gefährden würde.

Ein Lebewesen, das sich in seinem Revier unsicher oder gefährdet fühlt oder in ein fremdes Revier verschlagen wird, wird versuchen müssen, unauffällig zu sein, sich unsichtbar zu machen. Es wird zum Selbstschutz seine Reaktionen lähmen.

Wenn sich also im freien Feld ein Freßreiz ergibt und die normale Reaktion wäre: sehen, hinlaufen und fressen, so muß nun das Lebewesen den Freßreiz sehen können, ohne daß irgendeine Reaktion erfolgt.

Man erreicht dies mit einem "gedrosselten" Sympathicus, insgesamt einer unter dem Zeichen des Neptun stehenden symptomatischen Unterfunktion des Nebennierenmarks (= Hormondrüse). Symptomatisch heißt, daß die Funktionsveränderung nicht nebennierenbedingt, sondern steuerungsbedingt ist. Das Zwischenhirn gibt Impulse an die Hypophyse und damit an die einzelnen Hormondrüsen weiter. Ist das Zwischenhirn, als der Transformator von Eindrücken, irritiert, so wird der hormonelle Regelkreis vom Impulsgeber her gestört, weil "der plötzlich ein anderes Alphabet morst". Es scheint, als würde die Irritation im Zeichen des Neptun gezielt auf den Nebennierenbereich wirken.

Ein Mensch wird in den Zeitpunkt einer Neptunstellung im ersten Quadranten hineingeboren, wenn absehbar ist, daß die Geburt in ein "unsicheres Revier" fällt - er sich also durch seine Reaktionen gefährdet fühlen müßte.

Dies ergibt sich, wenn sich die Existenz der Familie zum Zeitpunkt der Geburt in Auflösung befindet:

Einmal, wenn die Familie "kein Revier" hat: in krassen Fällen etwa auf der Flucht, in Baracken, in Übergangswohnungen, also entwurzelt, in schwebenden, unentschiedenen Zuständen lebt. (Mars-Neptun oder Neptun in Haus eins.)

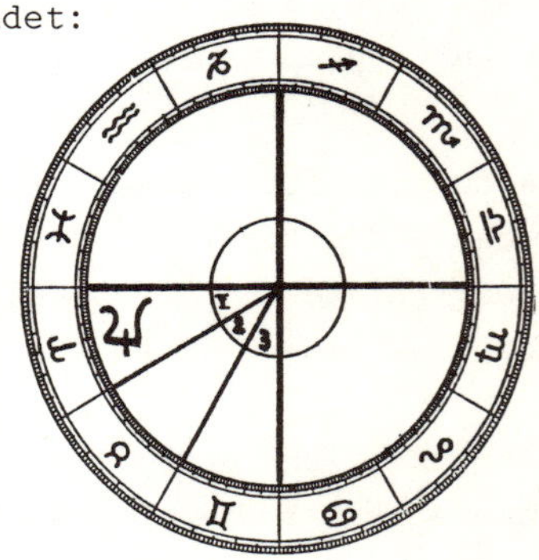

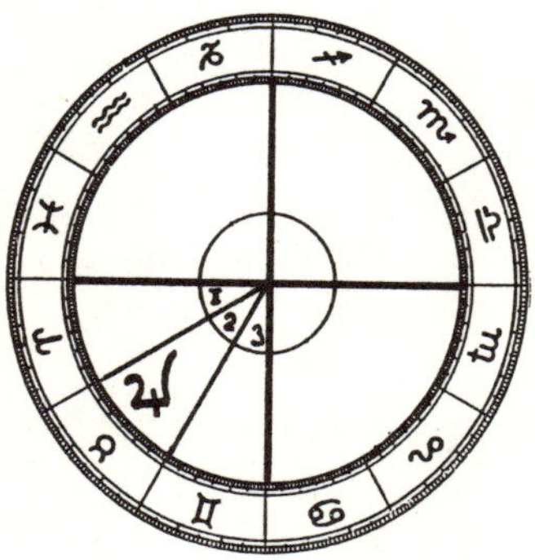

Ein weiterer Ausgangspunkt ist die fehlende Gemeinschaftsform. Es ist dies der Fall, wenn das Kind unehelich oder außerehelich (= Revierübergriff) geboren wird und die Rechts- (Revier-) grenzen nicht abgeklärt sind. Gleiches gilt für die voreheliche Geburt bzw. Zeugung dann, wenn die Disposition über die zukünftige Revierzugehörigkeit des zu erwartenden Kindes zu lange auf sich warten läßt.

Die fehlende Domizilierung, also der nicht feste Wohnsitz, spielt eine zusätzliche Rolle. (Venus-Neptun oder Neptun in Haus zwei.)

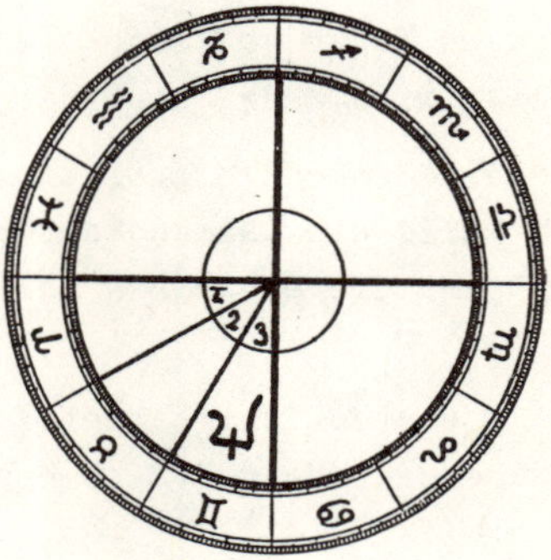

Schließlich liegt ein Grund in der Verunsicherung des Familienreviers durch die Umgebung: wenn die Familie von einem sozialen Milieu umgeben ist, das ihr fremd oder gar feindlich gegenübersteht. Ein drastisches Beispiel ist die Flüchtlingsfamilie, die unter Einheimischen lebt und nicht oder noch nicht integriert ist. (Merkur-Neptun oder Neptun in Haus drei.)

Die Revierunsicherheit kann auch, in nach außen unauffälligerer Weise eintreten. Beispiel ist hier die werdende Mutter, die aus der Unausgesprochenheit der Familiensituation heraus in depressiver Neigung "an den Rhein ging" (etwa 15 km Wegstrecke), in dem Gedanken, in den "Wassern des Rheins" das Vergessen zu finden - die dann zurückkehrte und später ein Kind mit Neptun in Haus zwei gebar.

Die Erfahrung der Praxis zeigt zudem, daß in den Geburtsbildern derer, die ab 1942-1946 in den deutschen Ostgebieten geboren wurden, die Neptunstellungen im ersten Quadranten in doppelt so hoher Anzahl auftreten als in anderen geographischen Bereichen, wie etwa dem Süden Deutschlands.

Es kann davon gesprochen werden, daß sich hier die überpersönliche bzw. außerpersönliche Zeitsituation in der genetischen Vorleistung niedergeschlagen hat - eine "genetische Vorschau" bestanden haben muß.

Der in der genetischen Vorleistung vermittelte Schutz der Reaktionslähmung verkehrt sich im späteren Leben zur Verhinderung. Die Erinnerung an die gemachte Erfahrung der Revierunsicherheit hat sich "im Signalement" des Zwischenhirns verankert: es funkt so lange die Revierangst, bis ihm endlich mitgeteilt wird, "daß der Krieg schon dreißig Jahre zu Ende ist".

Ohne eine solche Mitteilung ist die Auswirkung in jedem der drei Fälle die Lähmung des reaktiven Verhaltens. Unterschiedlich sind die einzelnen Akzente:

> Im ersten Fall handelt es sich um eine Aggressions- und Energielähmung (Mars-Neptun),
>
> im zweiten Fall ist die Reaktion gegen Revierübergriffe herabgesetzt, man kann sich gegenüber der Umwelt weder abgrenzen noch wehren - man ist gegen Revierübergriffe "wie gelähmt" (Venus-Neptun).
>
> Im dritten Falle ist die Reaktion als Antwort auf Umwelt vermindert, man ist nicht "schlagfertig", man hat überhaupt Scheu, hervorzutreten. Diese "gelähmte" intellektuelle Reaktion führt zu den charakteristischen Schulproblemen mit den entsprechenden Fehlbewertungen (Merkur-Neptun).

Alle drei Fälle tragen das gleiche Muster in sich: in der Verbindung mit der irritierten Nebennierenfunktion wird das Reaktionsvermögen "entkuppelt, aus dem Getriebe gehoben", die Verbindung zwischen Mitteilung und Ausführung blockiert.

Als Folge erscheint das "schwache Ego und seine Heiligung", nach dem Prinzip der Ungreifbarkeit und persönlich unverbindlichen Überlegenheit.

Die Auswirkungen:

- man ist, gemäß dem Signum des Neptun, in der Lähmung des Passiven verfangen, - hier in der Zuständigkeit des ersten Quadranten als das erzwungene Geschehenlassen, Gewährenlassen - das innerhalb seines existentiellen Bereichs Zusehen müssen, wie sich die Dinge vollziehen.

  Realität übt keinen Reaktionsreiz aus, man ist nachlässig und gleichgültig gegenüber realen Erfordernissen - es besteht Großzügigkeit aus Mangel an Form.

- man ist zudem aus sich selbst antriebslos, ohne Initiative - der "Kreislauf ist unterbrochen", es kommt zu keiner eigenen Impulsation, zu keiner Erlebnisfähigkeit und damit zu keiner Erfahrung.

  Sie werden ersetzt durch die Einfühlung (Gefühl - siehe S. 23) sowie die Eindrucksfähigkeit ("1000 Antennen"), die der Revierunsicherheit entsprechend übermäßig ausgebildet sind.

- die Imprägnation der frühen Revierunsicherheit führt dazu, daß man zum "Revierflüchter" wird: sich im Revier konturieren hieße, alten, hochsteigenden Revierängsten wieder ausgeliefert zu sein.

  Es kommt daher zum inneren Zwang, sich in "unentschiedenen Schwebezuständen" zu halten, und sich um des Sicherheitsgefühls willen in keinem Revier seelisch zu verankern, - es sei denn, sich mit der entsprechenden Schwellenangst in einem Revier zu "verkriechen". In der Folge wird Festlegungen und Entscheidungen ausgewichen, man ist "allergisch" gegen Empfindungs- wie Formzwänge (wie gegen Gesprochenes), gegen reale Bedrängung, bis hin zur hochgradigen Berührungsempfindlichkeit.

- die kompensatorische "Heiligung des Ego" führt dazu, sich zu entziehen, dazu, sich gegenüber der Umwelt unverbindlich zu fühlen, zu einem lügenhaften Ausweichen gegenüber der lästig anbrandenden Realität berechtigt zu sein - und zwar nicht im Sinne der Überlegenheit, sondern des Herausgehobenseins, der Sonderstellung.

Unterstützend wirkt hier, daß aufgrund der "Reaktionslähme" die Ausbildungswege vielfach nicht zu Ende geführt sind - man sich also in einem Milieu findet, das der eigenen Sensibilisierung, Begabung, wie "Sichtweite" nicht entspricht.

In dieser Haltung bleibt nichts anderes übrig, als "von außen bewegt zu werden" und "von der Hoffnung zu leben". Es führt dies zur passiven Erwartung der Veränderung von außen, dem Verschieben von Entscheidungen, dem Offenlassen der Möglichkeiten, um der Hoffnung die Möglichkeiten zu erhalten. Was entsteht ist ein unentschiedener Lebensstatus, unverwurzelt, nirgends verankert.

In der ersten Hälfte des Lebens mag dies noch geeignet sein, da man der Normung entgeht, und das Leben nicht zu früh "verstellt" wird. In der zweiten Lebenshälfte jedoch, in der die Hoffnung auf Möglichkeiten zusehends schwindet, besteht die Gefahr, daß die Wurzellosigkeit chronisch wird.

Im Geringerwerden der Möglichkeiten kommt es zur inneren Panik, einer Gehetztheit und Getriebenheit der Hoffnung, durch die der Kontrast zur Handlungslähmung und der dahinterstehenden Revierangst um so schärfer hervortritt.

Ab einer gewissen Grenze der Handlungslähmung muß dann die Phantasie des Möglichen die Realität ersetzen. Dies kann einerseits in extremen Fällen in die Nähe unbeabsichtigter Hochstapelei führen oder aber, wenn die Realität allzu drängend wird, zu dem Drang, mit Suchtmitteln die Realität zu verscheuchen.

Die in der Phantasie veränderte Realität wie die Betäubung bilden den letzten Notschrei gegen die (organisch verankerte) Handlungslähmung, die durch das zunehmende Alter oder äußere

Erfordernisse zur Initiative gezwungen werden soll. Der Kontrast der Handlungslähmung mit dem Handlungsdrang wird besonders deutlich wie unerträglich, wenn zur Handlungslähmung die "unterschwellige Bedrohungserwartung" (Sonne-Uranus) hinzukommt.

Die Situation der Handlungslähmung bedarf der "abrundenden" Zweitkompensation, um geschützt und gleichzeitig von außen bewegt zu werden.

Diese Kompensationen "verdrängen" die Revierallergie, überfordern also die Angst, sich "in das Revier hinaus zu bewegen", was entsprechend der medikamentös unterdrückten Allergie (Cortison) die Revierangst veranlaßt, psychosomatisch zu dem Mittel der rheumatischen Gelenk- und damit Bewegungsbeschwerden zu greifen.

Die am häufigsten vorkommenden Kompensationen sind:

die intellektuelle Kompensation (zusätzlich Merkur-Saturn): Umwelt wird in ihren Gestalten und Eigenarten neutralisiert, versachlicht, damit dual abgegrenzt - sie wird "unschädlich gemacht". Diese analytische Verengung des Lebensgefühls, diese sachliche Verdrängung des Lebens führt zu einer Verengung der Angst wie zu ihrer Überforderung durch den Zwang des sachlichen Umgangs mit Umwelt. Es entspricht dies einer fast sicheren Disposition zu allergischem Asthma (siehe auch später Merkur-Saturn).

die widerstandsorientierte Kompensation (Mars-Saturn): im Willen zur Leistung, der Härte gegen sich selbst, wird die Revierangst überfordert, der gedrosselte Sympathicus angeheizt, "man fährt mit angezogener Handbremse Vollgas". Je mehr man durch die eigene bewußte Haltung "seelisch in das Revier gezwungen wird", desto stärker wird die rheumatische Behinderung durch die sich im organischen manifestierende Angst.

die pflichtbewußte Kompensation (Sonne-Saturn): außersubjektive Pflichten werden zur Motivierung benutzt - ebenfalls eine Provokation der Revierangst, die rheumatische Beschwerden hervorzwingt.

In den letzten beiden Kompensationsfällen kommt es sehr häufig zu einem sogenannten "Gefäßasthma" mit der Folge eines allergischen (venösen) Hochdrucks, der jeweils durch Revierkontakte bzw. erzwungene Revierkontakte ausgelöst wird.

Die akute rhythmische Auslösung des Neptun oder der akute Fall eines Neptuntransites durch den ersten Quadranten (oder über die entsprechenden Planeten) zeigt die akute Situation der "Revierfremdheit". Man stimmt mit der "Form seines Reviers" nicht mehr überein. (Symptomatisch für die Verfremdung: "Kulissen- bzw. Attrappengefühle" gegenüber der Realität.)

Der Zwang, der durch die bestehende Lebens- bzw. Gemeinschaftsform spürbar wird (und den man sich nicht immer eingestehen will), hat seine Verankerung im bewußten Verhalten, das aus Gründen der Vernunft, der Angst vor Ablöseprozessen, der Angst vor Neuem und Veränderung an die ungeeigneten Anpassungszwänge festgeklammert ist oder aber von falschen Prinzipien und Maximen nicht loslassen will (siehe S. 60-66).

In dieser Situation kommt es zu einer psychosomatischen Regulierung, einer unterbewußt geleiteten "Schicksalstherapie", begleitet von einer symptomatischen Insuffizienz des Nebennierenmarks. Das Bewußtsein wird "entkoppelt" - die Seele leistet dem Bewußtsein und der Vernunft nicht mehr Folge, sie wird taub und gleichgültig gegen äußere Erfordernisse. Man wird gleichgültig und kann sich so aus den ungeeigneten Formen herauslösen. Es entsteht dabei eine Unausgewogenheit der Gefühlslage (erhöhte Libido bei reduzierter Kontrolle), erhöhte Empfänglichkeit und Sensibilisierung, zunehmende Verwirrbarkeit.

Diese Phase entspricht dem "Gang durchs' Wasser" zu neuen

Ufern des Bewußtseins. Es ist dies die Phase der Reinigung von ungeeigneten Lebensformen und Maximen. Diese Selbstreinigung ist eine Entgiftung im körperlichen, seelischen wie geistigen Sinn, begleitet von Allergie gegen die eigenen Gifte mit den Zügen einer Psychose als Allergie gegen Eindrücke.

Die Konstellation des Neptun im ersten Quadranten sowie dessen Entsprechungen lassen häufig Hellsichtigkeit beobachten. Da diese auch bei nomadisierenden Volksstämmen (Zigeuner) in überdurchschnittlicher Weise auftritt und bei deren Domizilierung verlorengeht, liegt ein Zusammenhang mit der früh erlebten Revierunsicherheit und in Verbindung dazu der symptomatischen Nebennierenmarkinsuffizienz nahe.

Das gesundheitliche Geschehen ist durch einen gedrosselten Sympathicus sowie durch symptomatische Unterfunktion des Nebennierenmarks (Zwischenhirn - nervaler Weg - mit mangelnder Stimulierung der Hypophyse, somit Nebennierenrinden-Unterfunktion) gekennzeichnet. Dies bringt von sich aus ein Überwiegen des Vagotonen (Parasympathischen), sowie durch die übersteigerte Gewebsabwehr, eine allergische Komponente.

Die Gewebsüberempfindlichkeit, bzw. die Überreaktion der Gewebsabwehr führt zu entzündlichen Prozessen, vor allen Dingen dann, wenn man seelisch in ungeeignete Reviere hineingezwungen werden soll. Neben den typischen Mandelaffekten sind dies Blinddarmentzündungen, sowie Gehirnhautreizungen (Meningitiden). (Verschiedentlich beobachtet: Toxoplasmose.)

Zudem kann als hormonell bedingte Stoffwechselstörung eine Fettdeponie an der weiblichen Brust auftreten.

Die Erfahrung zeigt, daß das Mittel Lachesis imstande ist, die Überreaktion der Gewebsabwehr zu normalisieren. Besteht gleichzeitig eine Konstellation Saturn-Neptun (u.a. auch über Gruppenschicksalstage) - also eine Anlage zu einer latenten Nebennierenrindenüberfunktion (hormoneller Weg) und damit einer Dämpfung der Gewebsabwehr -, so kann hier eine alleinige Gabe Lachesis den Weg der Nebennierenüberfunktion frei machen und zu einer explosionsartigen Invasion von Bakterien (u.a. Blasen-Nieren-Bereich) führen. Es ist in diesem Falle das der Konstellation Saturn-Neptun entsprechende Mittel Lycopodium "auf einer anderen Straße" der Potenzierung beizufügen.

Das Mittel Lachesis sollte nicht unmittelvor vor oder nach chirurgischen Eingriffen gegeben werden.

Mars - Neptun

Arzneimittel aus der Homöopathie:

Nosode	—	(Pyrogenium)
Tier	—	Lachesis (Schlangengift) (am besten in LM-Potenzierungen)
Pflanze	—	Aconitum nap. (Eisenhut) (in niedrigen Potenzierungen - D 6; D 10; D 30 - besonders geeignet gegen allergischen Hochdruck)
Mineralisches	—	Calcium fluor. - (Sulfur)

Diese Konstellation betrifft außerhalb des individuellen Geburtsbilds folgende Geburtstage im Sinne des Gruppenschicksals, wenn der Geburtsort im mitteleuropäischen Bereich liegt:

ca. 4. - 8. Juli; ca. 26. - 29. Juli; ca. 1. - 5. August;
ca. 11. - 15. November; ca. 4. - 8. Dezember.

Diese Konstellation besteht außerdem bei:

Ascendent, Sonne auf 4,5 Grad Widder
oder gleichzeitig: Mars in zwölf und
Neptun in eins

Arzneimittel aus der Homöopathie:

Nosode	--	Pyrogenium (am besten in D-Potenzierungen)
Tier	--	Lachesis (Schlangengift) (am besten in LM-Potenzierungen)
Pflanze	--	noch unbekannt
Mineralisches	--	(Sulfur-Calcium-Verbindungen, vermutlich Calcium fluor.)
Pilz	--	(Secale cornutum - (Mutterkorn)-) am besten in niederen bis mittleren Potenzierungen hilfreich

Diese Konstellation betrifft außerhalb des individuellen Geburtsbilds folgende Geburtstage im Sinne des Gruppenschicksals, wenn der Geburtsort im mitteleuropäischen Bereich liegt:

ca. 12. - 14. Juli; ca. 18. - 19. September; ca. 16 - 18. November.

Diese Konstellation besteht außerdem bei:

Ascendent, Sonne auf 4,5 Grad Waage
oder gleichzeitig: Venus in zwölf und
Neptun in zwei

Merkur - Neptun

(soweit die Beziehung zum ersten Quadranten gegeben ist)

Arzneimittel aus der Homöopathie:

Nosode	—	noch unbekannt
Tier	—	Lachesis (Schlangengift) (am besten in LM-Potenzierungen)
Pflanze	—	(Agnus castus)
Mineralisches	—	(Sulfur) (in allen Potenzierungsarten)
Metall	—	noch unbekannt

Diese Konstellation betrifft außerhalb des individuellen Geburtsbilds folgende Geburtstage im Sinne des Gruppenschicksals, wenn der Geburtsort im mitteleuropäischen Bereich liegt:

noch unbekannt

Diese Konstellation besteht außerdem bei:

gleichzeitig: Merkur in zwölf und
Neptun in drei

2

Mond —— Neptun

Sonne —— Neptun

Merkur —— Neptun

PULSATILLA

Entspricht:

Neptun im zweiten Quadranten des Geburtsbilds

"Das Undine-Syndrom"

1. Dominanz (Konkurrenz) des gleichgeschlechtlichen Elternteils bzw. einer Bezugsperson des gleichen Geschlechts
2. Erfahrung der gleichgeschlechtlichen Unterlegenheit - Arrangement der Unterwerfung
3. Weigerung, sich selbst als Mann bzw. Frau zu empfinden, zu erleben oder zu verhalten
4. Übernahme fremder Identitäten (auch Erlebnisrollen allgemeiner Vorstellung) aus mangelnder eigener Identität
5. symptomatische Überfunktion der Nebennierenrinde, in Verbindung damit auch Auftreten endorphiner Stoffe (körpereigene Betäubung)
6. lymphatische Konstitution - reduzierte Gewebsabwehr (u.a. Mandeln, Blase) - Hemmung der Eiweißsynthese - Keimdrüsenschwäche - Neutralisierung zur geschlechtsunspezifischen Entwicklung

Im zweiten Quadranten zeichnen sich die Anlagen des emotional bedingten Verhaltens ab. Sie stellen das Prinzip des Verhaltens dar.

Das Verhalten gliedert sich in drei Stadien:

das Empfinden als der Orientierung aus sich, mit der äußeren Assoziationssuche des Fühlens (Gefühl) - (Mond - Krebs),

der Antrieb zum Erleben, - das Aus-sich-heraus-leben - (Sonne - Löwe),

die seelische Aussteuerung gegenüber Bedingungen ("sich verhalten"), mit der Bewußtmachung der Bedingungen als Schutz des Subjektiven ("Vernehmen") - (Merkur - Jungfrau).

Die Stellung des Neptun im zweiten Quadranten des individuellen Häuserbilds entspricht mundan, d.h. unabhängig von der individuellen Häusereinteilung, einer Stellung im "zweiten" Quadranten des Tierkreises: - also den Anlage-Blockierungen Mond-Neptun, Sonne-Neptun und Merkur-Neptun.

Neptun im zweiten Quadranten hebt die Eigenart aus der Konfrontation, aus der Dualität des subjektiven Erlebens. Dies ist immer dann notwendig, wenn man sich durch seine Eigenart gefährden würde, - wenn das Kind also seine Eigenart nicht zeigen darf, um sich nicht zu gefährden. Es entsteht somit als genetische Vorleistung (siehe S. 47) zum Selbstschutz des Kindes die Angst, sich zu empfinden, zu erleben bzw. sich gemäß seiner Eigenart zu verhalten.

Es bedarf hierzu der Betäubung des Empfindens, der Betäubung der Wahrnehmung bzw. Bewußtmachung der Bedingungen, sowie einer "hormonellen Tarnung".

Dies wird erreicht durch eine symptomatische Überfunktion der Nebennierenrinde wie der in Verbindung damit auftretenden körpereigenen Betäubungsstoffe. Symptomatisch heißt, daß die Funktionsveränderung nicht nebennierenbedingt ist, sondern durch das Zwischenhirn gesteuert wird, in dessen Signalement sich die Angst verankert hat, die Eigenart zu entwickeln - dessen Signale also die Entwicklung der Eigenart verhindern, um damit die Angst zu befriedigen.

Die im Signalement des Zwischenhirns verankerte, aus "genetischer Erfahrung" gezogene Angst ist somit der "Leitstrahl", "sie steckt die Positionslichter ab", in welcher Richtung man sich zu entwickeln bzw. nicht zu entwickeln habe.

Solange sich Eigenart nicht entwickelt, entsteht keine Angst, und nur dann, wenn man "sich finden", erleben, bzw. Umwelt wahrnehmen oder sich geschlechtsspezifisch entwickeln soll, taucht die Angst auf und mit ihr wird das Nebennierenrindengeschehen wie die Entstehung körpereigener Betäubungsstoffe angeheizt.

Dies wird deutlich in den gesteigerten nebennierenrindenbezogenen Mandelaffektionen der Pubertät ("hormonelle Enttarnung"), in den, wenn stark ausgeprägt, nebennierenrindenbezogenen Schwangerschaftsstreifen der Schwangeren, nicht zuletzt in dem (nach astrologischer Sicht) nebennierenrindenbezogenen Hodenkrebs, der fast ausschließlich bei Männern zwischen vierundzwanzig und fünfunddreißig Jahren auftritt.

Dabei scheinen die körpereigenen Betäubungsstoffe nicht gegen die Angst gerichtet zu sein, sondern darauf, die Eigenart abzuhalten, sich zu empfinden, Umwelt wahrzunehmen, - um erst darüber die Angst auszuschließen. Hinweisend ist hier die mit Neptun Haus sechs (siehe auch Saturn-Neptun) "betäubte" Wahrnehmung und Orientierung, die sich, wenn hervorgehoben, neben Gleichgewichtsstörungen (Disposition zum Meniere'schen Syndrom), in Sehstörungen (Disposition zum Grauen Star) wie der Dispositon zu Taubheit ausdrückt. Die Untersuchungen von Geburtsbildern gehörloser Kinder haben fast ausnahmslos eine massiv hervorgehobene Neptunstellung im zweiten Quadranten (vornehmlich Haus sechs) oder Saturn-Neptun-Verbindungen aufgezeigt.

Der in der genetsichen Vorleistung gegebene Selbstschutz der Kindheit wird zur Lebens- wie Selbstverhinderung dann, wenn sich die vollzogene Kindheitserfahrung der Unterlegenheit bzw. Artfremdheit im Signalement des Zwischenhirns eingraviert hat. Es signalisiert dann solange "Tarnung", bis ihm mitgeteilt wird, daß die Kindheit längst vorbei ist.

Ein Kind wird in den Zeitpunkt einer Neptun-Stellung im zweiten Quadranten hineingeboren, wenn erwartbar ist, daß es sich durch seine Eigenart gefährden würde - sei es, daß es aus dem zuständigen Verband verstoßen oder durch ihn zerstört würde (= Urrudiment Herde).

Es zeigen sich drei Ausgangspunkte:

Die Konkurrenz gegenüber dem gleichgeschlechtlichen Teil des Elternpaares oder einer entsprechenden Bezugsperson des Gemeinschaftsverbandes (etwa auch Freund der Mutter - Freundin des Vaters - oder ältere Schwester bzw. älterer Bruder).

Die Rollenkonkurrenz im Verband - wenn etwa das Neugeborene aufgrund seiner Anlage in eine Herdenstellung hineinwächst, die ein erwachsenes Mitglied des Verbandes innehat, damit das Neugeborene von diesem unbewußt (oder bewußt) in seiner Entwicklung (und seinen Rechten) verhindert wird.

Die Artfremdheit - die etwa aus Erblinien oder durch Mutation sich ergebende artfremde Minderheit im Verband, die unbewußt (oder bewußt) von der Mehrheit des Verbandes oder ihren Repräsentanten verdrängt wird.

Die Konkurrenz gegenüber dem jeweils geschlechtsgleichen Teil des Elternpaares (Neptun Haus vier bzw. Mond-Neptun) liegt latent in jeder Familie vor.

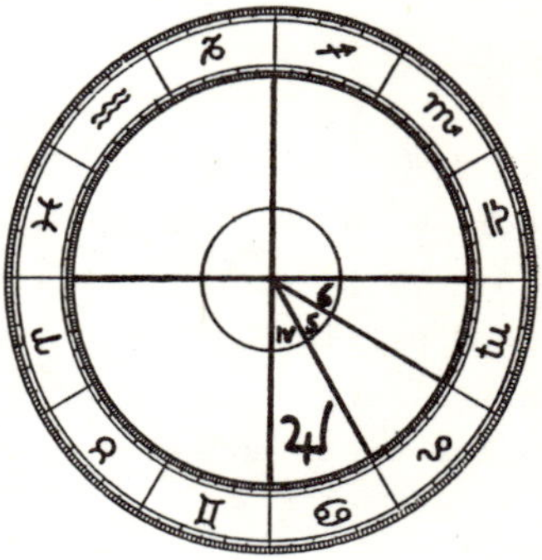

Für das Kind ist der Vater bzw. die Mutter die erste gegengeschlechtliche Bezugsperson, was sich darin ausdrückt, daß etwa das drei bis vier Jahre alte Mädchen erklärt: "Papi, wenn ich groß bin, heirate ich dich". Die latente Konkurrenz, die darin für die Mutter liegt, und die schon im vorbewußten Alter, vor allem aber in der praesexuellen Phase (drei bis fünf Jahre) auftritt, kann ausbrechen, wenn die Mutter ohnehin schon eifersüchtig ist, weil der Vater der Tochter besonders zugetan ist - sie nun ihrerseits das Verhalten des Kindes als Herausforderung aufnimmt und ihr Vorrecht und damit ihre Überlegenheit demonstriert. Dies gilt ebenso im umgekehrten Falle, wenn die Mutter ihre Söhne so bevorzugt, daß der Vater "nebenherläuft". Neben der Konkurrenz mit dem Vater wird hier zusätzlich ein "schwaches Vaterbild" hervorgerufen (siehe Mars-Uranus).

Eine Tochter wird in diesem Falle der Schwächung des Vaters unter dem Eindruck stehen, daß der Vater von der Mutter schlecht behandelt wird, somit in Konkurrenz zu ihr geraten - auch dann, wenn der Vater von der Mutter in aller Sanftheit und Fürsorge aus der Revierzuständigkeit gedrängt wird (siehe auch Mars-Uranus). In umgekehrter Weise, wenn der Vater die Mutter schlecht behandelt, wird der Knabe gegen den Vater als Verteidiger der Mutter herausgefordert (zusätzlich siehe Mond-Saturn).

Gründe, die zum Ausbruch der Konkurrenz führen, liegen zudem in einer zweiten Ehe der Mutter bzw. des Vaters, wenn das Kind, etwa der Knabe, erleben muß, daß die Mutter als seine gegengeschlechtliche Bezugsperson, als "seine erste Geliebte" mit einem "Fremden" in zu sichtbarer Weise vertraut ist. Gründe liegen insgesamt in einer zu großen Ungeniertheit der (aufgeklärten) Eltern vor dem Kind oder überhaupt in zu großer Freizügigkeit - wenn etwa die Freunde der Mutter "danach" allzu frei herumlaufen, der Knabe somit seelisch ständig "kastriert" wird und ohnmächtig seine Unterlegenheit erfährt.

Weitere Ausgangspunkte liegen darin, daß der Vater eifersüchtig ist auf den Sohn, weil er selbst "seelisch noch nicht geboren ist", weil er selbst noch "in der Gebärmutter" sein will (Vater mit Konstellation Mond-Saturn), oder die Mutter eifersüchtig ist auf die Tochter, weil sie selbst noch das "kleine Mädchen" sein will (Mutter selbst mit Konstellation Mond-Neptun bzw. Neptun Haus vier).

Schließlich kann die Geschlechtsangst entstehen, wenn die Eltern das Weibliche in sich unterdrücken, mithin das Mädchen sich nicht traut, zur Frau zu werden (schon um akzeptiert zu werden - siehe Pluto-Uranus).

Der Rollenkonkurrenz (Neptun Haus fünf bzw. Sonne-Neptun) liegen meist Traditionen zugrunde, durch die der Familienvorstand auch Inhaber einer Macht ist, sei es kulturell, wissenschaftlich oder in Form eines Familienunternehmens. Die Konkurrenz basiert auf der Ähnlichkeit des Anlageprinzips der geschlechtsgleichen Konkurrierenden und sie zielt auf die Verdrängung des Schwächeren hin. Das Neugeborene findet also sein Prinzip schon im Familienverband "an der Macht" vor - es muß sich schützen, tarnen.

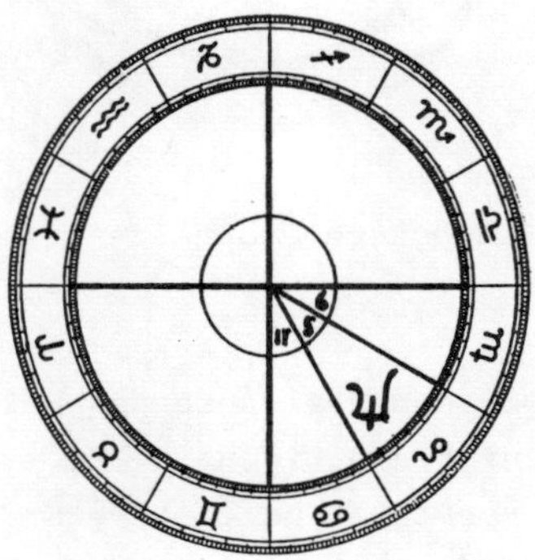

Im Normalfalle wird, wenn der Träger des dominanten Familienprinzips (etwa Pluto oder Skorpion am Ascendenten) entfällt, dieses durch Neugeburt oder Heirat wieder in den Familienverband hereingeholt. Kommt es jedoch zu Überschneidungen, so wird der augenblickliche Träger des Prinzips durch das Neugeborene an die einmal zwangsläufige "Machtübergabe", an das Abtreten, Sterben erinnert - was deutlich macht, wie elementar die Auseinandersetzung "unterhalb des Bewußtseins" ist, wie stark die Beeindruckung für das Neugeborene sein mag, wenn sich der augenblickliche Machtträger allein schon über den Säugling beugt (Herodes-Effekt).

Die Konkurrenz aus Artfremdheit (Neptun Haus sechs oder Merkur-Neptun, wenn der zweite Quadrant angesprochen ist) kommt zustande, wenn im Neugeborenen eine Erbseitenlinie durchschlägt oder eine "Mutation" vorliegt. Die Konkurrenz basiert somit auf der Gegensätzlichkeit des Anlageprinzips der Konkurrierenden, somit auf der Verdrängung des Gegenprinzips durch den geschlechtsgleichen Repräsentanten des in der Familie dominanten Prinzips. Die Konkurrenz zielt auf die Verstoßung des Schwächeren, ohne daß es durch die übrige Herde geschützt würde.

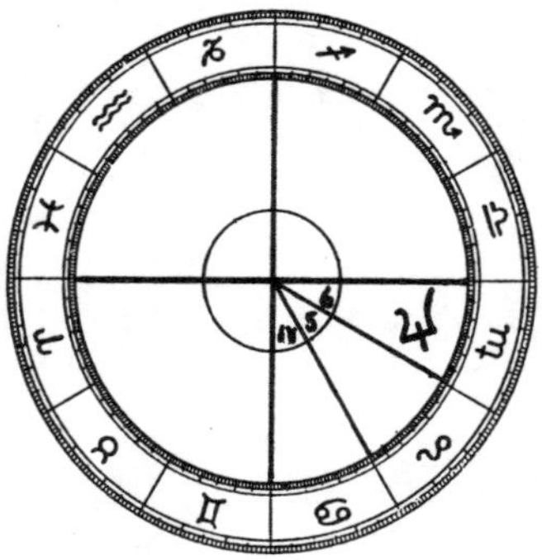

Das den drei Ausgangspunkten Gemeinsame ist die Gefährdung durch die Eigenart. Es steigt als "genetische Vorleistung" die ererbte urrudimentäre Erfahrung einer Gefährdung durch die Herde, einer Konkurrenzunterlegenheit auf und damit die Angst, Eigenart zu entwickeln.

Sie ist, den Ausgangspunkten gemäß, modifiziert:

die Angst, sich zu empfinden,

die Angst, sich zu erleben,

die Angst, sich der Eigenemotion gemäß gegenüber vorliegenden Umständen auszusteuern bzw. zu verhalten.

Die Angst muß nicht bewußt werden. Sie ist im Signalement des Zwischenhirns verankert, das sich sofort einschaltet und die Positionen absteckt, durch die man sich gefährden könnte: im Zeichen einer gesteuerten Nebennierenrindenüberfunktion sowie der im Zusammenhang damit auftretenden körpereigenen Betäubungsstoffe kommt es zur hormonellen Tarnung, zur Neutralisierung, zur Betäubung wie "Chlorophormierung" der Seele, um sie empfindungslos zu machen und in Schlaf zu versetzen.

Es zeichnet sich das Bild der Undine, als der Psyche, die verdrängt vom Lande des Bewußtseins in den Gewässern des Unbewußten verbleibt. Es ist das Bild der Nymphen, der Wassergeister, der Unwirklichen, die das Leben suchen, aber keine Gestalt bilden, keine Schatten werfen, sich fremde Gestalten ausleihen, um in ihnen aufzutauchen.

Die in das Reich des Wassers verdrängte Seele taucht an den Ufern des Bewußtseins auf und erhält in geliehenen Gestalten Zugang zum bewußten Leben.

Dies geschieht in drei Formen:

das Auftauchen im fremden Empfinden, das mit dem Gefühl nachgezeichnet wird,

das Auftauchen im fremden Erleben - es wird nach der Erlebnisrolle, die man sich gemäß einer entpersönlichten Neutralität vorstellt, erlebt,

das Auftauchen in Anpassungsrollen - in unauffälligen und sachlichen Rollen, die von der Gesellschaft oder der Umwelt angeboten werden.

Das Auftauchen im fremden Empfinden (Neptun Haus vier bzw. Mond-Neptun) setzt die Geschlechtskonkurrenz voraus. Das Kind, etwa das Mädchen, das seine Unterlegenheit gegenüber der Mutter (bzw. gleichgeschlechtlichen Bezugsperson) ohnmächtig hinnehmen und ertragen muß, "unterzeichnet" ein Arrangement der Unterwerfung gegenüber dem Weib, um sich die Mutter (bzw. die Zugehörigkeit) zu erhalten.

Das Arrangement wird im Signalement des Zwischenhirns verankert, die Betäubung wie Neutralisierung der Eigenart veranlaßt, um mit dieser Tarnung davor zu schützen, der Konkurrenzunterlegenheit wegen aus dem Verband verstoßen zu werden. Dieses Geschehen, das sich im praesexuellen Alter (drei bis fünf Jahre) abzeichnet, wird in seinen äußeren Kennzeichen von typischen wie hartnäckigen Mandelaffekten und Mittelohrentzündungen begleitet, die verstärkt auch in der Zeit der Pubertät auftreten, wie immer auch dann, wenn man sich entwickeln bzw. "enttarnen" soll.

Das Kind hält sich psychisch wie hormonell "in Deckung"; die Konstitution bis zur Pubertät ist zart (wenngleich vielfach pastös), charakteristisch ist die allgemeine Muskelschwäche wie der bei Knaben ascendierte (steckengebliebene) Hoden. Die Flucht aus der eigenen Identität wird deutlich, wenn das Mädchen ein Knabe sein will und der Knabe mit den Puppen spielt, wobei gleichzeitig die praepubertäre Libido im Übermaße angeregt ist (siehe später: Überproduktion unspezifischer Keimdrüsenhormone). Die Pubertät selbst, also die Enttarnung wird verhindert, verzögert - die Menses wird verdrängt, die Gebärmutter bleibt vielfach unterentwickelt.

Die Seele wird betäubt, wird in den Schlaf versenkt, sie bleibt die des Kindes, bleibt unschuldig, unbeteiligt. Den Vorgang der Betäubung beschreibt das Märchen von Schneewittchen, wenn dieses psychisch "hinter die sieben Berge" in die Welt der Zwerge geht, und die Psyche vom "Gift" betäubt in einem gläsernen Sarg vom Leben getrennt ist.

Die schlafende Seele, die nicht altern kann, ist von der Tagesseite des Lebens verdrängt, ohne Empfinden, ohne Orientierung aus sich, ohne die Kraft, aus sich zu leben: auf äußere Eindrücke erfolgt keine innere Antwort. Die Folge ist psychische Schwäche (Suicidneigung), Verwirrbarkeit als die fehlende Koordinierung von Eindrücken, starke Stimmungsschwankungen als ein den Eindrücken ausgeliefert sein - zudem aus der frühkindlichen Erfahrung der Geschlechtsunterlegenheit ein ständiges mangelndes Selbstgefühl als Mann bzw. als Frau (Tarnung als ewig jungen- bzw. mädchenhaft - Lyceumslook - bei jungen Mädchen oft Klosterwunsch.

Ohne Empfinden entsteht eine kompensatorische (stützende) Überdimensionierung des Gefühls ("tränenreiches" Mitfühlen) - das "Feeling", als das Auftauchen im anderen Empfinden wie in anderen Identitäten und Vorbildern. Die vom Gefühl aufgenommene fremde Identität wird "nachempfunden" - als ein "den anderen leben" bzw. vom geliehenen Empfinden leben: es ist dies die Rolle als Mann, Weib, Mutter; es ist dies die psychologische wie die ätherisch-künstlerische Rolle; es ist dies die Krankheitsrolle, die Verklärungsrolle ("das milde Abendläuten im Gesicht") - letzteres als der Weg von der Geschlechtsangst zur Verklärung, eine "Heiligung" des Subjektiven mit der Überlegenheit außer Konkurrenz. (siehe auch S. 124).

Die übernommene Identität wird "nahtlos" und mit Einsatz eingenommen, bis sie abgenutzt ist, bis man aus ihr herausfällt - sie muß dann gewechselt werden, da die fehlende Eigenidentität zutage tritt.

Der Wechsel der Identität wird zum Spiel mit der Identität, zum Spiel mit der Umwelt. Die Nymphen, die an der Quelle tanzen, die ihr Spiel mit den Menschen treiben (die sich das Leben von den Menschen holen), sind selbst unerlöst, unwirklich - in ihrer Gestalt (aus Angst vor der eigenen Identität) als Ganzes im Meer des Unbewußten gefangen.

Ihnen gegenüber entsteht vielfach Hörigkeit, etwa der geliehenen Empfindungen wegen oder wenn die unergründliche Weite lockt - sie aber wie unerlebte Nebelgestalten entschwinden, wo man sie zu fassen glaubt. In ihrer Unausgesprochenheit wird sie zur Allmutter, sie wird zur Wiese, zum Hügel, zur Landschaft, in die man sich hineinstürzt - es entsteht die Todessehnsucht, die Untergangssehnsucht des Ego.

Die Nymphen der Märchen fordern von den Menschen vielfach das Erst- oder Neugeborene, das "Selbst-geboren" werden, die Möglichkeit, an "Land zu kommen". Die Angst, in der eigenen Identität aufzutauchen ist elementar. Sie kommt aus der unbewußten, urrudimentären Erfahrung des "Totgebissen" werdens (das sich in Deutlichkeit im Märchen von Schneewittchen widerspiegelt).

Immer dann, wenn die Entwicklung die eigene Identität fordert, steigt die elementare Angst auf (vielfach Grund, nicht Mutter werden zu wollen). Dann muß zur Betäubung der Eigenart auf exogene Gifte (Pharma-Prothese) zurückgegriffen werden, wenn die körpereigene Betäubung nicht mehr ausreicht.

Die Angst vor der eigenen Identität führt dann, entsprechend dem "Arrangement der Unterwerfung" (siehe S. 108) zur Gebärde der Unterlegenheit gegenüber gleichgeschlechtlicher Konkurrenz, unterbewußt verankert, zu dem "Verlieren-müssen" - zu Partneraffinitäten, in denen die Konkurrenzunterlegenheit schon inbegriffen ist.

Die Unterwerfung geschieht häufig direkt, als Homosexualität bzw. Lesbiertum, zum Teil als eine perfekte Täuschung bzw. Tarnung - nicht aus Neigung, sondern als Symptom der Störung.

Mit fortgeschrittenem Alter, wenn ein Mangel an Empfindungsrollen entsteht, kann der Neid auf das Geschehen in der Umwelt aufkommen. Mitunter kann es dazu kommen, daß in der Umwelt "Stücke inszeniert" werden mit "tragenden Empfindungsrollen". Oft kommt es dabei, als Erleidensform gegen den eigenen

Willen, unbewußt getrieben, zu einer Rache an dem Leben, das man selbst nicht hat.

Das Auftauchen im fremden Erleben (Neptun Haus fünf bzw. Sonne-Neptun) setzt die "Königs-Konkurrenz" voraus. Die Angst, aus der Herde verstoßen oder "totgebissen" zu werden ist, aus der unbewußten Erfahrung der Entwicklungsgeschichte des Menschen, ebenso instinktiv wie elementar: das Kind geht, dem herrschenden Machtträger der Sippe (Herde) gegenüber, psychisch wie hormonell in Deckung - die Signale des Zwischenhirns veranlassen die symptomatische Nebennierenrindenüberfunktion, in deren Zusammenhang die Eigenart betäubt und hormonell getarnt wird.

Die betäubte Eigenart, die "sich nicht leben darf", erfordert eine kompensatorische Stütze. Sie wird in Erlebnisrollen gefunden, die der Vorstellung einer entpersönlichten Neutralität entsprechen, somit außerhalb der Konkurrenz liegen. In dieser Weise kann es, dem Angstinstinkt der verdrängten Eigenart entsprechend, auch zu der Vorstellung der "ideellen Opferung" des Lebens kommen. (Etwa der Kunst: siehe Franz Schubert S. 51 - bei Sonne-Neptun wirkt das achte Haus bzw. Pluto automatisch doppelt stark).

Für Erlebnisrollen werden die Vorstellungen benutzt, die der Zeitgeschmack liefert, in dem man untertauchen kann, - die vormals romantische (für das Reale "arglos"), jetzt technisch-wissenschaftlich oder vernünftige wie auch ideologische Rolle. Den Vorstellungen entsprechend wird das Empfinden in Normen kanalisiert. Die unauffällige Bescheidenheit (mit Eifer das Mittelmaß suchen) steht im Vordergrund - eine Alpha-(Königs-) Rolle übernehmen zu müssen bedeutet Gefahr. Aus dem unterbewußt verankerten Angst-Instinkt wagt man es niemals mehr, "König" oder "Königin" zu werden und sucht, wird man "König", unterbewußt die Verhinderung, die Niederlage.

Das Auftauchen in Anpassungsrollen (Neptun Haus sechs bzw. Merkur-Neptun bezogen auf den zweiten Quadranten) setzt die Artfremdheit innerhalb der Sippe (Herde) voraus.

Eine ausgewogene seelische Aussteuerung der Eigenemotionen gegenüber den "Gesetzen" der zuständigen Herde ist unmöglich, ist gefährlich. Die Urerfahrung des "Totgebissen-werdens" verlangt die Tarnung: sie richtet sich in erster Linie darauf, die der Eigenemotion gemäßen Reflexe gegenüber Umwelteindrükken zu unterbinden. Es kommt zur Betäubung der Wahrnehmung und damit zur Betäubung bzw. Lähmung des "Reflektierens".

Die hierfür und für die zusätzlich notwendige hormonelle Tarnung der Eigenart symptomatisch gezogene Nebennierenrindenüberfunktion scheint nach astrologischer Sicht in der dritten der drei Nebennierenrindenzonen zu dominieren, also die geschlechtliche Neutralisierung hervorzuheben, während die im Zusammenhang mit der Nebennierenrindenüberfunktion (wiederum nach astrologischer Sicht) auftretende körpereigene Betäubung hier dominant auf die Wahrnehmung, damit auch Sinneswahrnehmung gerichtet ist: damit verantwortlich scheint für die charakteristischen Sehstörungen (nicht Sehschwäche), Gehörbehinderungen bzw. -schäden, Legasthenie.

Das seelisch nicht "reflektieren" gegenüber Umwelt, das nicht "realisieren" von Umwelteindrücken ermöglicht die Übernahme von Anpassungsrollen - unauffällige, sachliche wie auch dienende Rollen, wie sie von der Gesellschaft oder der Umwelt angeboten werden. Sie dienen der kompensatorischen Stützung wie gleichzeitig der Tarnung (Aschenputtel-Effekt: vielfach "tauber Funktionsfleiß" - Schuldgefühle bei Freundlichkeit). Seelisch der Umwelt abgewandt, nicht anwesend, wird an der eigenen Wirklichkeit vorbeigelebt, diese in die Imago verdrängt (Ähnlichkeit mit Saturn-Neptun), und mit zunehmendem Alter entsteht vermehrt Gefühlstaubheit bis hin zur Gefühlslosigkeit.

In jedem dieser Geschehen wird sich die betäubte Eigenart und die damit "unerlöste" Wirklichkeit wehren und somit zur unterbewußt geleiteten Selbstvernichtung für das bewußte Verhalten und dem von ihm gelenkten Subjektiven führen.

Die Eigenart wird aus der Kompensation geworfen, der längst nicht mehr notwendige Schutz entzogen und in der Wiederholung der rhythmischen Vergrößerung (siehe S. 55) die Ausgangsstellung der Konkurrenz gleich einer Welle wieder ins Leben gebracht.

Dies zeigt sich in der rhythmischen Auslösung, wenn etwa die Geschlechtsangst im Signum der Mond-Neptun-Verbindung sich im vorliegenden Geburtsbild mit 35 Jahren auslöst, oder die

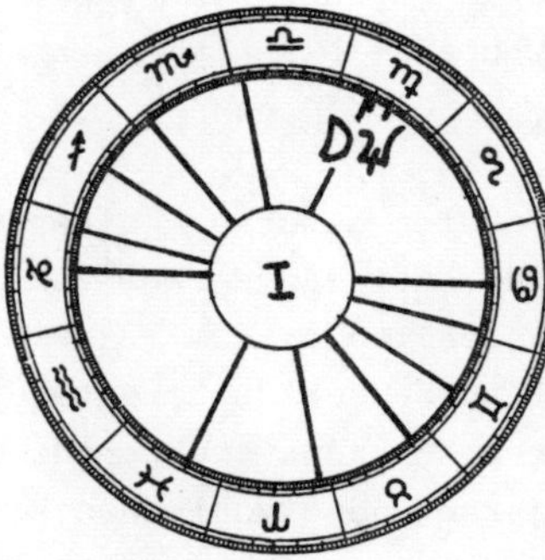

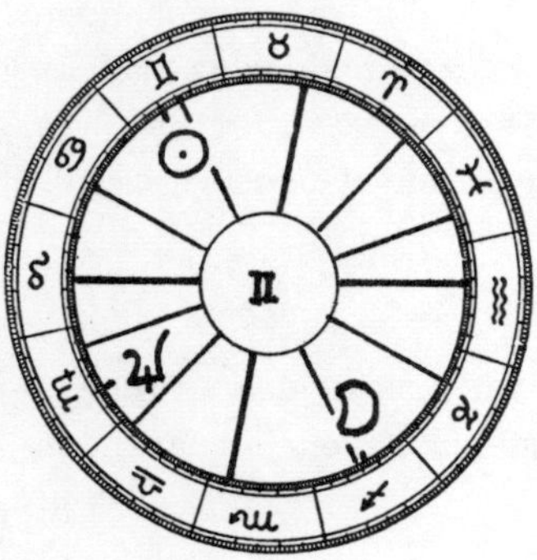

Geschlechtskonkurrenz zusammen mit der "Königs-Konkurrenz" mit 36 Jahren ausgeworfen wird, -

oder aber die Neptun-Auslösung in den einzelnen Häusern zu "feststehenden Zeiten" erfolgt:

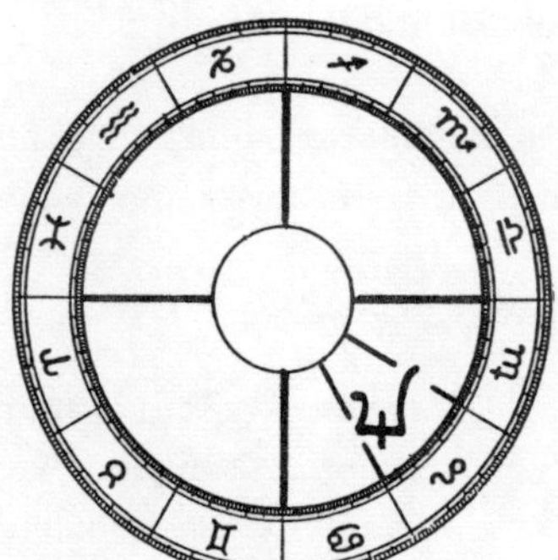

die Artfremdheit im zuständigen Verband zwischen 42 und 49 Jahren

die "Königs-Konkurrenz" zwischen 49 und 56 Jahren,

die Geschlechtskonkurrenz zwischen 56 und 63 Jahren.

Es sind dies die Phasen, in denen die "schlafende Seele" erwacht, um in der Krise die Lösung zu finden, in denen man gezwungen ist, Eigenart zu zeigen - die Lebensangst hochsteigt, umso mehr, wenn die Gründe des inneren Geschehens nicht bewußt werden.

Meist wird mit Hilfe des dualen Prinzips der Abdrängung dann, wenn in diesen Phasen die körpereigene Betäubung nicht mehr ausreicht, versucht, mit exogenen Giften (Alkohol, Drogen, oder verordnet als Pharma-Prothese) die Eigenart weiterhin zu betäuben - bis hin zu ihrer Vernichtung.

Im akuten Geschehen eines Neptun-Tranists über den Mond, die Sonne oder den Merkur (im letzteren: wenn Bezug zum II. Quadranten), oder dem langwierigen Neptun-Tranist durch die einzelnen Häuser des zweiten Quadranten kommt es zu dem jeweils entsprechenden Konkurrenz-Geschehen mit den entsprechenden Ängsten und psychischen Beschwerden. Die Konkurrenz muß nicht bewußt werden, wenn sie zivilisatorisch verkleidet ist - etwa innerhalb eines Berufsbereiches oder einer Hausgemeinschaft.

Das gesundheitliche Geschehen wird von einer, dem Erlebnishintergrund entsprechend symptomatischen Nebennierenrindenüberfunktion diktiert.

Die wesentlichen Erscheinungen lassen sich, stark vereinfacht, in den drei Zonen der Nebennierenrinde darstellen:

Erste Zone:

erhöhte Natrium-Zurückhaltung, dadurch wird der Zwischenzellenraum "aufgedunsen" (interstitielle Hyperplasie - Ödemneigung)

Kaliummangel: herabgesetzte Muskelreflexe (Hypo- bzw. A-Reflexie) bis zu Lähmungserscheinungen - energetischdynamische Herzinsuffizienz (Herzrhythmusstörungen)

Zweite Zone:

Hemmung der Eiweißsynthese (Muskelschwäche)

Muskeleiweiß wird abgebaut und zu Blutzucker umgeschmolzen. Durch erhöhte Insulinanregung werden die Fettzellen gezwungen, Blutzucker aufzunehmen. Sie wandeln ihn in Fett um, sodaß Fettdepots entstehen. Da die Eiweißeinschmelzung unregelmäßig ist, zeigen sich an den Hüften sowie der Brust striemenartige Hautunregelmäßigkeiten (Striae - auch als Schwangerschaftsstreifen)

Die sich ergebenden Blutzuckerschwankungen als Voraussetzung für subklinischen Diabetes führen dabei vielfach zu starkem Süßigkeitsbedürfnis.

Der Eiweißabbau der Muskulatur kann zu Herzmuskelschwäche führen.

Die Produktion von Magensäften wird angeregt, was die Bildung von Magengeschwüren zur Folge haben kann.

Die Gewebsabwehr ist reduziert, wodurch Entzündungsprozesse bzw. Infektionen insbesondere an Mandeln, Mittelohr, Blase sowie Herdbildungen (Zähne, Stirnhöhlen) begünstigt sind.

Dritte Zone:

erhöhte Produktion von Androgenen, die als geschlechtsunspezifische Hormone (als Vorstadien zu den spezifischen) den hypothalamischen Testapparat (Zwischenhirn) "täuschen", als seien ausreichend spezifische vorhanden, sodaß die Hypophyse (Hirnanhangdrüse) zur Anregung von geschlechtsspezifischen Hormonen nicht veranlaßt wird.

Die unspezifischen Keimdrüsenhormone erregen die Libido bei gleichzeitigem "Einschlafen" der Keimdrüsen (Impotenz).

Durch erhöhte Ausschüttung der geschlechtsunspezifischen Hormone ergibt sich eine maskuline Ausprägung bei der Frau (Virilismus) - (Veränderung der Haargrenze im Schambereich - Anlagerung von Unterhautfettgewebe im Schambereich - Haarwuchs Oberlippe, tiefe Stimme u.a.), zu einer femininen Ausprägung beim Mann. (Da durch die Keimdrüsenschwäche beim Mann das feminine Urprinzip durchbricht).

Folge der Keimdrüsenschwäche: Prostata-Hypertrophie

Die symptomatische Nebennierenrindenüberfunktion führt zu einer erhöhten Anforderung an die Leber, sodaß eine Voraussetzung für eine Leberfunktionsschwäche gegeben ist.

Auffallend sind (vornehmlich Neptun Haus sechs) die Sehstörungen (nicht Sehschwäche) in Richtung Lichtempfindlichkeit der Augen (Augenflimmern) sowie die Alterstendenz zu Grauem Star. Außerdem Gleichgewichtsstörungen (Mygnier'sches Syndrom) sowie Gehörschäden.

Es scheint, nach astrologischer Sicht, daß die Neptun-Verbindungen zum II. Quadranten (vornehmlich Mond-Neptun) Voraussetzungen für Wucherungen bilden, auch canceröser Natur, vornehmlich im Genitalbereich.

Als gesundheitlich symptomatisch muß bei Mond-Neptun auch die Ertrinkungsgefahr angeführt werden: 70 % der Befragten waren im Alter von 3-5 Jahren in effektiver Ertrinkungsgefahr.

Verbindungen:

Mond-Neptun zusammen mit Sonne-Pluto (= Aurum):

Rachenmandeln bzw. Polypen - ascendierte Hoden

Mond-Neptun, Sonne-Neptun, Merkur-Neptun (in Verbindung mit dem II. Quadranten) mit Mars-Saturn:

rheumatoide und athropathische Gelenkbeschwerden.

Mond-Neptun

Arzneimittel aus der Homöopathie:

Nosode	—	noch unbekannt
Tier	—	noch unbekannt
Pflanze	—	Pulsatilla (Küchenschelle) (in allen Potenzierungsarten)
Mineralisches	—	Calcium carbonicum (am besten in D-Potenzierungen)
Metalle	—	noch unbekannt

Diese Konstellation betrifft außerhalb des individuellen Geburtsbilds folgende Geburtstage im Sinne des Gruppenschicksal, wenn der Geburtsort im mitteleuropäischen Bereich liegt:

ca. 24. - 27. Januar; ca. 8. - 11. Februar; ca. 26. - 29. April; ca. 1. - 4. Juni; ca. 7. - 9. Oktober.

Diese Konstellation besteht außerdem bei:

Ascendent, Sonne auf 4,5 Grad Krebs und 4,5 Grad Waage
oder gleichzeitig: Mond in zwölf und
Neptun in vier

Sonne - Neptun

Arzneimittel aus der Homöopathie:

Nosode	—	Medorrhinum
Tier	—	Naja tripudans (Kobra) (in niederen Potenzen bei Herzangst und Sehschwäche)
Pflanze	—	Pulsatilla (Küchenschelle) (in allen Potenzierungsarten)
Metallisches	—	Calcium carbonicum (am besten in D-Potenzierungen)
Metalle	—	noch unbekannt

Diese Konstellation betrifft außerhalb des individuellen Geburtstags folgende Geburtstage im Sinne des Gruppenschicksals, wenn der Geburtsort im mitteleuropäischen Bereich liegt:

ca. 25. - 27. Dezember; ansonsten noch unbekannt.

Diese Konstellation besteht außerdem bei:

gleichzeitig: Sonne in zwölf und
Neptun in vier

Merkur - Neptun

(in Verbindung mit dem II. Quadranten)

Arzneimittel aus der Homöopathie:

Nosode	—	Psorinum (am besten in D- und LM-Potenzierungen)
Tier	—	ACTH - (Ambra grisea) (D 30 - wöchentl. 1x; oder akut bei Augenflimmern)
Pflanze	—	Agnus castus (in allen Potenzierungsarten)
Mineralisches	—	noch unbekannt
Metalle	—	noch unbekannt

Diese Konstellation betrifft außerhalb des individuellen Geburtstags folgende Geburtstage im Sinne des Gruppenschicksals, wenn der Geburtsort im mitteleuropäischen Bereich liegt:

ca. 8. - 10. Januar; ca. 5. - 8. März; ca. 4. - 7. April; ca. 14. - 16. Mai; ca. 11. - 14. August; ca. 30. Oktober - 1. November

Diese Konstellation besteht außerdem bei:

Ascendent, Sonne auf 4,5 Grad Steinbock
oder gleichzeitig: Merkur (in Verbindung zu II. Quadranten) in zwölf und
Neptun in sechs

Neptun kennzeichnet die Identität mit dem Wirklichen, mit der erfahrenen Wahrheit. Neptun in den ersten beiden Quadranten ist das Bild des Engels, der herabgestiegen ist und eine Botschaft gebracht hat, die Erfahrung der außersubjektiven Wahrheit, des Wirklichen.

Die Erfahrung des Wirklichen ist für das Subjektive immer schrecklich, da es sich im Anblick des Himmels (in seiner Ausschließlichkeit) nicht erhalten kann. Die Erfahrung des Wirklichen wird gebannt, verdrängt, im Einzelnen ebenso wie in der Gemeinsamkeit der Egos oder in der Übereinkunft der Subjektivismen.

Die Angst, sich zu verlieren, schwillt an immer dort, wo das Wirkliche zum Durchbruch kommen will, gleichermaßen ob es darum geht, dem Wirklichen Ausdruck zu verleihen (II. Quadrant), oder ob es darum geht, sich um der Wahrheit willen nicht in der Welt bestätigen zu lassen (und daher ein schwaches Ego zu haben - Neptun I. Quadrant), oder ob es darum geht, dem Wirklichen Bedeutung zu geben (Neptun Haus zehn).

Die Mechanismen des Neptun, des Herausgehobenseins, des nicht reagieren- und reflektieren-Müssens, werden dann benutzt, um sich zu betäuben und den Anteil am Himmel zu tarnen, nicht aus sich, sondern durch anderes Leben bewegt zu werden (Neptun II. Quadrant), das Ego narzistisch zu heiligen (Neptun I. Quadrant), oder sich selbst ungelebt und damit unerlöst dem Himmel überantworten zu wollen (Neptun Haus zehn).

Das Problematische der Konstellationen tritt bei solchen Verdrängungen zutage, wenn dadurch falsche Zugehörigkeiten, ungeeignete Bestätigungswege entstehen. Die lebenshistorisch sich aus der Kindheit ergebenden Überlagerungen sind erster äußerer Hinweis, daß man sich in falschen Zugehörigkeiten tarnen muß, um zu überleben, und daß man nicht in die Zugehörigkeiten gehört, die reaktiv, also nur von außen bestimmbar Bestätigunen suchen oder sich das Subjektive unbeschadet außersubjektiver Wirklichkeit zu erhalten.

3

Saturn —— Neptun

CALCIUM - OXID AUS WEISSEM MARMOR

Entspricht:

Neptun in Haus zehn

"Die imaginäre Spielwiese"

1. die Maßstäbe des äußeren Lebens und seine Formen untersagen dem Kind das Ausleben seiner Eigenart - Schuldprojektion
2. Zuflucht in imaginärer Scheinwelt - Gefühlsreservate
3. Trennung von innerem und äußeren Leben - Inseldasein
4. Bedrohungsgefühle durch (z.T. imaginäre) Umwelt
5. symptomatische Nebennierenrinden-Überfunktion - in Verbindung damit Auftreten endorphiner Stoffe (körpereigene Betäubung)
6. reduzierte Gewebsabwehr (Mandeln, Blase) - Leberfunktionsstörungen - Keimdrüsenschwäche - Neutralisierung zur geschlechtsunspezifischen Entwicklung

Sepia ist die "seelisch dunklere", vornehmere und unnahbarere Schwester der Pulsatilla. Auch sie ist, wie diese, vom Lande des Bewußtseins verdrängt, in den Gewässern des Unbewußten verblieben, auch sie ist im Leben unwirklich, ohne Schatten, unerlöst.

Ihre Seele taucht jedoch nicht in geliehenen Gestalten an den Ufern des Bewußtseins auf, sondern verbleibt im Reich des Unbewußten, um in den Bildern des Unbewußten das Leben zu finden.

Was im Irdischen verbleibt, ist versteinerte Realität ohne Leben (weißer Marmor entspricht einer Stellung Neptun Haus zehn, Sepia mehr der Konstellation Saturn-Neptun in der unteren Hälfte des Horoskops, vornehmlich im Bezug des II. Quadranten).

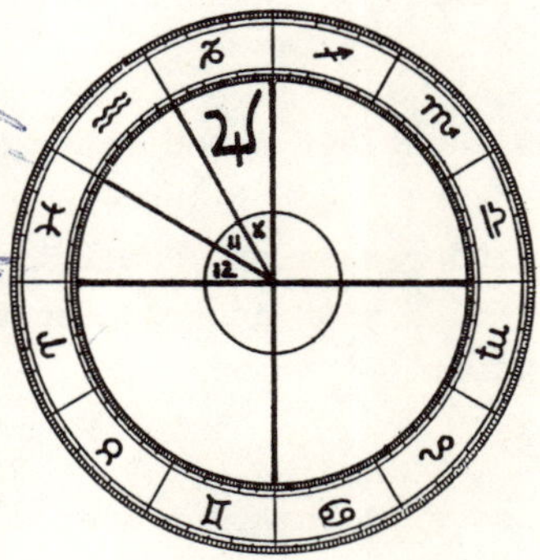

Das astrologische Zeichen des Neptun in Haus zehn (bzw. Saturn-Neptun) weist darauf hin, daß die Trennung zwischen dem Subjektiven und dem Wirklichen aufgehoben ist, der "Hüter des Wirklichen" entmachtet ist, - das Subjektive, ohne sich im Erlebnis aufzuheben und von sich zu entfernen, die Bereiche des Wirklichen "erfühlt" - damit durch "Türen aus Rauch" (Lyriker Wolfgang Bächler) in Räume gelangt, in denen es sich verliert. Ungelöst vom äußeren Leben, von der Körperlichkeit, sucht es diese abzuschütteln - zu tilgen.

Die Zuflucht in die anonyme Gegenwelt geht zurück auf die Schuld des Subjektiven - auf die Angst, sich durch das Ausleben der Eigenart schuldig zu machen.

Der Grund liegt in der Kindheit, wenn das Bestimmende (Maßstäbe) des äußeren Lebens und seiner Formen dem Kind untersagen, seine Eigenart zu leben.

Dies kann geschehen:

als Schuld des Naturells (eher Haus zehn zugehörig) - wenn durch die Maßstäbe der Erziehung das Naturell unterbunden wird - durch sittliche, moralische oder religiöse Maßstäbe ("preußische" Härte, Puritanismus, Bigotterie),

als Schuld zu leben (eher Haus elf zugehörig) - wenn dem Kind die Schuld an einem Unglück eines anderen angelastet wird - etwa am Leben geblieben zu sein, wenn der Bruder gestorben ist,

als untersagtes Recht auf Leben (eher Haus zwölf zugehörig) - wenn das Kind Angehöriger einer verdrängten Minderheit ist - Kinder rassisch, politisch, religiös oder sozial Verfolgter (Kinder Andersdenkender gegenüber dem herrschenden System).

Vielfach begegnet dem Kind in allen diesen Fällen zu früh die Grausamkeit des Lebens. Die Idee (Erfahrung) der Bestrafung prägt sich ein - daß man sich schuldig macht, wenn man die Eigenart lebt, deshalb Eigenart zurückhält. Die lastende "Schuld des Subjektiven" führt dazu, das Subjektive zu entfernen, zu neutralisieren und in dieser Welt erst gar nicht mehr aufzutauchen.

Das Erlebnis von sich wird ausgeschlossen, damit auch die eigene ererbte, aber noch nicht gelebte Schuld des Subjektiven und seines Anteils am Dualen.

Man läßt sich im Irdischen zurück, versteinert - im Gegensatz zu Pulsatilla (Mond-Neptun) oder Antimonium crudum (Mond-Uranus), die versuchen, das Subjektive zu heiligen, das Irrationale als geliehene Identität des Subjektiven für den Konsum "hereinzufühlen" (Sektentum), - das Irrationale als Kompensation zu benutzen.

Es kommt in der Folge zur symptomatischen Überfunktion der Nebennierenrinde (nach astrologischer Sicht dominant zweite und dritte Zone: Mandeln, Blase, hormonelle Neutralisierung - siehe Neptun II. Quadrant) sowie zur Betäubung der Eigenart. Es scheint, als sei die körpereigene Betäubung hier am stärksten dosiert - so als müßte sie grundsätzlicher wirken, die Abwesenheit garantieren, als müßte sie die Seele umfassender in Schlaf "versenken".

Schon das Kind verlagert seine Eigenart aus dem Leben in die unbedrängte Welt der Phantasie, es bildet eine imaginäre Gegenwelt, in der es lebt.

Der Erwachsene trennt sich ab in Gefühlsreservate, in seelischem Schlaf betäubt, hängt in "den Träumen eines Baumes", um das Wirkliche des Lebens zu erfühlen. Er ersteigt einsam "lichte Höhen" (und Berge), ist in den Tälern des Dualen nicht greifbar, seelisch unberührbar, mit der Gelassenheit und dem Gleichmut eines tibetanischen Mönchs. Er hat "seelische Öffnungszeiten", steigt ab und zu auf die Erde hernieder, um sich neues Anschauungsmaterial zu holen, um dann wieder in die "imaginäre Spielwiese" zurückzukehren (deren Farben immer blasser werden).

Das Märchen von den "zertanzten Schuhen" ist eine Schilderung dieses Geschehens. Der Tag ist weggeschoben, die Nacht, die Pfade des Unbewußten sind "unbehelligt", in ihr vollzieht sich das Leben.

Das äußere Leben wird abgedrängt, abgetötet, es dient zur

Abgrenzung - es ist nur dazu da, den Körper zu beruhigen.

Es entsteht der Kontrast zwischen der hochgradigen Sensibilität und der sachlich-kühlen, oft schneidenden Kälte dem äußeren Leben gegenüber. Es ist dies "der ewige Widerstreit zwischen fiebernder Phantasie und kaltem Verstand" (der Dichter und Jurist Franz Grillparzer über sich). Das äußere Leben soll "seelisch reibungslos" verlaufen: - Berufe, in denen man "seelisch schlafen" kann, unberührbarer, distinguierter "musisch-erlesener" Habitus, eine Partneraffinität, die emotionelle Ruhe garantiert.

Mit zunehmendem Alter wird die Diskrepanz zwischen den eigenen inneren Reservater (Versunkenheit) und der äußeren, "seelisch nicht realisierten" Welt immer größer - das "Inseldasein" wird unhaltbar, die körpereigenen Drogen reichen zur Betäubung nicht mehr aus, die Eigenart beginnt zu erwachen (rhythmische Auslösung der Konstellation).

Die Seele wehrt sich gegen das Erwachen, das Inseldasein ist bedroht: es kommt zu "Gedächtnisillusionen", die Welt wird nicht mehr als das gesehen, was sie ist. Im Dämmern der Seele, im Erwachen der Eigenart, taucht die Angst auf und mit ihr die imprägnierte Erfahrung der Bestrafung - bis hin zum Verfolgungswahn.

In diesem (gefährlichen) Zwischenstadium des Erwachens wird der Drang spürbar, die Eigenart weiterhin durch exogene Gifte (Drogen wie auch Psychopharmaka) zu betäuben - bis hin zu ihrer Zerstörung.

Im vollen Erwachen findet sich die Seele in einer Welt wieder, in der sie sich nicht mehr orientieren kann (und die inzwischen um kein Haar besser geworden ist).

Neben der hormonellen "Betäubung der Seele" (mit typischen Leberstörungen) ergibt sich die Gefahr (um zu entfliehen) der unrealistischen Einschätzung realer Vorgänge - was in akuter

Auslösung der Konstellation in Finanz- und Beteiligungsvorhaben zu Verlusten führen kann (meist ein Sechstel des Bestands).

Im Erwachen wird die Diskrepanz zwischen der inzwischen verfestigten Existenz und der (damit verstellten) Eigenart offenbar. Zudem entsteht ein Nachholbedarf des Emotionellen - möglicherweise von der Pubertät an.

Im akuten Geschehen eines Neptun-Transits über den Radix-Saturn (oder umgekehrt) ergibt sich die Situation, daß die Maßstäbe des äußeren Lebens (Gemeinschaftsformen, vornehmlich privater Natur) zu einer "verquälten" Eigenart führen: sich schuldig fühlen zu müssen, sein Naturell auszuleben.

Das gesundheitliche Geschehen wird von einer dem Erlebnishintergrund entsprechenden symptomatischen Nebennierenrinden-Überfunktion diktiert.

Die wesentlichen Erscheinungen lassen sich, stark vereinfacht, in den drei Zonen der Nebennierenrinde darstellen (siehe S. 108).

Die symptomatische Nebennierenrinden-Überfunktion führt zu einer erhöhten Anforderung an die Leber, sodaß eine Leberfunktionsschwäche im Vordergrund steht.

Auffallend sind die Sehstörungen (nicht Sehschwäche) in Richtung Lichtempfindlichkeit der Augen (Augenflimmern) sowie die Alterstendenz zu Grauem Star. Außerdem Gleichgewichtsstörungen (Meniere'sches Syndrom) sowie Gehörschäden.

Es scheint, nach astrologischer Sicht, daß die Saturn-Neptun-Verbindung Voraussetzung für Wucherungen, auch canceröser Art, sowie für Knocheneiterungen bilden. Fälle von Morbus Boeck sind beobachtbar, die immer Saturn-Neptun-Verbindung haben.

Die reduzierte Gewebsabwehr macht "offen" für Infektionskrankheiten.

Verbindung:

Saturn-Neptun mit Mars-Saturn:

rheumatoide und athropathische Gelenkbeschwerden

Arzneimittel aus der Homöopathie:

Nosode	—	noch unbekannt
Tier	—	Sepia (Tintenfisch) (am besten in LM-Potenzierungen)
Pflanze	—	Lycopodium (Bärlapp) (am besten in D- und C-Potenzierungen)
Mineralisches	—	Calcium-oxid aus weißem Marmor beziehbar über: Apotheke Zum Goldenen Engel Tändlergasse 8400 Regensburg Tel: 0941-57793
Metall	—	Selenium (am besten in D- und C-Potenzierungen)

NB: Das Mittel Lycopodium wird durch das "kompensatorische" Agaricus musc. (Pluto-Uranus) unterstützt. Bei gleichzeitigem Auftreten beider Konstellationen konnten häufiger als dem Durchschnitt gemäß Schilddrüsenadenome, sog. "heiße Knoten", beobachtet werden.

Da sich die Nebennierenrinden-Überfunktion gerne in einer Schilddrüsen-Unterfunktion auszugleichen scheint, kann die Nebennierenrinden-Überfunktion somit eine latent gegebene Schilddrüsen-Überfunktion (Uranus-Pluto) "falsch" kompensieren. Würde man bei gleichzeitigem Vorhandensein der Konstellationen Saturn-Neptunund Uranus-Pluto das Mittel "Lycopodium" allein verabreichen, müßte mit einer Steigerung der Schilddrüsenfunktion gerechnet werden.

Diese Konstellation betrifft außerhalb des individuellen Geburtstags, folgende Geburtstage im Sinne des Gruppenschicksals, wenn der Geburtsort im mitteleuropäischen Bereich liegt:

ca. 18. - 23. Januar; ca. 16. - 21. Februar; ca. 18. - 23. April; ca. 26. August - 1. September; ca. 15. - 19. September; ca. 13. - 19. Oktober.

Diese Konstellation bestaht außerdem bei:

Ascendent, Sonne auf zwei Grad Fische
Saturn in zwölf (= wenn die eigenen Maßstäbe verdrängt sind)
Neptun in zehn

Ergänzung: die beiden Hauptkonstellationen, die auf Leberstörungen hinweisen, Saturn-Neptun und Uranus-Neptun (siehe Seite 131) stehen die beiden "Leber-Schlangen" Vipera berus (Kreuzotter) und Crotalus horridus (Klapperschlange) gegenüber. Es kann als wahrscheinlich angenommen werden, daß Crotalus horridus die Entsprechung für Saturn-Neptun ist, insbesondere wenn ein Bezug zwischen Leberstörung und Kreislauflabilität sowie Stoffwechselträgheit besteht. Bei beiden Schlangenmitteln, insbesondere bei Vipera berus werden Giftdepots im Organismus freigesetzt, sodaß bei allergischem Hochdruck (siehe Seite 135) ein vorübergehendes Ansteigen des Blutdrucks möglich wird, sodaß sich bei dem an sich richtigen Vorgang größere Einnahmeabstände für die beiden Mittel empfehlen.

4

Uranus —— Neptun

VIPERA BERUS

"Die versunkene Wahrheit"

1. Schockerlebnis der Kindheit
2. seelische Lähmung - Abspaltung des Geschehens von der eigenen Identität
3. Apathie - ausgeliefert an die Zwangsläufigkeit von Situationen - Lähmung vor der Wirklichkeit
4. Allergie gegen Eindrücke und Erfahrungen - Allergie gegen Eigengifte - Leberentzündung - Irritation und Lähmungen der Spinalnerven - pectanginöse Beschwerden

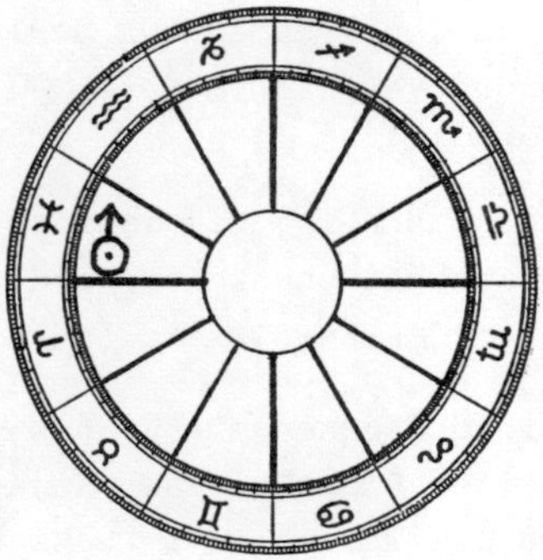

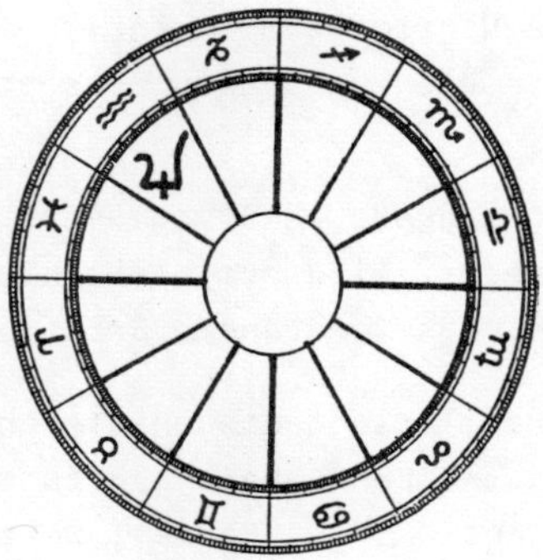

Die Zeichen stehen in Umkehrung und zeigen damit Blockierung an.

Die Erfahrung ist in der Versunkenheit des Wirklichen, von der Namenlosigkeit des Wirklichen umfangen, - in ihm versenkt.

Es zeichnet sich das Bild des Wassers als das "Chiffre" (Karl Jaspers) für das Wirkliche, Fließende, das, in der Umkehrung, aus dem Unbewußten hochsteigt und die Wege der Erfahrung mit der Namenlosigkeit des Wirklichen überspült.

Die Erfahrung - nicht Wirklichkeit geworden - ist nicht in die Identität aufgenommen, der Zugang zur Erfahrung versperrt.

Ausgangspunkt ist ein Schock, eine Erfahrung, die nicht ertragen wird und zum Schutz, in den Tiefen des Unbewußten versenkt wird: das Wahrgenommene wird nicht mit der eigenen Anwesenheit in Übereinstimmung gebracht.

Es kommt zur Betäubung, zur seelischen Lähmung, bei gleichzeitiger Trennung vom Wahrgenommenen, zur Abspaltung von den Vorgängen der Anpassung. So ergibt es sich, daß man der Zwangsläufigkeit von Situationen ausgeliefert ist, wehrlos, und dies umso mehr, "weil ich es ja nicht bin".

Die Abspaltung wird umso grundsätzlicher (bis zur Apathie), je erschreckender die verdrängte Wahrheit ist. Es treten Ängste auf (Lebensangst), das Verdrängte wird zum Unruheherd ("bewegungsloses Zittern"), - wird in den Träumen zur Schlange, die bis zur Lähmung erschreckt und verfolgt.

Die Schlange, das Symbol verdrängter Wahrheit, die lautlos erschreckt, wird zum Gleichnis der Erscheinungswelt, wird zum Simile, das verdrängte Erfahrungen in das Bewußtsein führt.

Der Traum bringt dieses Gleichnis (ein Mädchen mit Uranus-Neptun und Sonne-Neptun nach einmaliger Einnahme von "Naja tripudans C 5" = "Kobra), wenn etwa die Träumerin im Wasser mit unter Fischen schwimmt, sie sich plötzlich außerhalb des Wassers befindet, und einer der Fische zur Schlange wird, aus dem Wasser heraus auf sie zufliegt und in das Herz beißt.

In einem anderen Fall (Mädchen mit Uranus-Neptun, Mond-Uranus und Sonne-Neptun nach der einmaligen Einnahme von "Naja tripudans C 5") ist die Träumerin im Zimmer von Schlangen umgeben. Sie stürzt aus dem Zimmer, schlägt die Türe hinter sich zu, - eine Schlange jedoch, von der Türe halbiert, kriecht an ihr vorbei in das Schlafzimmer der Mutter und besudelt dort den Teppich mit Blut. Diese eine Schlange hat, trotz der Abwehr der Träumerin, auf die Überlagerung durch die Mutter hingewiesen (siehe Mond-Uranus). (Wer weiß, was die anderen Schlangen noch erzählt hätten, wenn sie durch die Tür gekommen wären.)

Die Schlangenmittel "entgiften die Seele" (auch den Körper), befreien von verdrängtem Erschrecken, helfen, die "Hölle des Subjektiven" zu ertragen und führen zu Erkenntnissen und Zusammenhängen, deren Sicht durch die Blockierung der eigenen Angst versperrt war.

In der akuten rhythmischen Auslösung der Konstellation (auch im Transit) will eine Erfahrung bzw. Erkenntnis hochsteigen, der, um dem Erschrecken zu entgehen, der Weg in das Bewußtsein verweigert wird. Die Lähmung und Abspaltung verbreitet sich auf den gesamten Habitus, man ist gebannt neben den Umständen, ohnmächtig der Zwangsläufigkeit der Umstände ausgeliefert. Man ist ohne Abwehr gegen Übergriffe, Nötigungen, folgt ihnen wie in Trance (Vergewaltigung), - "man ist es ja nicht".

In der Belastung kann sich die Abwehr steigern, in Erinnerungslücken (psychogene Amnesie), in Gleichgültigkeit (Apathie), in Psychosen oder schizothymen Symptomen.

Das Symbol von Neptun-Uranus spricht im Körperlichen für Nervenlähmungen - für blockierte nervale Informationen wie Koordinierungen. Dies bestätigt sich, als die Konstellation Neptun-Uranus der Grundstock für Spinal-Lähmungen wie auch für Multiple Sclerose ist. Dies jedoch nur bei zusätzlichen Konstellationen, im Falle der Spinal-Lähmungen vornehmlich der zusätzlichen Sonne-Neptun-Konstellation. Im Falle der Multiplen Sclerose unter zusätzlicher Konstellation von Mars-Saturn, Mond-Uranus oder Sonne-Uranus.

Im Sinne der Koordinationsstörung zwischen Nervalem (Uranus) und Humoralem bzw. Hormonellem (Neptun) wird durch nervale Anreize das Immunsystem gestört und zur Produktion von Auto-Antikörpern veranlaßt. Es entstehen spontan allergische Reaktionen auf unverträgliche Eindrücke oder auch schon gemachte unverträgliche Erfahrungen (Bildeindrücke), wenn diese hochgerufen werden. Die allergische Reaktion auf Bildeindrücke, das unter Beigabe von Mars-Neptun (siehe Mars-Neptun S. 83) zu allergischem Hochdruck führen kann.

Auffallend bei Uranus-Neptun sind die gedämpften bis gedrosselten Funktionsabläufe, die Atonie (Untätigkeit) des Bauchraums (zusammen mit Saturn-Pluto als Morbus Roemheld), weiterhin die nervale Schwächung der Lungentätigkeit (Ansammlung von Schleim, Rippenfellentzündungen) mit Atemblockierungen und sporadischen Atmungslähmungen.

Die bei dieser Konstellation übliche Leberentzündung ist auf die Auto-Antikörper (im Sinne einer allergischen Reaktion) zurückzuführen, die genauso aggressiv das Lebergewebe angreifen wie die Nerven. Daraus entsteht eine mangelnde Entgiftung des Körpers (ständige Schwäche, Erschöpfung).

Auffallend ist in diesem Zusammenhang die Nikotin-Unverträglichkeit, die, bei Entspeicherung (Mars-Neptun) alter Nikotin-Depots im Organismus ebenfalls einen allergischen Hochdruck auslösen kann.

Weiterhin beobachtbar sind Zustände von Herzbeklemmung, Herzrhythmusstörungen (pectanginöse Symptome).

Bei der Konstellation Uranus-Neptun sind vielfach hartnäckige Fälle von Heuschnupfen beobachtbar, bei denen sich, wie überhaupt auch bei Neptun im ersten Quadranten, "Euphorbium D 6" bewährt.

Verbindungen mit anderen Konstellationen:

Uranus-Neptun mit Sonne-Neptun (Mond-Neptun, Saturn-Neptun) wird vielfach bei Anfälligkeit von Spinal-Lähmungen wie Querschnittslähmungen beobachtet.

Uranus-Neptun mit Mars-Saturn, Mond-Uranus oder Sonne-Uranus- wird vielfach beobachtet bei Multipler Sclerose.

Uranus-Neptun mit Saturn-Merkur vielfach beobachtet als Voraussetzung für diabetische Stoffwechsellage.

Arzneimittel aus der Homöopathie:

Nosode	--	noch unbekannt
Tier	--	Vipera berus (Kreuzotter) (in mittleren LM-Potenzen; LM 6, LM 12)
Pflanze	--	Lathyrus sativus (Blatterbse) (wobei zusätzlich Robinia pseudoacacia, insbesondere Codeinum purum in LM 6 oder LM 12 sehr hilfreich ist)
Mineralisches	--	Antimonium tataricum (Tartarus emeticus) (ab D 12 aufwärts), wobei Alumina (Tonerde) ebenfalls hilfreich ist
Metalle	--	noch unbekannt

Die Gruppenschicksalstage scheinen sich zum Teil mit denen von Lachesis zu überschneiden, nämlich:

ca. 12. - 14. Juli; ca. 18. - 19. September; ca. 16. - 18. November.

Es hieße also bei diesen Gruppenschicksalstagen, daß eine möglicherweise im Vordergrund stehende Nebennieren-Insuffizienz bei Aufhebung in die verdeckte Nebennierenrinden-Überfunktion umschlagen würde.

Diese Konstellation besteht außerdem bei:

Ascendent, Sonne auf 4,5 Grad Widder
und 4,5 Grad Waage
oder gleichzeitig: Uranus in zwölf und
Neptun in elf

Ergänzung siehe Absatz Seite 129.

Zusatz zu Neptun im II. Quadranten

Das Krebsgeschehen erfaßt die Identitätslosen, diejenigen, die nicht in ihre nähere oder weitere Herde, - also nicht in ihre Familie oder soziale Gesellschaft passen, aber bewußt in deren Anpassung bleiben, oder glauben, darin bleiben zu müssen.

Betroffen sind damit all diejenigen, bei denen die Lebensangst überwiegt, - die Lebensangst im Gegensatz zur Existenzangst: wenn also die Angst besteht, die eigene Identität, in welcher Umgebung auch immer zu leben. Um es noch genauer zu sagen: es ist dies die Angst, die immer dann und sofort auftritt, wenn man seine Eigenart bzw. Identität leben soll bzw. muß.

Während sich die Existenzangst, die ursprünglich eine Revierangst ist, in Störungen und Krankheiten des Bewegungsapparates ausdrückt, führt die Lebensangst zu hormonellen Störungen bzw. endokrinologischen Erkrankungen.

Die Lebensangst, durch welche Eindrücke sie auch immer assoziiert wird und in welchen gängigen zivilisatorischen Verkleidungen sie auch immer auftritt, ist eine durch die Schicht des Bewußtseins durchgebrochene Erinnerung, eine aus untergründigen Kanälen hochsteigende ererbte Erfahrung, die besagt, daß die Minderheit oder der Konkurrenzunterlegene in der Herde totgebissen oder von der Herde verstoßen wird.

Die aus der ererbten Erfahrung hochsteigende Angst, deren Aufgabe es ist, vor Gefährdung zu schützen, hebt in Auslösung hormoneller Umsteuerungen nun das auf, wodurch man sich gefährdet: die Identität. Es kommt, über eine entsprechende Irritation des Zwischenhirns, zu einer symptomatischen Überfunktion der Nebennierenrinde, in deren Zusammenhang die Ausschüttung der sogenannten endorphinen Stoffe (körpereigene Betäubungshormone), also der "körpereigenen Rauschgifte" aktiviert wird. Die endorphinen Stoffe übernehmen die Aufgabe, als "hormonelle Tarnkappe", die Eigenart und ihre Verhaltensweise zu betäuben, die Identität zu tarnen, um ein Überleben zu gewährleisten.

Das Auftreten endorphiner Stoffe im Zusammenhang mit dem Nebennierenrindengeschehen war astrologisch schon 1975 zu schlußfolgern, noch ehe die Endorphine von der etablierten Wissenschaft real vorgefunden wurden. Es wurde damals gesprochen vom "Stoßdämpfer der Seele", von "Vernebelungsmechanismen via hormonellen Geschehens", schließlich von der "Anästhesie des Lebens". Die Tarnung seitens der Nebennierenrinde wie der Endorphine erfaßt nicht nur die Betäubung des Empfindens, sondern auch die Wahrnehmung wie die Reaktion auf Umwelt. Die Funktionen einer Nebennierenrindenüberfunktion bekommen hier einen urrudimentären Sinnzusammenhang, etwa in der körpereigenen Blutzuckergewinnung zum Zwecke des konkreten Überlebens (Glucokortikosteroide) oder in der Neutralisierung der Geschlechtsmerkmale zur unspezifischen Geschlechtsentwicklung (Androgene), um die Tarnung perfekt zu machen und gleichzeitig eine Unterlegenheitshaltung zu signalisieren.

Wird die urrudimentäre Erfahrung der Minderheitenlage bzw. der Konkurrenzunterlegenheit bereits in der Kindheit ausgelöst, wird das Geschehen grundsätzlich, - die Identitätslosigkeit zum Lebensproblem. Schon in der Tarnung aufgewachsen wird diese zum Selbstverständnis. Immer dann, wenn die Identität hochsteigen will (etwa Pubertät als Enttarnungsversuch mit den charakteristischen nebennierenrindenbedingten Mandelaffekten), signalisiert die durchgebrochene urrudimentäre Erfahrung Gefahr, und es kommt in einem verstärkten Maße zur Anheizung des Nebennierenrindengeschehens sowie einer verstärkten Ausschüttung der Endorphine. Im Kampf der Identität mit ihrer hormonellen Verhinderung kommt es irgendeinmal dazu, daß die endorphinen Stoffe in ihrer Aufgabe, die Eigenart durch Aufhebung der Eigenart zu schützen, pervertieren in Richtung Zerstörung der Eigenart wie deren physischer Ausprägung: die Endorphine werden zu Krankheitserregern, sie werden unter anderem zu Krebserregern bzw. zur unabdingbaren Voraussetzung für Krebs.

Das Gesagte läßt sich in den Konstellationen des Geburtsbilds nachvollziehen, die, gerade im Falle des Kindheitsgeschehens, eine Nebennierenrindenüberfunktion als genetischen Vorschutz anzeigen, damit zum Radixstand (Konstitution) werden.

Man kann für die Minderheiten- bzw. Konkurrenzlage vier grundsätzliche Situationen unterscheiden:

1. die reine Geschlechtskonkurrenz bzw. die Erfahrung diesbezüglicher Konkurrenzunterlegenheit, wie sie der Neptun im vierten Haus oder die Mond-Neptun-Verbindung (Konjunktion, Quadrat, Opposition sowie Spiegelpunkt) anzeigt. Der Ausgangspunkt des Geschehens läßt sich darin sehen, daß der Vater oder die Mutter für das Kind jeweils erste gegengeschlechtliche Bezugsperson darstellen. Das drückt sich darin aus, daß das Kind etwa mit drei Jahren vielfach den Satz artikuliert, "Papi, wenn ich groß bin, heirate ich dich", - und das Kind dies genau so meint, wie es gesagt ist. Ein oder zwei Jahre später heißt es dann schon, "ich heirate jemanden wie den Papi".

   Auf diesem Boden kann die Konkurrenz zwischen dem Kind und dem jeweils geschlechtsgleichen Elternteil ausbrechen, wenn etwa die Mutter selbst noch das kleine Mädchen sein will, wenn der Vater eifersüchtig ist auf den Sohn, wenn die Mutter selbst sich nie getraut hat, Frau zu sein und nun nicht zusehen kann, wie unter ihren Augen ein Weib hochwächst. Sie bricht in dramatischer Weise aus, wenn sich die Mutter mit den Söhnen gegen den Vater verbündet, die Söhne gegen den Vater (etwa als Rache) aufzieht, wenn die Eltern "zu modern" sind und vor dem Kind Intimitäten austauschen, oder wenn die geschiedene Mutter ihre Freunde im Haus empfängt, die sich möglicherweise ungeniert benehmen, und ihr Sohn als Kronprinz und Revierherrscher im eigenen Revier seine Unterlegenheit und Niederlage unablässig dokumentiert bekommt. Die Beispiele für die Geschlechtskonkurrenz sind unzählig, etwa auch in Richtung der Geschwister, etwa der "ungleichen Brüder".

Das Kind ist in solchen Fällen der Konkurrenz, im Sinne seiner Unterlegenheit, darauf angewiesen, seine Identität zu tarnen, sich damit aus der Konkurrenz zu heben, und ein (im Zwischenhirn versiegeltes) "Arrangement der Unterwerfung" zu unterzeichnen. Es wird später immer ein mangelndes Selbstgefühl als Mann oder Frau haben, und, in besonders schweren Fällen, ständig Niederlagen (als Zeichen der Unterwerfung) gegenüber der Geschlechtskonkurrenz suchen: es wird identitätslos bleiben, hormonell getarnt bleiben.

2. eine zweite Art der Konkurrenz der Situation ist die sogenannte "Königs-Konkurrenz", wie sie im Zeichen eines Neptun in Haus fünf bzw. einer Sonne-Neptun-Verbindung entspricht. Es handelt sich hier um eine sogenannte Rollenkonkurrenz, die ebenfalls auf einer geschlechtlichen Konkurrenz basiert, da ja in der Herde, gleichgültig, ob Matriarchat oder Patriarchat, die Stellenwertkonkurrenzen immer zwischen den gleichen Geschlechtern stattfinden.

   Ausgangspunkt ist, wenn das Neugeborene "sein Prinzip", also seine Charakteristik bzw. seine Veranlagung im Familienverband "schon an der Macht" vorfindet. Es kommt, unterhalb der Schwelle des Bewußtseins, und dabei vielfach in zivilisatorischen Verkleidungen, zu einer Königs-Konkurrenz, wobei nun das Neugeborene sich in seiner Identität schützen, tarnen muß ("Herodes-Effekt"). Hier wird ebenfalls ein Arrangement der Unterwerfung unterzeichnet, mit der Folge, daß dieses Kind sich später niemals mehr traut, "König zu sein", sich abseits von seiner Eigenart neutralen, technischen Berufen zuwendet (etwa bei Siemens oder AEG, wo man noch nicht einmal als Direktor auffällt) und, "wird man einmal König", in schwerwiegenden Fällen unterbewußt geleitet seine Niederlage sucht, um durch Zeigen seiner Identität und seines "Königtums" sich nicht zu gefährden (z.B. Konkurs-Hintergründe).

3. eine Form der Minderheitenlage ist es, erbmäßig aus der Art geschlagen zu sein, damit eine Minderheit im Herdenverband darzustellen. Es ist dies eine Situation, die vornehmlich auch dann eintritt, wenn das Kind in einer Pflegestelle bzw. bei Pflegeeltern "aufgenommen" wird. Angezeigt wird eine solche Situation durch Neptun Haus sechs bzw. die Merkur-Neptun-Verbindungen ("Aschenputtel-Effekt"). Auch hier darf (schon wegen der Dankbarkeit) die Identität nicht gezeigt werden, sie muß, vor allen Dingen in den Verhaltensweisen, über die hormonellen Vernebelungsmechanismen getarnt werden.

4. eine weitere Form der Minderheitenlage ergibt sich, wenn dem Kind das Recht auf das Ausleben des eigenen Naturells abgesprochen wird. Dies zeigt sich an durch Neptun Haus zehn bzw. die Saturn-Neptun-Verbindungen. Der Ausgangspunkt liegt darin, daß die Maßstäbe des Verbandes dem Kind untersagen, seine Eigenart zu leben. Dies kann geschehen, als "Schuld des Naturells", wenn durch sittliche, moralische oder religiöse Maßstäbe dem Kind das Ausleben seines Naturells unterbunden wird. Dies kann weiterhin geschehen, wenn dem Kind die Schuld an einem Unglück eines anderen angelastet wird, etwa am Leben geblieben zu sein, während der Bruder gestorben ist. Und es kann drittens geschehen als untersagtes Recht auf Leben, wenn das Kind Angehöriger einer verdrängten Minderheit ist - Kinder rassisch, politisch, religiös oder sozial Verfolgter, also Kinder Andersdenkender gegenüber dem herrschenden System.

Die Schuld "des Subjektiven" wird es somit für das Kind notwendig machen, sein Naturell, seine Eigenart wie seine Identität zu tarnen, um sich gegenüber dem Verband nicht schuldig zu machen.

In die Reihe dieser Konstellationen gehört dann noch die Mond-Uranus-Verbindung, die darauf hinweist, daß die Abwehr des Mutterprinzips, wo immer es auftritt, also auch bei sich selbst, als Störung vorliegt: damit über eine psychosomatisch erfolgte Umsteuerung des Hormonellen auch die physische Ausprägung "des Mütterlichen" verhindert, und, wenn vorhanden, eliminiert wird.

In all diesen angeführten Punkten ist eine präcanceröse Situation nicht auszuschließen. Gemäß der "Münchner Rhythmenlehre" (siehe "Astrologisches Lehr- und Übungsbuch" - Selbstverlag) ist jedoch eine Konstellation nur dann in einer körperlichen Ausprägung vorfindbar, wenn eine direkte Beziehung zum ersten Quadranten besteht. In einem solchen Fall muß mit einer Krebsgefahr gerechnet werden dann, wenn sich eine solche Konstellation in der rhythmischen Auslösung auswirft. Wenn also, wie im Beispiel einer operierten Krebsgeschwulst (im linken unteren Lungensegment) mit Rezidiv bei einem Sonne-Neptun-Quadrat einer der beiden, entweder Sonne oder Neptun, sich im ersten Quadranten befindet, und, wie im Beispiel, mit einundfünfzig Jahren ausgelöst wird.

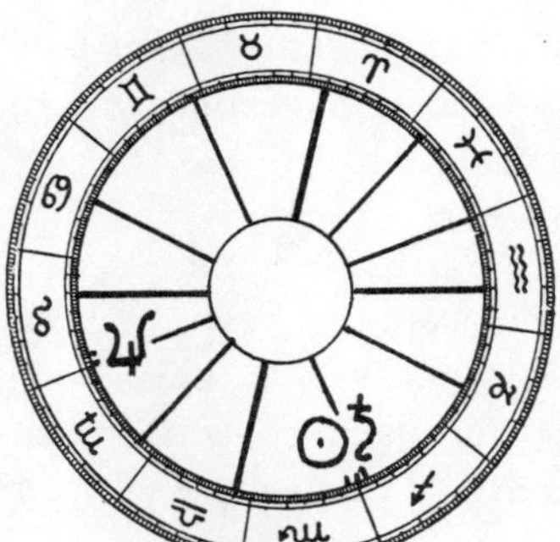

Diesbezügliche Auslösungen haben sich ausnahmslos als Krebsgeschehen bestätigt, sodaß nach astrologischer Diagnostik sowohl die Disposition als auch der Zeitpunkt, in dem das Krebsgeschehen auftritt, beliebige Jahre im voraus festgestellt werden können.

Abgesehen von der Brauchbarkeit und dem Nutzen dieses astrologischen Diagnoseverfahrens (wenig Aufwand und keine Belästigung für den Patienten), ergibt sich aus der Diagnose der Hinweis zur Therapie. Die Auslösung einer der genannten Konstellationen signalisiert das Ausbrechen einer in der Kindheit assoziierten Lebensangst bzw. Geschlechtsangst, - signalisiert damit eine symptomatische Nebennierenrindenüberfunktion und in deren Zusammenhang eine erhöhte Ausschüttung endorphiner Stoffe. Es kommt zu der schon angesprochenen Perversion, daß der Schutz im Schüten das Geschützte aufhebt, - der Krebs zum letzten Ausdruck der Unterwerfung wird.

Die urrudimentäre Erfahrung, die in diesem Geschehen liegt, ist keineswegs Übertreibung. Er entspricht der urrudimentären Trieberinnerung der lebenserhaltenden Dualität, dem Töten um leben zu können, - und es entspricht der Angst, das Opfer zu sein. Es ist dies der Schutz, sich dem Getötetwerden zu entziehen.

Dieser Urtrieb, des Töten um leben zu können, bahnt sich in vielfältigen Variationen aus tiefen Schichten den Weg, um, vom Bewußtsein verdrängt, in zivilisatorischen Verkleidungen aufzutauchen, für den Einzelnen selbst schon nicht mehr wahrnehmbar.

Die verdrängten und damit anonymen Urtriebe, - verdrängt, um dem Erschrecken zu entgehen -, sie erinnern in ihrem Gegenspiel zum Bewußtsein an die Zwangsläufigkeit griechischer Tragödien, in denen man im Töten noch über dem Verlust zusammenbricht. Sie zeugen von einer ererbten, aber noch nicht gelebten Schuld, die einem das zu frühe Halleluja auf den Lippen ersterben läßt.

Es sind dies die Fälle, in denen die Mutter im urrudimentären Haß des Gedemütigtseins als Frau den Sohn gegen den Vater aufzieht, dieser an der ungleichen Konkurrenz zugrundegeht, und die Mutter dem Vater übelnimmt, daß nicht er der Zugrundegegangene ist. Oder, daß die Mutter den Vater pflegt (Ärztin) und im "besten Wissen des Bewußtseins" die falsche Therapie anwendet, um dann in der Folge angesichts des Verlustes und der unbewußten Zwangsläufigkeit des Tötens in tiefste Erschütterung zu geraten. Es sind dies die Fälle, in denen der Vater als der herrschende König des Verbandes "im besten Wissen des Bewußtseins und moralisch begründet wie legitimiert", den Sohn, aus der unbewußten Angst, sonst selbst zugrunde zu gehen, aus der Konkurrenz verdrängt, ihn verhindert, - um dann selbst über das Geschehene untröstlich zu sein.

Die Erinnerung aus den urrudimentären Erfahrungen der Selbsterhaltung kennen keinen Kompromiß, - demokratisch ist der Mensch nur im Denken, nicht aber in seinen Urtrieben der Angst, in denen es in der Herde nur den Sieg oder den Untergang gibt. Es ergibt sich die Grausamkeit des Siegenmüssens, um das Sterben zu verhindern.Das sind die Fälle, in denen die siebzigjährige Mutter der nahezu fünfzigjährigen Tochter ein Grab schenkt, oder umgekehrt, die Unterwerfung, die Aufhebung der Identität das Leben verlängern soll, etwa wenn die Verhinderte und dem Leben Abgewandte noch nach zehn Jahren in fast unterwürfiger Art das Grab der Mutter pflegt.

In dieses Geschehen, die Identität zu tarnen, um damit die Lebensangst zu dämpfen, wird zur völligen Auslösung der Identät und ihrer Erscheinungsform, wenn eine der genannten Konstellationen im ersten Quadranten der causa materialis des Geburtsbilds steht. Es wird in einem solchen Falle zunächst, als ersten Akt der Therapie, darum gehen, dies dem Menschen innewohnende Geschehen zu dechiffrieren, gleichsam die Schleier von den Bildern des Ungeheuerlichen wegzuziehen, um das Erschrecken vorauszunehmen, und in Wahrhaftigkeit Gefahr wie Schutz bewußt zu machen, damit den Schutz nicht unterbewußten, psychosomatischen Mechanismen zu überlassen. Es wird also darum gehen, durch Kenntnis der Zusammenhänge und möglicherweise notwendige Veränderungen der äußeren Situation die Angst zu nehmen bzw. zu verringern, damit die Zufuhr von krebserregenden Endorphinen zu mindern oder auszuschließen. Damit zu erkennen, daß die Krankheit selbst nicht als zwangsläufiger Untergang durch ein "heimtückisches oder bösartiges Schicksal", gegen das man "kämpft", zu sehen ist, sondern in der Erkenntnis der Zusammenhänge diese Krankheit als heilbar, wenn nicht sogar arglos sieht. Der Hinweis oder die öffentlich propagierte Gefährlichkeit oder auch Unheilbarkeit der Krankheit stellt eine äußere Bestätigung der unbewußten Selbstvernichtung dar, sie erhöht die Angst in das Unermeßliche, erhöht damit die Zufuhr der Endorphine: das Krebsgeschehen wird zusätzlich entfacht. Es kommt nicht von ungefähr, daß in der Bundesrepublik Deutschland, in der die Krebsvorsorge am stärksten und akutesten betrieben wird, die mit Abstand internationale Spitze in den Krebserkrankungen gehalten wird.

Eine zusätzliche Unterstützung bilden im Sinne einer Gesamttherapie die homöopathischen Mittel in der Anwendungsform einer astrologisch orientierten Homöopathie. In mehreren exemplarischen Fällen ergaben sich dabei unbeabsichtigt (weil im Sinne der Gesamtschau nicht auf den Krebs gerichtet) sogenannte Spontanheilungen bei Krebsgeschehen verschiedener Ausprägung (Ewing-Sarkom, Mammakarcinom, Eierstockskrebs, usw.) bei Anwendung der für die Konstellationen des Geburtsbildes zuständigen homöopathischen Mittel. Es geht dabei offensichtlich darum, den "homöopathischen Boten" an das durch urrudimentäre Erlebnisberichte irritierte Zwischenhirn zu schicken und diesem mitzuteilen, daß das Tarnungsprogramm nicht mehr notwendig ist.

Diagnostisch ergeben sich für die Beziehung der genannten Konstellationen zum ersten Quadranten folgende Formen:

1. die direkte Lage der Konstellation bzw. eines Teils der Konstellation im ersten Quadranten, wie es der 1. Abbildung entspricht. Dabei ist festzuhalten, daß ein Quadrat aus dem zweiten Quadranten stärker wirksam ist als etwa die Opposition aus dem dritten oder wiederum das Quadrat aus dem vierten Quadranten. Ein Beispiel hierfür ist auch das beigefügte

Beispiel eines Eierstockkrebses, der sich bei der Auslösung des Saturn-Neptun-Sonne-Quadrats im Alter von sechsundfünfzig Jahren durchsetzte. Es ist hier beizufügen, daß die übrigen Konstellationen, die nicht selbst auf den Krebs hinweisen, jedoch den Bereich anzeigen, in dem sich das Geschehen abspielt. Hier im Beispiel ist es die Mond-Uranus-Opposition, die auf "das Mutterprinzip bei sich selbst" gerichtet ist, durchaus aber auch (vorwiegend bei Männern) im Bereich der Bauchspeicheldrüse wirksam sein kann. Beigefügte Konstellationen von Mond-Saturn weisen auf den Duodenaltrakt, von Saturn-Uranus weisen auf den Nierenbereich, und beigefügte Konstellationen von Merkur-Saturn weisen auf die Lymphbahnen sowie die Bereiche des Knochenmarks.

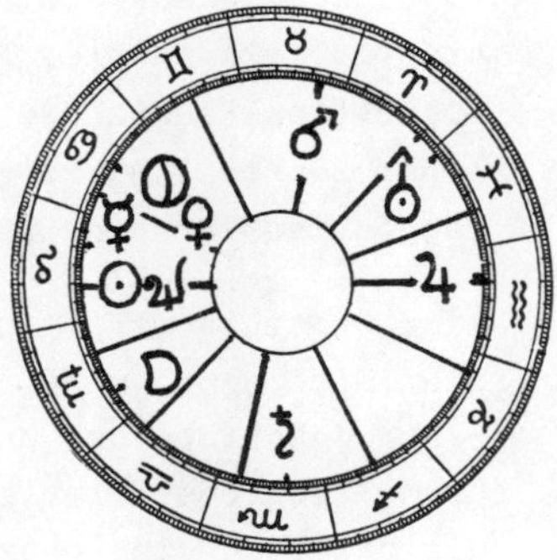

2. den Fall, in dem der Bezug zum ersten Quadranten "verdeckt" ist, bezeichnet das nebenstehende Geburtsbild. Ausgangspunkt ist hier der Neptun in Haus sechs, der mit achtundvierzig Jahren ausgelöst wird und dessen Bezug zum ersten Quadranten darin liegt, daß das in dieser Periode (zweiundvierzig bis neunundvierzig) herrschende Zeichen der Jungfrau sein Parallelzeichen Zwilling ja im

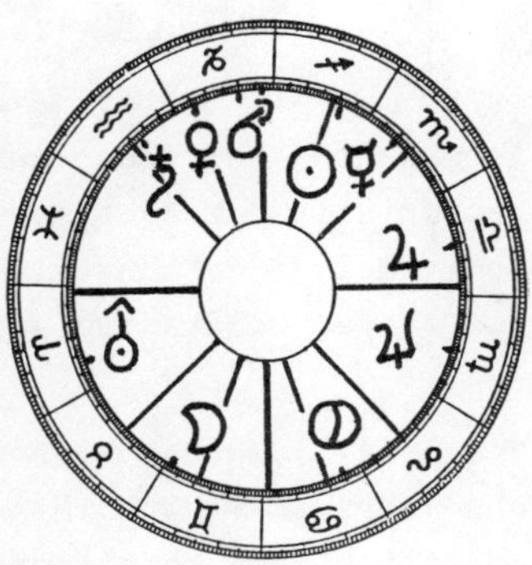

ersten Quadranten mitauslöst. Es handelte sich hier um einen Nierenkrebs, der einen operativen Eingriff erforderlich machte. Aufgrund der vorliegenden Konfiguration konnte das zum Zeitpunkt der astrologischen Beurteilung zurückliegende Krebsgeschehen metagnostisch erkannt werden.

3. eine dritte Form des ersten Quadrantenbezugs ergibt sich dann, wenn der Ascendent oder die Sonne eines Geburtsbildes auf dem bzw. um den vierten Grad Krebs oder vierten Grad Steinbock liegt, gleichzeitig die Sonne im ersten Quadranten steht. Der vierte Grad Krebs bzw. der vierte Grad Steinbock entsprechen einer ausgeprägten Sonne-Neptun-Charakteristik, die durch eine Sonne im ersten Quadranten eben dort stationiert wird. Es handelt sich hier im Beispiel um ein Ewing-Sarkom (Knochenmarkskrebs), das im Alter von zwölf Jahren am rechten Bein auftrat.

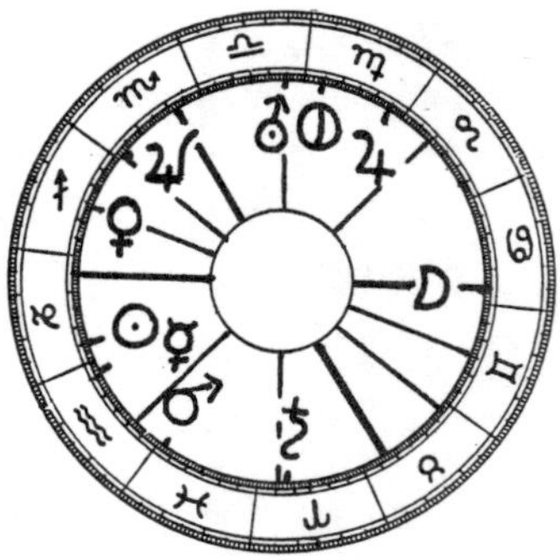

Die Auslösung zum fast genau zwölften Geburtstag ist hier schwerer zu finden. Sie liegt darin begründet, daß die Charakteristik des vier Grad Steinbock-Ascendenten bei jeder Auslösung mitschwingt. Die Charakteristik des Ascendenten (Sonne-Neptun) wird somit bei jeder Konstellationsauslösung mit Bezug zum ersten Quadranten wirksam werden.

Dies ist exemplarisch der Fall, wenn in der Periode von sieben bis vierzehn Jahren der Mars im zweiten Haus (Organismus), das dritte Haus beherrschend (Bewegungsapparat), mit zwölf Jahren ausgelöst wird.

Der Erlebnishintergrund entsprach in allen Fällen den vorgenannten Grundsituationen. Im letzteren Fall des Ewing-Sarkoms einer ausgeprägten Sonne-Neptun-Situation. Die Mutter war geschieden und ließ ihren Freund bei sich nächtigen. Der Sohn, als Kronprinz und damit "geschlechtlicher Revierhalter", geriet somit einerseits in die Unterlegenheit der Rollenkonkurrenz, und zwar in seinem eigenen Revier, - zudem ergab sich die reine Geschlechtskonkurrenz (Mond-Bezug zum Ascendenten des Geburtsbildes), in der er seine Unterlegenheit fortlaufend, mehr oder weniger deutlich, dokumentiert bekam. Die Mutter, als seine vorpubertär erste gegengeschlechtliche Bezugsperson, wurde deshalb in der Folge das Objekt seines Konkurrenzbegehrens, indem er seine Zärtlichkeit der Mutter gegenüber auf die secundären wie primären Geschlechtsbereiche (Schamgegend usw.) ausdehnte, die Mutter ihrerseits trotz Unbehaglichkeit nicht wußte, wie sie dem wehren sollte. Es ist bemerkenswert, daß ab dem Zeitpunkt, in dem die Mutter den Freund aufsuchte, statt diesen bei sich nächtigen zu lassen, der Sohn mit seinen "Geschlechts-Konkurrenz-Bemühungen" gegenüber der Mutter von selbst aufhörte, - was ihr in der Folge mehr zu schaffen machte, als sie gedacht hatte.

Zusatz zu Neptun Haus zehn

Calcium-oxid aus weißem Marmor
beobachtet in der zwölften Dezimalverdünnung

Es handelt sich um frisch gebranntes Calcium aus weißem Marmor, somit um die, wie ich meine, bessere Hälfte des Causticum.Diese bisher nicht rein verwendete Substanz scheint eines der wirksamsten Antidepressiva der Homöopathie bei Lebensangst (im Gegensatz zu Existenz- bzw. Revierangst) zu sein, wenn in erster Linie die astrologischen Konstellationen Neptun Haus zehn oder Saturn-Neptun, in zweiter Linie Neptun Haus vier oder Mond-Neptun gegeben sind.

Als Nebenwirkung muß mit einer Aktivierung der Schilddrüsentätigkeit gerechnet werden, die, bei Vorliegen einer kompensatorischen Schilddrüsen-Überfunktion (Pluto-Uranus), mit Agaricus musc. oder Lathrodectus mactans, am besten in LM-Potenzen, ausgeglichen werden kann.

Die Idee, auf weißen Marmor zurückgreifen zu sollen, ergab sich aus der Sicht astrologischer Erfahrungsbilder. Bei der Konstellation Neptun Haus zehn bzw. Saturn-Neptun zeigt sich das Bild der verwunschenen Seelen, deren Leben sich außerhalb ihrer Realität vollzieht, in einer Wirklichkeit, die mit der eigenen Realität unvermählt ist. Getrennt vom Fühlen wird die Realität funktionell gehandhabt, die Beziehung zu ihr getilgt, - ästhetisch sauber, das äußere Leben abgetrennt.

Es entsteht der Eindruck von marmorner Kühle und Erstarrung (früheren Lebens), der Eindruck des versteinerten Lebens ("das steinerne Herz"), - der träumenden Marmorstatue, die gleich der mythischen Galathea erst ihre Wirklichkeit ins Leben bringen muß, um lebendig zu werden.

Marmor, Symbol erstarrten Lebens, der ins Schattenreich verbannten Wirklichkeit, der Könige und Seher im Zwischenreich, tritt als Bild unbemerkt ins Bewußtsein, diesem unsinnig, wenn etwa der Wunsch auftaucht, in einem Marmorschloß zu leben (Frau eines Architekten, die ihrem Mann insgeheim vorwirft, ihr keines gebaut zu haben), oder wenn in einer Zeit der unterdrückten Wirklichkeit in einem Schlüsselroman dichterisch "die Marmorklippen" zum Titel werden (Ernst Jünger).

In den Mythen und Sagen ist es immer die unterdrückte Wirklichkeit, "die lastende Schuld des Subjektiven", die zu Versteinerungen führt.

Dies entweder aus der Angst vor "der Hölle des Subjektiven" und seiner Wahrheiten (= Schlangensymbol), wenn man im Anblick des Hauptes der Medusa, deren Gesicht eine Fratze ist und deren Haare Schlangen sind, zu Stein erstarrt. Oder die lastende Schuld des Subjektiven, wenn man von der (sozialen) Gemeinschaft in seiner Wirklichkeit verdrängt, wie Niobe "zu kaltem Stein erstarrt", wo es heißt: - nur ihre Augen weinten unaufhörlich, "und noch jetzt zerfließt der Marmor in Tränen".

Es liegt nahe, das Gleichnis der Erscheinungswelt aufzugreifen und weißen Marmor als Simile anzuwenden, um die marmorne Verwunschenheit, die Erstarrung zu lösen, - die eigene Wirklichkeit in das reale Leben einfließen zu lassen, - beides zu vermählen.

Das Erkennungsbild zeigt zusammenfassend den dem Leben gegenüber seelisch Abgewandten, in einer imaginären Gegenwelt lebend, seelisch assoziativ, übersensibel, bildreich die Fesseln realer Folgerichtigkeit durchbrechend, - getrennt davon im äußeren Leben kühl, distanziert, - funktionell, - seelisch unbeteiligt (intelligent-ästhetischer Autismus). Die Trennung zwischen dem harten Realismus und der imaginären Erlebniswelt trägt durchaus paranoide Züge.

Ausgangspunkt sind im Aufwachsen die Maßstäbe der Familie

(oder der soziale oder politische Druck auf die Familie von außen), die der angelegten Eigenart bzw. dem Naturell des Kindes entgegenstehen. Das Kind macht die Erfahrung: "wenn du deine Wirklichkeit lebst, kommst du in ein Mißverhältnis zur Herde, machst dich schuldig und mußt mit Strafe rechnen". Die nun selbstverständliche "Schuld des Subjektiven" lastet und führt dazu, die eigene Wirklichkeit zu betäuben, - sie von diesem Leben der dualen Grausamkeit abzutrennen.

Hintergrund der Tarnung wie Betäubung des Subjektiven wird die "hormonelle Tarnkappe", eine symptomatische Nebennierenrindenüberfunktion, in deren Zusammenhang im Übermaß die Endorphine (körpereigene Betäubungshormone) ausgeschüttet werden, die als "Stoßdämpfer der Seele" oder als "Anästhesie des Lebens" wirksam werden sollen. Diese symptomatische Nebennierenrindenüberfunktion bringt (wenn nicht eine kompensatorische Schilddrüsen-Überfunktion vorliegt) secundäre Wirkung bzw. das Erscheinungsbild einer Schilddrüsen-Unterfunktion, die meist vordergründiger erscheint.

Die Erscheinungsmerkmale liegen in den typisch wie hartnäckigen vorpubertären (3 - 5 Jahre) wie pubertären (12 - 14 Jahre) Mandelaffektionen (insgesamt Hals-Nasen-Ohren), in erhöhter Bereitschaft für bakterielle Invasionen (Blasen-Nierenbereich), Offensein für Infekte, was insgesamt auf eine nebennierenrindenbedingte Schwäche der Gewebsabwehr zurückzuführen ist. Charakteristisch in diesem Sinne sind Herdbildungen (Stirnhöhle, Kiefernhöhle) sowie Disposition zu rheumatoiden Beschwerden.

Weiterhin kennzeichnet sich mit zunehmendem Alter eine in den secundären Geschlechtsmerkmalen heterogene Entwicklung, bei Frauen etwa die tiefe Stimme, der männliche Haarwuchs (immer in Verbindung mit Lichtempfindlichkeit der Augen), härtere Gesichtszüge usw., was auf Mangel an Östrogenen bzw. Überschuß an Androgenen zurückzuführen ist. Bei Männern treten altersmäßig zunehmend feminine Züge auf.

Wegen des Überschußes an Androgenen (bei Männern dadurch hypophysärer Keimdrüsenstop) kommt es in der Vor- und Pubertätszeit zu erhöhter Libido bei gleichzeitiger, später deutlicherer Potenz- wie auch Zeugungsschwäche bzw. ovarieller Insuffizienz. Durch die frühe Anheizung der Libido durch den Androgenüberschuß verstärkt sich im Sinne eines circulus virtiosus das Mißverhältnis zwischen Naturell und Umwelt, bzw. zwischen Naturell und seiner Entwicklung. Von daher wird die "jugendliche Schuld" (Onanie) zur Verstärkung der Grunderfahrung der Schuld des Subjektiven.

Im Vordergrund stehen außerdem Lebersymptome, die durch hormonelle Stoffwechselstörungen bedingt sind, damit secundäre Folgerungen aus der symptomatischen Nebennierenrinden-Überfunktion. Die Lebersymptome werden deshalb bei Phasen "verquälter Eigenart" deutlicher, sind also primär psychogen und durchaus in Verbindung zu bringen mit dem Volksspruch von "der Laus, die über die Leber gelaufen ist", bzw. dem "frisch von der Leber weg".

Der Habitus neigt mit zunehmendem Alter zum Pastösen (bei zarten Gelenken), was auf die übermäßige Anheizung der Blutzuckerschwankungen (Süßigkeitsbedürfnis bei Unterzuckerungsphasen) seitens der Glucocorticosteroide zurückgeführt werden kann, da der aus dem Eiweißabbau kommende Überschuß an Blutzucker durch das angeforderte Insulin in die Zellen zur Fettdeponie gezwungen wird (Zunehmen bei wenig Nahrungsaufnahme).

Charakteristische Modalitäten liegen in Gleichgewichtsstörungen, Doppelsichtigkeit, Lichtempfindlichkeit der Augen (Grauer Star), Schwerhörigkeit bis zur Taubheit, im Sinne des "die Umwelt nicht wahrnehmen sollens oder dürfens", um sich in seinem Naturell nicht durch das Reflektieren auf das Wahrgenommene zu verraten, - nach astrologischer Theorie die konsequente Auswirkung der Endorphine.

Kennzeichnend sind schließlich die Durchblutungsstörungen, die kalten Hände und Füße.

Die Wirkung des Calcium-oxid aus weißem Marmor in der zwölften Dezimalverdünnung setzt nach bisherigen Beobachtungen bei dem gegebenen Erfahrungstyp innerhalb von 10 - 15 Minuten ein: starke Durchblutung, insbesondere Hände und Füße (Zitat: "seit wenigstens fünfzehn Jahren habe ich keine so warmen Hände mehr gehabt"), Rötung des Gesichts, die "Zunge löst sich", die Artikulationsfähigkeit steigt, die Gebärden werden ausdrucksreicher und lebendiger, - eine unmittelbare Spontanität tritt hervor. Dazu gehört schnellerer Redefluß, "schnellere Schaltung", gelöste Gesichtszüge, innere Heiterkeit und Ruhe.

Übereinstimmend wurde erklärt, man fühle sich "high" (Zitat: "wie nach Hasch"), froh gestimmt (Zitat: "ich könnte alle anlächeln und umarmen"). Die Wirkungen ergaben sich in allen Fällen im Zustand einer depressiven Stimmungslage. Die Wirkungsdauer einer einmaligen Einnahme wurde unterschiedlich mit zwei bis acht Tagen angegeben.

Die zweite Selbstvernichtungsstufe im Zeichen der Uranusverbindungen

Das Regulativ des Uranus

Die Mechanismen des Uranus im Menschen zeigen die Erhabenheit, das Herausgehobensein.

Uranus ist das Regulativ, das heraushebt aus den Tälern des Dualen, das Pole aufhebt, aus der Konfrontation befreit, um, gleich einem Vogel, die Entfernung von sich, die Entfernung vom Subjektiven zu erreichen. Es ist dies der Blick aus der Verstelltheit des Raumes, aus der Verfangenheit des Subjektiven - "der Blick in den Himmel". Sein Symbol ist der Vogel - in der Mythologie die Seele, die den Körper verläßt, sich von ihm entfernt, die Ewigkeit erfährt, um sich in ihr zu erneuern - es ist dies der Lichteinfall aus dem Jenseits.

Sein Regulativ steigt im Menschen hoch, wenn die Dualität nicht mehr ertragbar, wenn diese in der Zerstörung des Wirklichen zu festgelegt, zu endgültig erscheint - wenn das Wirkliche in der Folgerichtigkeit, den Fesseln des Raumes zu ersticken droht.

Das Erlebnis des Wirklichen, das als zu Erfahrendes angelegt ist, setzt voraus, daß das Ego geschwächt ist (Uranus I. Quadrant), daß die Subjektivität und damit Ausschließlichkeit des Selbsterlebnisses durchbrochen ist (Uranus II. Quadrant) und daß die Vorstellung entmachtet wird, um das Erlebnis freizugeben (Uranus III. Quadrant).

Wird die eigene Wirklichkeit aus Angst vor Selbstverlust verhindert, und prägen sich damit ungeeignete Lebensformen aus, tritt das Problematische der Konstellationen hervor. Die lebenshistorisch in der ersten Kindheit sich ergebenden Überlagerungen sind ein äußerer Hinweis.

Die Erhabenheit wird dann in den Dienst des Ego gestellt, um sich zu behaupten und hervorzuheben, um sich gleichzustellen und zu verewigen mit dem Himmel (Uranus I. Quadrant), das Wirkliche wird vom Erlebnis ausgeschlossen, um unberührbar zu sein und die Reinheit des Himmels für sich in Anspruch zu nehmen (Uranus II. Quadrant), und es entsteht die Anmaßung, Gott zu denken und damit dienstbar zu machen (Uranus III. Quadrant).

5

Mars —— Uranus

FERRUM PHOSPHORICUM

"Das Messer"

1. Sicherheitsverlust durch schwaches Vaterbild
2. herabgesetzte Vertrauensfähigkeit in Formen und Bedingungen der Existenz
3. Versagensangst - Entscheidungsangst
4. unterbewußt gesteuerter Drang nach Fremdbestimmung
5. ständige Unangemessenheit der Bedingungen bei Aggressionshemmung
6. "scharfe Labilität" - Suche nach Aggressions-Lösung
7. Verewigungsdrang für den Vater;
   bei Männern: Zug in das Monumentale
   bei Frauen: Suche nach dem starken Mann
8. Hals-Wirbelsäulen-Syndrom sowie Gewebsschwäche, Ischalgie, Schwäche des Sehnen-Bänder-Apparates, symptomatische Unter- bzw. Übersteuerung der Schilddrüse

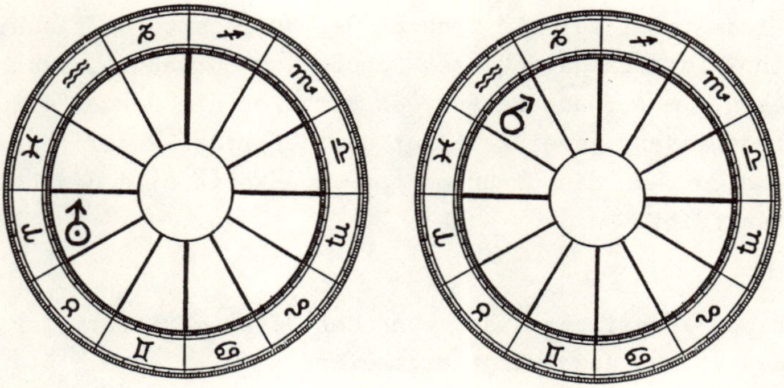

Die Verbindung von Mars-Uranus entspricht auf den Raum bezogen, einem Uranus in Haus eins - auf die Energie bezogen, einem Mars in Haus elf.

Die reaktive, energische Durchsetzung im Raum (Uranus in Haus eins) wird aus der Dualität gehoben, "entpolarisiert" - damit die Reaktion auf Bedingungen des Raumes aus der Folgerichtigkeit gehoben: es entsteht die richtungslose, "gebeugte Aggression".

Die Energie (Mars in Haus elf) richtet sich auf "die Entfernung von sich", - die Entfernung aus der Verstelltheit und Folgerichtigkeit des Raumes, in denen das Ego verfangen ist.

Die Aggression, als ein Instrument des Ego (siehe I. Quadrant, S. 36), sucht damit, im Fehlen der persönlichen Durchsetzung, das Ego in außerpersönlichen Zielen "emporzuheben", bis hin in das Monumentale. Es entspricht dies der Kompensation nach dem Prinzip der persönlich unverbindlichen Überlegenheit (siehe S. 28).

Die "Flucht aus dem (persönlichen) Raum" ist, entsprechend der genetischen Vorleistung (siehe S. 47) ein urrudimentärer Schutz, der einsetzt, wenn die Aggression (Energie) aufgrund der Bedingungen des Raumes das Ego gefährden wurde.

Die Anlage weist auf die Grenzen der Durchsetzung, sie äußert sich in Existenzangst. Dieser Schutz ist notwendig, wenn das Lebewesen, im Aufwachsen auf den Verband (die Herde, das Rudel) angewiesen, vereinzelt ist oder aber das Rudel führerlos ist, - also wenn das urrudimentär verankerte Bild des Leittiers entfällt.

Die Anlage assoziiert sich, wenn der Vater entfällt oder das Bild des Vaters geschwächt erscheint.

Dies kann geschehen:

der Vater entfällt durch sich selbst - durch Krankheit (Invalidität), durch existentielle Durchsetzungsschwäche (bzw. zu dieser Zeit berufliche Umstrittenheit) oder durch asoziale Haltung. (Dies verdeutlicht sich noch für das Kind durch die Reaktion der Umwelt).

der Vater isoliert sich selbst und begibt sich aus der Zuständigkeit, etwa bei Unehelichkeit des Kindes oder Nichtanerkennung des Kindes (meist zusätzlich Neptun Haus zwei, Mars-Uranus Bezug Haus zwei bzw. Haus zehn).

In all diesen Fällen wird die Mutter "ihren Mann stehen müssen", also den Vater "ersetzen müssen" und damit zwangsläufig das Vaterbild im Kind verdrängen: es fehlt damit nicht nur die Vaterfigur, sondern diese wird zusätzlich verdrängt. Dies verstärkt sich , wenn die Mutter, vom Vater enttäuscht (etwa bei Trennung: zusätzlich Saturn-Uranus), auf den Vater oder auf "die Männer" schimpft bzw. (auch indirekt) diese herabwürdigt.

Das Vaterbild wird durch die Mutter geschwächt - als Machtanspruch der Mutter, aus welchen kompensatorischen Gründen auch immer, wenn diese unterschwellig und womöglich in aller Sanftheit (Bescheidenheit), (ohne daß es der Vater selbst gewahr wird), in eine "Revierecke" gedrängt oder "hineingelobt" wird (Gabelstaplereffekt: Vater wird vorne hochgehoben, hinten steuert die Mutter).

Unterstrichen wird diese Situation, wenn der Vater von der Mutter zur Drohfigur gemacht wird oder die Mutter den Vater ablehnt oder sich im Sinne der Hausmacht insgeheim mit den Kindern verbündet.

Durch Einheirat des (besitz- oder noch berufslosen) Vaters (etwa Student) in einen Verband (Familie), wodurch er in seiner Existenz abhängig wird: etwa in das Unternehmen oder auch das Haus der Schwiegereltern (Mars-Uranus Bezug Haus 4).

Diese Abhängigkeit des Vaters kann vom Kind dem Vater als Verlust an Bedeutung angelastet werden. Erschwert wird eine solche Situation dann, wenn die Schwiegereltern des Vaters mit der Wahl ihrer Tochter nicht einverstanden sind (oder der Vater von den eigenen Eltern unterdrückt wird: Vater mit Sonne-Neptun), - eine sich hieraus ergebende ständige indirekte Herabwürdigung des Vaters kann hier auf die Dauer von solcher Eindringlichkeit sein, daß die Wirkung auf das Kind nicht verfehlt wird.

Im schwachen Vaterbild wird die Anlage zur gebeugten Aggression zur Erfahrung: immer dann, wenn man sich durchsetzen soll, bzw. muß, entsteht Angst. Die Eigenbestimmung schließt sich dadurch aus. Es entsteht der unterschwellige Drang, die Fremdbestimmung zu suchen. (Umwelt als Stütze: vielfach Distanzlosigkeit - "auf den Leib rücken".)

Die eigenen Fähigkeiten wie die eigene Wirklichkeit werden damit überlagert: Bedingungen der Existenz, denen man sich beugen muß (Hals-Wirbelsäulen-Syndrom), werden als unangemessen empfunden. Es entsteht als latenter Grundzug eine störrische Uneinfügsamkeit, ein Aufbegehren gegen Zuständigkeiten, ein Mißverhältnis zu übergeordneten Stellen - ein "Zähneknirschen".

Die Aggression bleibt unterschwellig, bleibt im persönlichen

Durchsetzungsbereich blockiert (z.B. Stotterer) - sie zeigt sich in gereizter Unentschiedenheit, in "scharfer Labilität", - in einer Aggressionsbereitschaft aus Schwäche (Zerstörungswut: Teller an die Wand bzw. Suche nach "Aggressions-Lösern").

Ohne Fremdbestimmung entsteht eine tiefgreifende Unsicherheit, eine Bedrohungs- und Existenzangst: zu der herabgesetzten Vertrauensfähigkeit in die Bedingungen und Formen der Existenz kommt ein mangelndes Vertrauen in das eigene Handeln - die Versagensangst. Es zeigt sich ein Mangel an innerer Statik, Unsicherheit der Entscheidungen (sich auch getroffener Entscheidungen nicht sicher sein), - so, wie es Schriftsteller Douwes Dekker nannte: "nichts ist sicher, und selbst dieses nicht".

Die Aggression dreht sich dabei "im Kreise", sie wird in die Bewegung der kurzen Impulse umgesetzt: es besteht der Zwang, immer irgend etwas zu tun. Die Folge ist Zersplitterung und verpuffte Energie, die erhöhte Bereitschaft zur Ablenkung.

Männer neigen im besonderen zur Kompensation nach dem Prinzip der persönlich-unverbindlichen Überlegenheit, - dem Drang, das geschwächte oder verdrängte Vaterbild durch sich selbst zu rehabilitieren, das Mannestum wiederherzustellen und "den Vätern Türme der Ordnung und des Monumentalen aufzubauen - das Männliche zu verewigen". Dieser Drang zu "Leistungsmonumenten für den Vater", zum "Monumentalen aus Schwäche", führt zum Gipfelstürmen, nicht zuletzt deshalb, um sich konkret aus der Spannung herauszuheben und Ziele außerhalb der Norm und außerhalb des persönlichen Durchsetzungsraumes zu finden, in dem die Aggression bzw. Energie bewiesen werden kann (Zitate: "Horoskop für jeden Tag", Südwest-Verlag, 1972).

Die Rehabilitierung des Vaters kann beim Mann durchaus, wenn gleichzeitig Skorpion-Komponenten vorliegen, dazu führen, daß die Ehepartner in einer unterbewußt vollzogenen Revanche unterdrückt werden.

Die Neigung zur Bestimmbarkeit führt bei Frauen zum dem unterbewußten Versuch, das geschwächte Vaterbild durch einen starken Partner wieder aufleben zu lassen - diesen gleichsam eingestürzten Turm im starken Partner neu erstehen zu lassen (Phallus-Komplex).

Frauen kommen dadurch in die Gefahr, Opfer von scheinstarken Männern zu werden, deren Stärke mehr in der Rigorosität oder Brachialität liegt. Die Gefahr, Nötigungssituationen zu unterliegen, liegt nahe. Es ist in diesem Zusammenhang bemerkenswert, daß Frauen mit der genannten Konstellation häufiger Übergriffsopfer werden als den Umständen entsprechend nötig wäre.

Die unterbewußt gesteuerte Suche nach der Fremdbestimmung führt zur erhöhten Affinität zum bestimmenden, sicheren Partner (meist mit hervorgehobenen Skorpion- bzw. Pluto-Konstellationen, spezifisch aus dem Gruppenschicksal). Dies zeigt sich außerdem in der überdurchschnittlich hohen Anzahl von Verbindungen mit einem älteren Partner (insbesondere bei Frauen ist 15 - 30 Jahre Altersunterschied die Norm), die legitim und erfahrungsgemäß haltbar sind, soweit nicht eigene Entwicklungen durch den Partner verhindert werden - somit nicht eine spätere Krise im abrupten Aufbrechen der Eigenart vorprogrammiert wird. (Eine Therapie mit Arzneimitteln aus der Homöopathie kann hier, wie auch bei anderen Konstellationen, Kompensation und "seelische Prothesen" aufdecken sowie Partner- und Ehekrisen unvorbereitet auslösen, was durchaus nicht jedem Homöopathen bewußt ist.)

Im akuten Fall eines Uranus-Transits über den Mars bzw. umgekehrt befindet man sich in Existenz- und Tätigkeitsbedingungen, die der eigenen Entwicklung und dem eigenen Status unangemessen und unwürdig sind. Dem Drang, aus diesen Bedingungen in eine vergrößerte Eigenständigkeit zu springen, steht die Angst vor der Unsicherheit und dem Risiko - die Existenzangst entgegen, - also die Handlungshemmung.

Das Entwicklungsstadium, das diese akute Konstellation des Mars-Uranus anzeigt, entspricht einem "Schicksalsrechen". Die Existenzangst wirkt hier wie ein Regulativ, das gleich einer Bremse verhindern soll, daß der Sprung aus den bestehenden Bedingungen geschieht, ohne daß er durchgestanden werden könnte. Wird der Erleidensdruck durch die Bedingungen größer als die Existenzangst, wird also ein Mehr an Selbständigkeit und Eigenart unterdrückt, wird die Erfahrung der inneren Notwendigkeit zwingend und mithin Voraussetzung, daß der Sprung gestanden werden kann.

Es stellt sich die Frage, inwieweit im akuten Normalfall eines Uranus-Transits über den Mars bzw. umgekehrt die regulierende Existenzangst über eine Therapie mit homöopathischen Mitteln reduziert werden darf, ohne damit gleichzeitig den inneren Haushalt der Regulative zu stören. Es besteht die Gefahr, daß man Erfahrung verhindert und somit die Fähigkeit, aus der eigenen Erfahrung zwingend zu handeln. Es wird damit zur Überforderung der eigenen Kapazität verführt, damit zur Irritation des Schicksalweges.

Der Wegfall eines hier sinnvollen Erleidensdrucks entspräche einem Diebstahl an der Krise, somit einem Diebstahl an Erfahrung wie Entwicklung.

Diese Verdrängung von Krisen und mithin Erfahrung geschieht im heutigen Sozialstaat bedenkenlos. Die hier im Sinne von "sozialen Errungenschaften" verdrängte Existenzangst (Mars-Uranus-Prinzip), die im regulierenden Sinne zur Entwicklung notwendig, aber unerlebt ist, taucht dann in anderen ungreifbaren und unkontrollierbaren Zusammenhängen wieder auf. Die verdrängte Angst führt zu tiefgreifenden psychischen Störungen im Sinne des hier besprochenen Bildes - zu einer Bedrohungsangst, deren Motive der Relation nach unberechtigt erscheinen müssen.

Man wird im Normalfall den Erleidensdurck der Existenzangst, wie etwa ein Fieber, nicht unterdrücken, sondern lediglich unter Kontrolle halten - gleichzeitig den Sinn der Angst begreifbar machen, den Umgang mit der regulierenden Angst erlernbar machen.

Selbstverständlich wird man im Falle einer rhythmischen Auslösung der Mars-Uranus-Verbindung, die konstitutionell, also schon im Geburtsbild im Sinne der Vaterstörung verankert ist, das Ungleichgewicht zwischen Fähigkeit und Hemmung zugunsten der Fähigkeit regulieren müssen.

Das somatische Geschehen, das mit dem besprochenen Verhaltenshabitus parallel läuft, zeigt sich in einem Mangel an Statik, das heißt, einer Tendenz zu Osteoporose (Knochenschwund), die sich im wesentlichen in Wirbelsäulen- und Rückgratbeschwerden ausdrückt.

Offensichtlich ist im Sinne der inneren flackernden Unruhe eine Schilddrüsenbeteiligung nicht auszuschließen - eine Störung von entsprechenden Stoffwechselregulierungen im Sinne einer nicht optimalen Mineralisierung des Knochengewebes naheliegend.

Wirbelsäulenbeschwerden,
Bindegewebsschwäche,
Venenentzündungen, Krampfadern,
Nervenentzündungen, Ischalgie,
Verkrampfungen, Zerrungen, Lumbalgien,
anämische Tendenz (hypochrome Anämie - (Nasenbluten)),
erhöhte Fieberneigung.

Im Sinne des mangelnden Zutrauens in das eigene Handeln und der nervösen Unruhe bei Männern: symptomatische Potenzschwäche.

In einer zusätzlichen Verbindung von Pluto-Saturn oder Pluto-Uranus können epileptoide Formen beobachtet werden.

Arzneimittel aus der Homöopathie:

Nosode	—	noch unbekannt
Tier	—	noch unbekannt
Pflanze	—	(hilfreich Hedera helix - Efeu)
Mineralisches	—	Silicea (Kieselsäure) (am besten in D-Potenzierungen)
Metallverbindung	—	Ferrum phosphoricum (phosphorsaures Eisen) (wahlweise Acidum phos.) (am besten in D- und C-Potenzierungen)

Der Aggressionsstau bzw. die -hemmung kann durch Gabe des "reinen Uranus", also des hemmungslösenden Phosphorus, ohne die Eisenverbindung (in hoher Potenzierung), die Hemmung unvorbereitet lösen und damit Aggression freisetzen, die der Patient nicht mehr unter Kontrolle bringen kann.

Diese Konstellation betrifft außerhalb des individuellen Geburtsbilds folgende Geburtstage im Sinne des Gruppenschicksals, wenn der Geburtsort im mitteleuropäischen Bereich liegt:

ca. 12. - 17. Januar; ca. 24. - 30. Mai; ca. 22. - 26. August; ca. 8. - 13. September; ca. 2. - 8. Oktober; ca. 27. - 31. Dezember.

Diese Konstellation besteht außerdem bei:

Ascendent, Sonne auf 17,5 Grad Widder
oder gleichzeitig: Mars in elf und
Uranus in eins

6

Venus --- Uranus

Conium

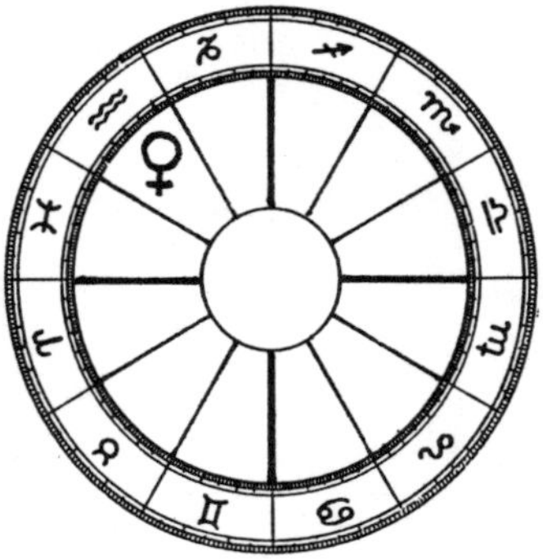

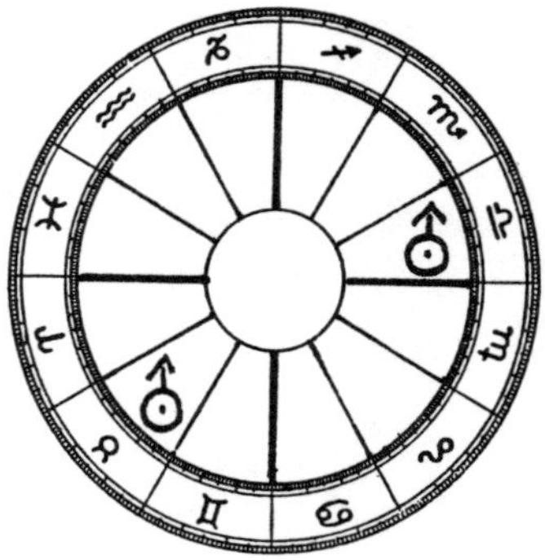

Das Symbol spricht vom Unterwegssein, die Venus befindet sich auf den Wegen der Erfahrung des Wirklichen. Folgerichtig sind die Reviere ebenso verlassen wie die Vorstellungen und Bilder, in denen man nicht beheimatet ist.

Gemeint sind die Räume des Realen und ihre Gegenwärtigkeit, durch die man nicht gefangen ist, genauso wenig durch Bilder wie deren Zwänge zum Handeln. Bilder werden nicht empfangen, sondern geboren.

Da Gegenwärtigkeit wie Bildziele (Vorstellungen) aufgehoben sind, entfällt der Zeitweg. Es besteht sinnvollerweise Ungebundenheit gegenüber Realem sowie Ziellosigkeit. Frei von den Zwängen des Realen, wie entrückt und gleichsam frei im Raume schwebend, ergibt sich in der Erfahrung des Wirklichen dessen freie Bildwelt.

Da Uranus in der zweiten Phase, der der Pubertierung steht, ist die Auffüllung des Räumlichen gehindert, es kommt zu Hemmungen des Pubertierens mit dem Habitus des Knabenhaften für beide Geschlechter. (Vielfach Grundkonstellation für Homophile).

Die Konstellation, die sinnvollerweise soziale Integration

wie Bestätigung ausschließt, führt bei Kompensation in Richtung "bestätigte Stärke des Ego durch die soziale Herde" zur Aufhebung des zweiten Hauses, als da sind im Körperlichen Muskelschwund, Muskellähmungen, Aufhebung der Gefäßspannung in den Venen, Blutversackung mit Spannungslosigkeit der Gefäße, Muskel- wie Gliederschmerzen wie überhaupt rheumatoide Beschwerden, Fehlen von Energie (Energie kann nicht gespeichert werden).

Arzneimittel aus der Homöopathie:

Nosode	—	noch unbekannt
Tier	—	noch unbekannt
Pflanze	—	Conium (Schierling)
Mineralisches	—	(Alumina ist hilfreich)
Metallisches	—	noch unbekannt

Diese Konstellation betrifft außerhalb des individuellen Geburtsbilds folgende Geburtstage im Sinne des Gruppenschicksals, wenn der Geburtsort im mitteleuropäischen Bereich liegt:

noch unbekannt

Diese Konstellation besteht außerdem bei:

gleichzeitig: Venus in elf und
Uranus in zwei oder sieben

7

Merkur --- Uranus

Hyoscyamus niger

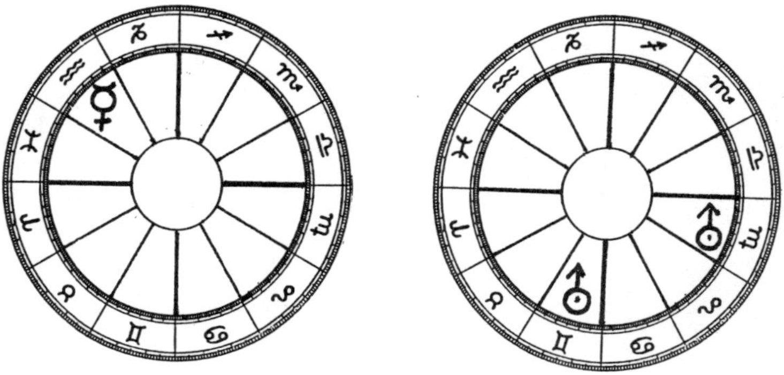

Es ist das zweite Stadium des Unterwegsseins. Merkur ist in Haus elf, auf den Wegen des Erfahrung, folgerichtig wird die Gebundenheit des Merkur in Haus drei und in Haus sechs durch Uranus aufgehoben.

Die Fesseln realer Folgerichtigkeit werden durchbrochen, die Vernunft aufgehoben, um die Erfahrung des Wirklichen, die dem Realen absurd ist, faßbar zu machen und darzustellen. Man ist unterwegs (unverwurzelt, sprunghaft, ruhelos) in der Sehnsucht, ungehindert der Anpassung an die Lebensumstände das Wirkliche in seiner Reinheit zu erfahren.

Uranus ist das Symbol der Reinheit, frei von den Triebabhängigkeiten des Subjektiven. Dementsprechend wird in der griechischen Mythologie Uranus entmannt. Dem mag einerseits entsprechen, daß die Vorliebe für "hüllenlose" Nacktheit bzw. sich zu entblößen deutlich ist ("so wie mich Gott geschaffen hat"), andererseits, relativ zu den Konventionen, Obszönität und Geilheit durchbrechen können - denn wann werden die Anlagen zur Arterhaltung vehementer hervorgerufen als dann, wenn sie durch diesen Teil der Anlagen aufgehoben werden sollen. Es ergibt sich insgesamt ein von "tierischen" Trieben freier Spieltrieb des Erotischen.

Im akuten Fall der Konstellation befindet man sich in der Phase der Mutation, in der sich feste Zugehörigkeiten ausschließen, in denen man, die alten Denkbereiche verlassend, unterwegs zu neuen "Ansiedlungen" ist. Für diese Zeit vertragen sich keine Festlegungen und man spielt in solchem Falle mit dem Gedanken, aus Zugehörigkeiten auszubrechen, zwischen den Interessenrichtungen oder Partnern lavierend.

Das gesundheitliche Geschehen zeigt Hautaffektionen (Ausschläge, Hautunreinheiten, insbesondere hinter den Ohren), die in falschen Zugehörigkeiten "unberührbar" machen sollen. Die Hautaffektionen hängen zusammen mit nervösen Darmstörungen bzw. -entzündungen (Mehlunverträglichkeit aus Autoimmunstörung, Tendenz zu Morbus Crohn). Es kommt dabei zu Vergiftungen über die Lymphen. Diese Selbstvergiftung des Organismus spiegelt sich wieder in einer Vergiftungsangst durch Dritte. Durch die Dünndarmstörung bedingt sind deutliche Schwächeperioden, da durch sie Vitamin A, D, B 12 wie K sowie Folksäure, Eisen, Calcium und vor allem Eiweiße zu wenig resorbiert werden.

Arzneimittel aus der Homöopathie:

Nosode	—	noch unbekannt
Tier	—	noch unbekannt
Pflanze	—	Hyoscyamus niger (Bilsenkraut) (Baptisia ist hilfreich)
Mineralisches	—	noch unbekannt
Metalle	—	noch unbekannt

Diese Konstellation betrifft außerhalb des individuellen Geburtsbilds folgende Geburtstage im Sinne des Gruppenschicksals, wenn der Geburtstag im mitteleuropäischen Bereich liegt:

ca. 13. - 16. März; ca. 26. - 29. März; ca. 6. - 9. August; ca. 8. - 11. November

Diese Konstellation besteht außerdem bei:

Ascendent, Sonne auf fünf Grad Löwe oder
fünf Grad Wassermann
oder gleichzeitig: Merkur in elf und
Uranus in drei oder Uranus in sechs

8

Mond —— Uranus

ANTIMONIUM CRUDUM

"Der Seelenvogel"

1. seelische Überlagerung des Kindes durch die Mutter
2. Abwehr des Mutterprinzips - des Weiblichen
3. Schutz in der Unberührbarkeit (Pagenloosk), Flucht aus dualem Erleben
4. Abwehr von Gefühlen und Eindrücken der Umwelt (Ansteckungsängste)
5. "Heiligung des Subjektiven" - Aufhebung des dualen Erlebens
6. Störung der Neurosekrete, Störungen der Nervenbahnen, nerövse Magensymptome

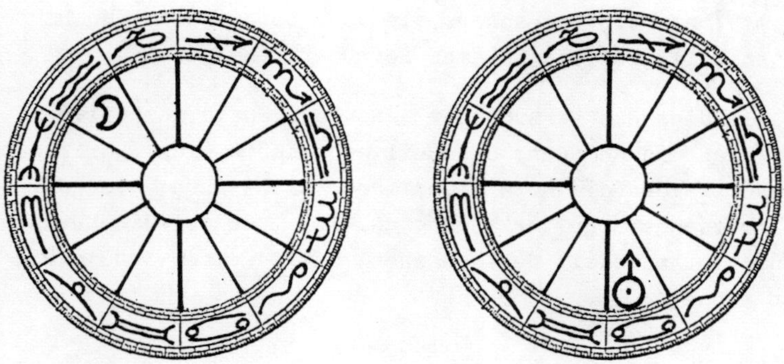

Die astrologischen Zeichen weisen auf die Heraushebung des Empfindens aus dem Dualen, die "Entpolarisierung" des Empfindens (Uranus Haus vier) sowie die Entfernung des Fühlens vom Subjektiven (Mond Haus elf).

Es ist dies das Symbol des Seelenvogels - in Europa der Wildgans, in Asien des Kranichs -, das Symbol der Seele, die den Körper verläßt, um das Jenseits zu erfahren.

Noch heutzutage wird in der chinesischen Astrologie die Ankündigung des nahen Todes mit dem Bild des Kranichs umschrieben: "Ein leichter Regen fällt ohne Aufhören. Der Hirte zeigt auf die Sonne, die im Westen untergehen will. Die Zeit ist gekommen, wo dein Kranich die Dorfdächer überfliegt".

Im Symbol schwingt sich die Seele auf "in höhere Gefilde", um herausgehoben aus den Tälern des Dualen, unberührbar, die Reinheit zu erfahren, die Heiligung der Seele zu suchen.

Der Ausgangspunkt ist "die Entfernung von den Müttern, von den Quellen". Sie wird als Erleidensform ins Erleben gebracht, um in den Tälern des Dualen die ererbte Schuld des Subjektiven, damit seinen Anteil am Dualen, zu leben. Der Versuch, dem zu entgehen und das Subjektive zu heiligen, also das Rationale mit dem Irrationalen zu befriedigen, um selbst von der Schuld und seinem Erleben (der "schmutzigen" Dualität) unangetastet zu bleiben, verdrängt eigene Wirklichkeit und findet, unerlöst, den Himmel nicht. "Wer anders als über Golgatha in den Himmel gelangen will, ist ein infamer Betrüger" (Multatuli).

Es stellt dies den Versuch dar, das Verdrängte zu heiligen, es ist dies die Anmaßung des Heiligens durch sich (Hoffart): die Engel würden die Nase hochziehen (siehe auch: "von der Geschlechtsangst zur Verklärung" S. 109). Es ist die Leugnung der Unvollständigkeit des Menschen, damit seiner Schuld wie seiner Sühne.

Die "Lösung von den Müttern", also die Lösung vom Subjektiven, zeigt ihre entscheidende Voraussetzung in der notwendigen Abwehr einer seelischen Bedrängung durch die Mutter.

Die Ausgangspunkte können sein:

> die vom Leben enttäuschte Mutter, die ihre Liebe auf das Kind wirft, um ihr Leben über das Kind zu verlängern,
>
> wenn das Kind all das erfüllen soll, was die Mutter glaubt, im Leben versäumt zu haben - wenn die Mutter sich in das Kind und seinen Werdegang "hineinidentifiziert", sodaß das Kind selbst keinen Platz mehr in sich findet (Eisprinzessin-Effekt: das Mädchen tanzt auf dem Eis, und an der Bande sitzen zwei Tonnen Mutter),
>
> wenn das Kind dem Leben der Mutter einen Sinn geben soll - etwa die depressive Mutter sich am Kind "anklammert", oder eine "Aufgabe" in der Erziehung des Kindes findet,
>
> wenn das Kind mit unechten Gefühlen "zugedeckt" wird - etwa wenn die Mutter von der Vorstellung gerührt ist, daß sie ein Kind hat und "Mutter spielt",
>
> wenn die Mutter das Kind als ihren Besitz ansieht, und wie "ihren Augapfel hütet",
>
> wenn das Kind den Auftrag hat, das Leben der Mutter zu verlängern und "an ihrer statt" zu handeln. (Die Aufträ-

ge sind vielschichtig: sich rein zu halten, anstelle der Mutter zu büßen, die Rache der Mutter am Vater durchzuführen, die Versorgung der Mutter zu übernehmen oder für die Mutter "Eis zu tanzen" und so weiter, je nach Konstellation bzw. Medium coeli des Geburtsbilds.) Der Auftrag der Mutter bedingt, daß das Kind sich selbst verleugnet.

Es entsteht eine Erziehung der seelischen Zudringlichkeit seitens der Mutter, gleichermaßen wie der seelischen Abschirmung ("Sagrotan-Erziehung"): wo das Kind hintritt, wird vorher desinfiziert. Das Kind wehrt von Anfang an die Zudringlichkeit der Mutter ab, wehrt die "Mütterlichkeit" ab und wird seelisch unberührbar. Es versperrt sich gegen Gefühle und Eindrücke, läßt diese nicht an das Empfinden heran und wird beziehungslos.

Das Empfinden selbst wird aus dem dualen Geschehen (Zusammenhängen) herausgehoben, in der Abwehr des Mütterlichen "entpolarisiert" - geheiligt. Das Kind, das nicht zwischen Person und Prinzip unterscheidet, wehrt das Mutterprinzip ab, wo immer es auch auftritt- auch bei sich selbst: die Signale des Zwischenhirns (Neurosekrete) stellen auf Insuffizienz der Lactationshormone sowie der Keimdrüsen (Sexualhormone).

Im Stadium des Erwachsenseins wird die Abwehr gegen die Mutter bewußt. Neun von zehn Frauen mit der Konstellation der Mond-Uranus-Verbindung bekennen blanken Mutterhaß, bei Männern äußert sich nur die Hälfte der Befragten dementsprechend. Die Abwehr des Mutterprinzips, des Mütterlichen, zeigt sich indirekt - etwa wenn Männer in Partnerbeziehungen die knabenhafte Erscheinung bevorzugen, bei Frauen der "Pagenlook" und der Zug in das "Aparte" überwiegt. Bei Männern kommt es vielfach zu Ehekrisen, wenn die Partnerin Mutter wird.

Die Unberührbarkeit, daß man sich aus den Tälern und Niederungen des Emotionalen heraushält, sich "rein" halten und nicht von Gefühlen beschmutzen lassen will, hat einen zusätzlichen Grund in der "Sagrotan-Erziehung": das Kind lernt, daß Umwelt schädlich sei. Es wächst in den Eindruck hinein, es selbst wäre etwas Besonderes, Herausgehobenes, was man sich später immer wieder von außen bestätigen lassen muß (Einladung zur Selbstbetrachtung).

Jede duale Herausforderung muß "erschrecken", in Panik versetzen. So entsteht eine nervöse flackernde innere Unruhe - es ist dies der schrille Ton der Seele, die Erstarrung in der Erwartung: "das kann ich nicht ertragen".

Die seelische Belastbarkeit und Tragfähigkeit wird gering. Umwelt wirkt irritierend. Schon als Kind fühlt man sich leicht durch andere beunruhigt, sagt unter anderem plötzlich: "was schaut ihr mich denn alle so an ?" Dies verstärkt sich, etwa wenn ein Kind viel in Internaten ist. Der Wechsel von Internaten - "schau, ein Neuer" - setzt das Kind immer wieder neuen Begegnungssituationen aus, die es überfordern. Kinder und auch die späteren Erwachsenen träumen dann vielfach von lebensgroßen Augen, die senkrecht am Straßenrand wie Schlangen dahingleiten und sie beobachten. Auch kann das Gefühl entstehen, ständig (etwa vom Auge Gottes) beobachtet zu werden.

Der Erwachsene will sich nicht anschauen lassen (so, als ob Umwelt infiziert sei), will nicht in den Betrachtungsmittelpunkt gelangen, will unangesprochen sein und reagiert auf Umwelt mürrisch. Er rettet sich in die Beziehungslosigkeit.

Das Herausgehobensein aus dem dualen Erleben, die Unberührbarkeit, verhindert das Wirkliche. Es entsteht die Disposition zu einem "unterbewußt geleiteten Ereigniswunsch", die Unberührbarkeit zu durchbrechen, und sie führt bisweilen in die Gegenbewegung - nämlich gewaltsam "von außen" aus der Unberührbarkeit herausgeholt zu werden, und die vom Verhalten (und somit zum Schutz des Subjektiven) gesperrte Emotionalität zu befreien.

Die Anlage der Mond-Uranus-Verbindung, die dem Kind zur Abwehr und zur seelischen Unversehrtheit mitgegeben wurde, erhält ihren besonderen Hintergrund mit der Tatsache, daß diese "genetische Vorleistung" aus dem Erbe einer luetischen "syphilitischen) Belastung geholt wird. Die Abwehr gegen das Unreine, Schädliche und die Ansteckungsängste, werden daher oft symptomatisch in seelsorgerischen wie Heil-Berufen, in denen die eigene Abwehr gegen das Unreine, die Unberührbarkeit, auf die Umwelt projiziert wird.

Die Überhöhung des Lebensgefühls im Sinne des Besonderen, die wegen fehlender Auseinandersetzung und Begegnung des Maßstabs entbehrt, ist eher dem Manischen zuzurechnen. Der Zusammenbruch der Übersteigerung zu größtem Niedrigkeitsgefühl ist im Sinne der depressiven Folgerung als latente Begleiterscheinung nicht auszuschließen.

Die somatische Parallele liegt in einer Störung der Neurosekrete. Die Auswirkung ist beobachtbar in einer symptomatischen Unter- wie Übersteuerung der Schilddrüsenfunktion, einer Insuffizienz der Lactationshormone sowie der Sexualhormone.

Das Symbol der Mond-Uranus-Verbindung entspricht einer Störung im Stoffwechsel der Nerveneiweiße, Störungen des Nervengewebes (neurohypophyse = spezifisch Lactationshormone).

Beobachtbar sind bei vorliegender Konstellation:

Verminderung der Nerveneiweiße - Störung der Nervenbahnen (spastische Erscheinungen, Koordinationsstörungen),

nervöse Magensymptome (Gastritiden),

nerval bedingte Insuffizienz der Bauchspeichelfermente,

nerval bedingte Schleimhautentzündungen.

Wenn Sonne zur Mond-Uranus-Verbindung hinzukommt:

Gebärmutterschleimhautentzündung (Endeometritis), in gravierenden Fällen: Endometriose.

Wenn Mars zur Mond-Uranus-Verbindung hinzukommt:

einige Fälle von Morbus Bechterew.

Wenn Uranus-Neptun zur Mond-Uranus-Verbindung hinzukommt:

Fälle von Multipler Sclerose.

Die Erfahrung zeigt, daß Knotenbildungen in der weiblichen Brust nicht ausgeschlossen werden können.

Arzneimittel aus der Homöopathie:

Nosode	—	Luesinum (am besten in D- und C-Potenzierungen)
Tier	—	noch unbekannt
Pflanze	—	noch unbekannt
Mineralisches	—	Antimonium crudum (schwarzer Spießglanz) (in allen Potenzierungsarten)
Metalle	—	noch unbekannt

Diese Konstellation betrifft außerhalb des individuellen Geburtsbilds folgende Geburtstage im Sinne des Gruppenschicksals, wenn der Geburtsort im mitteleuropäischen Bereich liegt:

ca. 3. - 9. März; ca. 12. März; ca. 1. - 6. April; ca. 9. - 15. August; ca. 9. - 15. September.

Diese Konstellation besteht außerdem bei:

Ascendent, Sonne auf 20,5 - 21 Grad Zwillinge und
auf 20,5 - 21 Grad Schütze
oder gleichzeitig: Mond in elf und
Uranus in vier

9

Sonne —— Uranus

KALMIA LATIFOLIA

"Durchbrochene Logik"

1. Schwangerschaftsgefährdung des Ungeborenen
2. unterschwellige Bedrohungserwartung
3. nervöse Unruhe - Nähe zu Beengungspsychosen
4. ständiger Mutationsdrang
5. Kompensation in Überlegenheit (manische Komponente)
6. neurovegetative Schwäche
   Kreislauflabilität - stark schwankender, meist niedriger Blutdruck - neurovegetativ bedingte Herzrhythmusstörungen
   (Dysfunktion der Schilddrüse)
   Unterleibsstörungen - bei Frauen Zwischenblutungen (Mangel an Thrombozyten)

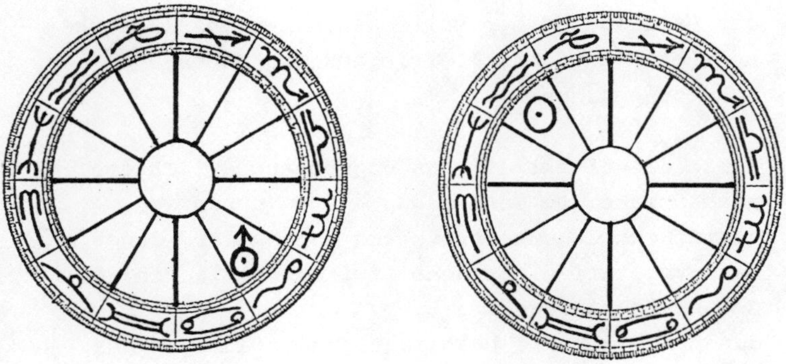

Die astrologischen Zeichen weisen auf das Herausheben des Erlebens aus dem Dualen (Uranus Haus 5), sowie auf die Entfernung des Erlebens aus dem Subjektiven (Sonne Haus 11).

Die Zeichen stehen "entgegengesetzt", was die "Aufhebung des Erlebens" andeutet.

Da es sich um eine genetische Vorleistung handelt, scheint es, als solle eine mit dem Leben nicht vereinbare Erfahrung, die im Empfinden hochgetragen wird, zum Schutze des Neugeborenen nicht in das Erleben gebracht werden.

Der Geburt geht (noch ungesichert) die Ablehnung voraus - sei es seitens der Mutter, daß diese sich wehrt Frau oder Mutter zu werden (etwa Mond/Neptun), sei es durch deutlichen Meinungsdruck seitens der Anverwandten oder der Umwelt.

Es kommt indirekt oder direkt zu einer Gefährdung des noch Ungeborenen in der Schwangerschaft:

durch die gegen die Mutter gerichtete Gefährdung - etwa bei Schreck, Schock, Sturz der Mutter oder der Beteiligung der Mutter an einem Unfallgeschehen (etwa Autounfall, Kriegseinwirkungen, Verschüttungen, usw.).

durch die direkt auf das Ungeborene gerichtete unbeabsichtigte Gefährdung - etwa durch den schwachen Gesundheitszustand der Mutter, durch neurovegetative Schwäche (Zwischenblutungen) mit Gefahr des Abgangs.
durch die direkte beabsichtigte Gefährdung des noch Ungeborenen, den Versuch der Schwangerschaftsunterbrechung.

Die Gefährdung wird zur Erfahrung des Neugeborenen. Sie will im Empfinden hochsteigen, wird aber nicht in das Erleben, damit nicht in das Bewußtsein gebracht. Sie bestimmt unterschwellig das Lebensgefühl und durchbricht als Bedrohungserwartung das bewußte Verhalten.

Charakteristisch ist der ständige (vom Zwischenhirn gesteuerte) unterbewußte Alarmzustand, die flackernde innere (nervöse) Unruhe, das innere ständig "auf dem Sprung sein".

Charakteristisch sind die Konzentrationsmängel. Die Konzentration (auch die seelische) "lenkt ab" von der unterschwellig geforderten Aufmerksamkeit (im Falle eines Abtreibungsversuches: "die Mörder sind unterwegs"). Man kann sich nicht auf eine Sache (oder Person) konzentrieren, wenn gleichzeitig "irgend etwas" der Aufmerksamkeit entgehen könnte (simultane Umweltaufnahme). Der Versuch der gedanklichen Konzentration erhöht so die Unruhe - die Dezentralisierung der Gedanken steigt proportional an, bei äußerlich erzwungener Scheinruhe hin bis zur Panik.

Umwelt wird zur Beengung, man sieht sich durch sie ständig unter Erwartungsdruck gesetzt - sieht sich ständig gezwungen sie abzuwehren und ihren Erwartungen zu entgehen. Steigt die Erwartung, wenn auch unausgesprochen, so wächst das Beengungsgefühl ins Überdimensionale. Die innere Unruhe, bei äußerer Scheinruhe, wird explosiv und die ohnehin "dünne Haut des Bewußtseins" reagiert unverhältnismäßig auf jeden noch so kleinen Reiz. Es kommt gleich einem Aufschrei zum Affekt, dem sprichwörtlichen "aus der Haut fahren".

Die unterschwellige Bedrohungserwartung wird zur Platzangst, wenn die inneren Bilder der vorgeburtlichen Gefährdung (Gebärmutter) assoziiert werden; geschlossene Räume, Enge oder Dunkelheit. So bleiben die Türen offen, Fenster werden aufgerissen, um sofort Fluchtwege vorzufinden (siehe Beispiele). Steht jemand im Wege und versperrt den Blick, explodiert man. Die Räume werden taghell ausgeleuchtet, und nachts, in der Dunkelheit, fährt man mit einem Angstschrei aus dem Schlaf hoch.

In der anonymen Angst kann eine "Maus" die Bedrohung übernehmen (Phobie) - als der Versuch, Ordnung in die Angst zu bringen, die unbekannte Angst zu lokalisieren, gegenständlich zu machen. (Zur Unterscheidung: Im Gegensatz zur Mars/Uranus-Verbindung, der Existenzangst, handelt es sich bei der Sonne/Uranus-Verbindung um Lebensangst.)

Die innere Unruhe drängt in die Bewegung, in die Veränderung - man will vor der Bedrohung "weglaufen". Zeit wird zur Beengung, man kann sie nirgends abwarten. Es ist symptomatisch, das Berufe und Tätigkeiten gesucht werden, die die Unruhe absorbieren, in denen die Hektik zum normalen Ablauf gehört.

Kontinuität wird zur psychischen Beengung, sie verstärkt die unterschwellige panische Angst, integriert zu werden, die Beweglichkeit zu verlieren und damit die Bereitschaft zur unmittelbaren Reaktion - die Angst festgelegt zu werden.

Es kommt zur ständigen Mutation, zum "Ausbrechen", und die Lebens- und Berufswege erscheinen vielfach zerrissen (abgebrochene Ausbildungswege). Integration, "seelische Tuchfühlung" werden zur anonymen Bedrohung - eine nicht bewußt zu greifende Aversion taucht auf, und man sicht nach Gründen und Legitimierungen, um aus den unausgesprochenen Anforderungen und Erwartungen ausbrechen zu können. Man fühlt sich zu einer Treuehaltung nicht verpflichtet, man steht außerhalb - man ist herausgehoben (ohne Konfrontation).

Die Befreiung des Handelns wie Erlebens von dualen Auseinandersetzungen wird das Hauptmotiv des Verhaltens. Sie führt in das kompensatorische Überlegenheitsgefühl einer überpersönlichen Scheinneutralität, in der weltweite Ideen im direkten Verhältnis zur persönlichen Unverbindlichkeit, zur Standort- oder Zentrumsflucht, stehen (manische Komponente).

In welchem Maße Folgerichtigkeit zur Beengung wird, zeigt sich in der Literatur, wenn die Logik durchbrochen wird (Ringelnatz), und es für Schriftsteller wie Marcel Proust, Franz Kafka oder Hermann Hesse zum literarischen Charakteristicum gehört, die Zeitabläufe aufzuheben.

Kommt zu der Sonne/Uranus-Verbindung die Konstellation eines Neptun im ersten Quadranten hinzu, so wird durch die damit angezeigte Handlungslähmung bzw. Reaktionslähmung die unterschwellige Bedrohungserwartung unerträglich und nur schwer beherrschbar. Es ergibt sich dann eine erregte panische Unruhe, die die Flucht aus der bewußten Gegenwart, die Flucht in Suchtmittel nahelegt.

In der rhythmischen Auslösung der Sonne/Uranus-Konstellation assoziiert sich aus Umweltsituationen die unterschwellige Bedrohungsgefahr der vorgeburtlichen Imprägnation. In der rhythmischen Vergrößerung (siehe S. 55) drängt die gemachte Erfahrung in das Erleben, Gefährdung steigt hoch und sucht die

Lösung in der Wiederholung des Erlebens (siehe Beispiele). Es ist dies der Zeitpunkt, in dem die Welle des Unbewußten das Unverarbeitete hochschwemmt, es wie auf einem Wellenkamm greifbar macht, in den Tag des Bewußtseins hebt - damit das Empfinden freilegt, die eigene Wirklichkeit entstehen läßt.

Es ist dies aber auch der Zeitpunkt, zu dem die unterschwellige Bedrohungserwartung kaum noch beherrschbar erscheint, die psychische Störbarkeit stark erhöht ist, man fast zwanghaft aus jedem Zusammenhang ausbricht.

Als Wiederholung der vorgeburtlichen Imprägnation kann es zu einer Suizidneigung kommen, sowie, gleich einem unterbewußt geleiteten Ereigniswunsch (siehe 2. Selbstvernichtungsstufe Seite 64) in die Nähe von Unfallgeschehen führen.

Bei Frauen wird die Imprägnation vielfach durch die eigene Schwangerschaft assoziiert, indem sich die unterschwellige Schwangerschaftserinnerung der eigenen Gefährdung auslöst. Panikartige Angstzustände unerklärlicher Art können dann in den ersten Monaten der Schwangerschaft die Folge sein, wenn nicht zuvor die Kanäle der Bewußtwerdung freigelegt worden sind.

Der akute Transit von Uranus über die Sonne zeigt an, daß die eigene Empfindungswelt oder die notwendige innere Entwicklung durch die bestehende Umwelt (etwa Gemeinschaftsleben) oder durch die herrschenden sozialen bzw. gesetzlichen Gegebenheiten behindert bis unterdrückt werden.

Aus der mangelnden inneren Übereinstimmung mit der Umwelt und ihren Formen entsteht ein Minderheitengefühl und ein Druck durch anders geartete Erwartungen - was insgesamt psychisch überfordert und beengt.

Eine Lösung scheint unmöglich entweder dadurch, daß äußerer Zwang besteht oder, daß die Lebensform zu stark verankert ist und die Konsequenzen einer Lösung zu tiefgreifend sind; oder aber, daß man sich oder der Umwelt das Mißverhältnis zwischen der eigenen inneren Situation und der äußeren Lebensform nicht einzugestehen vermag - etwa aus Angst, aus Gewohnheit, aus Prestige, aus Sicherheitsgründen, usw.

Es ist erklärlich, daß die verquälte Psyche in eine immer stärker werdende Konfrontation mit der bewußten Lebensführung (bewußtes Ich) gerät, daß sie die Form des Ich zerstören will, um von den äußeren Zwängen freizuwerden.

Die ersten Symptome sind neurovegetative Störungen, Kreislauflabilität, niederer bis stark abfallender Blutdruck (der nur dann nicht in Erscheinung tritt, wenn er in der "falschen Weise" kompensiert wird, nämlich durch Erhöhung des Gefäßtonus bei der zusätzlichen Konstellation von Saturn/Mars, von Saturn/Pluto oder von Uranus/Pluto), ferner neurovegetativ bedingte Herzregulationsstörungen (im Ruhe- bzw. Entspannungszustand).

Bei Frauen besteht die erhöhte Neigung zu Unterleibsstörungen (möglicherweise als Abwehr der Umwelt über den Unterleib), zu starken bis unregelmäßigen Blutungen, sowie zu Gebärmutterschleimhautentzündungen und zu Zysten. Unterleibsoperationen sind häufig zu verzeichnen.

Da dieses Geschehen von einer fehlgesteuerten Funktion der Schilddrüse begleitet wird, besteht aus astrologischer Sicht die Hypothese, daß einer effektiven Bedrohung im Sinne eines Unfallgeschehens eine entsprechende Schilddrüsenstörung symptomatischer Art stets vorausläuft - daß die Schilddrüse also eine "Alarmglocke des Unbewußten" darstellt. In diesem Zusammenhang ist an eine Parallele im Tierverhalten zu denken, wenn Tiere, spezifisch Vögel, auf Katastrophen im voraus reagieren.

Die Geburtskonstellation Sonne/Uranus entspricht in ihren somatischen Auswirkungen dem des akuten Transites (siehe vorangegangener Abschnitt). Zu denken ist an eine symptomatische Störung der neurosekretorischen Hormone mit Auswirkung einer stark schwankenden Über- oder Untersteuerung der Schilddrüse.

Häufig treten nervöse Magenbeschwerden auf, sowie Störungen der Darmtätigkeit (nervöse Durchfälle - Vagotonie).

Nerval bedingte Störungen in an sich gesunden Organbereichen wie etwa die Niere gehören mit in die Symptomatik. Zudem besteht Disposition zu Nervenentzündungen und zu Gürtelrose.

Anmerkung: bei der Medikamentierung von Arzneimitteln aus der Homöopathie konnte bei Kalmia latifolia beobachtet werden, daß in starkem Maße Träume und Wachvorstellungen von Unfallgeschehen auftraten. Eine Erklärung könnte darin liegen, daß die unbewußt gesteuerte Neigung zum akuten Unfallgeschehen (2. Selbstvernichtungsstufe) über die Vorstellung bewußt werden will - daß die inneren Bilder in das Licht des Bewußtseins drängen und sich darüber "entschärfen".

NB: nach Einnahme von Kalmia latifolia können kurzfristig Gürtelroseähnliche Erscheinungen auftreten.

Arzneimittel aus der Homöopathie:

Nosode	—	(Herpes zoster)
Tier	—	noch unbekannt
Pflanze	—	Kalmia latifolia (Berglorbeer) (am besten in D- und LM-Potenzierungen)
Mineralisches	—	noch unbekannt
Metalle	—	noch unbekannt

Bei nerval bedingten Störungen des Herzrhythmus wirkt Sarothamus scoparius D 4 (Ginster) ergänzend.

Diese Konstellation betrifft außerhalb des individuellen Geburtsbilds folgende Geburtstage im Sinne des Gruppenschicksals, wenn der Geburtsort im mitteleuropäischen Bereich liegt:

ca. 21. - 27. Juni; ca. 1. - 5. Juli; ca. 4. - 7. August; ca. 11. - 17. August; ca. 29. Oktober - 4. November; ca. 9. - 13. Dezember; ca. 16. - 21. Dezember.

Diese Konstellation besteht außerdem bei:

Ascendent, Sonne auf zweiundzwanzig Grad Jungfrau
und zweiundzwanzig Grad Fische
oder gleichzeitig: Sonne in elf und
Uranus in fünf

10

Pluto —— Uranus

LATRODECTUS MACTANS

"Das Allwissen"

1. die Mutter lehnt den Vater als Zeugungspartner ab (bzw. Täuschung des Vaters)
2. Sauerstoffmangel des Neugeborenen im Geburtsvorgang - Erstickungsgefahr (Nabelschnur)
3. unterbewußte Bedrohungsangst - Dauer-Erregungszustände (Neurasthenie)
4. Abwehr des Empfindens - Empfindung wird durch Vorstellung ersetzt
5. Vorstellungen werden zur autonomen Welt - da die wirkliche Welt in ihrer Unvollkommenheit nicht ertragen wird, wird die perfekte Welt der Vorstellung dagegen gesetzt - Übertragung der Vorstellung auf die Umwelt (Denkübergriff)
6. kompensatorische Schilddrüsenüberfunktion - Disposition zu Herzinfarktgeschehen - Disposition zu spastischen Lähmungserscheinungen - viscöses Blut (Blutverdickung)

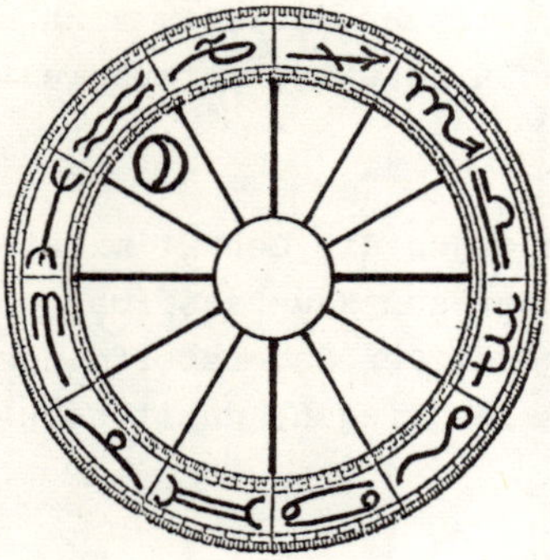

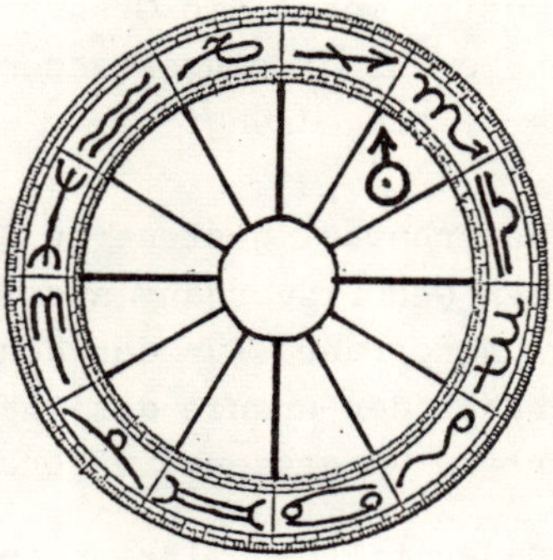

Die astrologischen Zeichen sprechen davon, daß "die Entfernung von sich" zur Vorstellung wird (Uranus Haus acht) und daß die Vorstellung sich vom Subjektiven entfernt (Pluto Haus elf).

Es liegt darin der Hinweis, daß sich die Vorstellung aus dem Subjektiven heraustrennt und heraushebt - damit sich vom Empfinden und seiner Orientierung trennt - damit Vorstellung und Wirklichkeit auseinanderfallen, den Zustand der Täuschung darstellend.

Der Geburt voraus geht der Zustand der Täuschung:

die Mutter liebt einen anderen als den Ehepartner bzw. Vater des Kindes, muß aber das Kind des "Ungeliebten" austragen und gebären.

(in verschwindend geringer Anzahl) das Kind ist dem Ehepartner bzw. Partner untergeschoben, die Mutter hat (möglicherweise unterdrückte) Schuldgefühle.

(häufig) die Mutter sieht sich vom Ehepartner bzw. Partner in ihren Vorstellungen und Erwartungen getäuscht, sie muß das Kind austragen und gebären von einem Mann, den sie (möglicherweise verdrängt) ablehnt.

Die Mutter wehrt die Geburt ab (vielfach unbewußt, sich selbst gegenüber nicht eingestanden), das Kind wird, unterbewußt gesteuert, "abgedrängt".

Die unterbewußt gesteuerte Sperre gegen die Geburt wirkt sich auf den Geburtsvorgang aus. Es kommt zum Sauerstoffmangel (Erstickungsgefahr) für das Neugeborene. Der Sauerstoffmangel kann unterhalb der Grenze des Phänomenalen liegen, damit nach der Geburt in Vergessenheit geraten.

Der Sauerstoffmangel kann geschehen:

durch "Trockengeburt", indem sich die Fruchtblase zu früh öffnet bzw. platzt.

dadurch, daß sich die Fruchtblase zu spät öffnet.

zu lange währende Preßwehen.

durch die um den Hals geschlungene Nabelschnur.

Die Lebensgefährdung imprägniert sich als Erfahrung, die ihrer Ungeheuerlichkeit wegen nicht im Empfinden hochgebracht werden kann und damit das Lebensgefühl und das Verhalten unterschwellig bestimmt.

Die Erinnerung an die Situation der Erstickung führt zu einer ständigen unterschwelligen Bedrohungsangst. Insbesondere bei Assoziation von gebärmutterähnlicher Enge (Lift, Tunnel) oder Ereignis-Dichte zeigen sich Raumangst (Hyperventilation, Krämpfe, Spasmen) bis Panik. Das Ausmaß der unterschwelligen Bedrohungsangst läßt sich daran ermessen, daß niemand "death by hanging" vergißt, wenn er den Strick schon um den Hals hatte.

Die Gefährdung tritt im Geborenwerden ein, wenn das Neugeborene in das Leben gebracht wird, so daß sich später das "Geboren werden" mit der Gefährdung assoziiert - Angst aufsteigt, wenn man sich "in das Erleben" bringen soll.

Die Bedrohungsangst entspricht einer ständigen "gespannten" Erregbarkeit, sowie nerval bedingten (Dauer-) Erregungszuständen (neurasthenische Schwäche).

In diesen ständig gespannten Erregungszuständen spiegelt sich das Mißverhältnis aus der durch die Elternsituation vorgegebenen geschlechtlichen Überlagerung.

Die Mutter, die (zumindest zum Zeitpunkt der Zeugung) den Vater (Zeugungspartner) ablehnt bzw. enttäuscht ist, fühlt sich als Frau gedemütigt. Es ist dabei unerheblich, ob dies zu Recht oder zu Unrecht geschieht - die Mutter könnte etwa durch Mond-Neptun oder Mond-Uranus gekennzeichnet sein und (unterbewußt) nicht Frau sein wollen - entscheidend ist der Effekt.

Das Gedemütigtsein (oder -fühlen) als Frau, und damit die Aversion gegen das Männliche, imprägniert sich im Kind: Frau-sein ist gedemütigt. Das Kind übernimmt die Erfahrung der Mutter und unterdrückt das Weibliche in sich. Das Mädchen reagiert dabei, im gleichen Ausgangspunkt bzw. bei gleicher Muttersituation, in der Auswirkung entgegengesetzt zum Knaben.

Das Mädchen (schon um so zu sein, wie es die Mutter liebt), traut sich nun nicht, - im täglichen Umgang unbewußter Reaktionen -, der Mutter gegenüber das Weibliche zu zeigen. Es wird schon "wie die Buben" oder mit den Buben spielen, diese womöglich in Wildheit übertreffen. Später gilt hier oft die vordergründige Erklärung (und damit die Verdeckung des Hintergrunds), daß man dem Wunsch der Eltern gemäß hätte ein Bub werden sollen, - was zusätzlich durchaus plausibel ist.

Dieses Verhalten setzt sich fort. Das Mädchen bzw. die erwachsene Frau wird sich, obwohl ein Weib (gemeint ist hier nicht der Typus des Mann-Weibes, das sich eher weiblich verhält), männlich verhalten, und kommt damit in die Konkurrenz zum Männlichen. Das eingeborene Mißtrauen gegen das Männliche (nicht gegen den einzelnen Mann als Person - den Achim, Gregor usw.) steigt hoch, wird zum Vertrauensmangel gegen das Männliche: man muß ununterbrochen überzeugt werden (der Mann fühlt sich ihr gegenüber immer in Anspannung). Die Konkurrenzhaltung (Halsstarrigkeit) und die Aversion gegen das Männliche werden ständig erhöht, da ja unterschwellig "das Weib lockt", man aber gleichzeitig sich gedemütigt fühlt (meist verdrängt), wenn man als Frau behandelt wird. Unbemerkt steigen die Rachegefühle hoch ("wenn es Spaß gemacht hat, muß er doppelt büßen"), um "zivilisatorisch verkleidet" und unterbewußt gesteuert die Verhinderung (Vernichtung) des Mannes zu betreiben (siehe auch S. 143).

Der Zwang zur Vernichtung des Männlichen geht von der Vorstellung aus, läuft also gegen "den subjektiven Willen" ab: - im Vertrauensmangel gegen das Männliche wird der eigene "Animus" nicht angenommen, - man lebt ihn durch sich selbst, was eben nur in der Vorstellung möglich ist. Die Vorstellung wird damit zur "Fremdbesetzung in sich", gegen die eigenen subjektiven Triebe.

Der "Vergewaltigung" des Weiblichen durch das Männliche in sich, - die in der Außenprojektion zur Aversion gegen das Männliche führt, zur Notwehr und Klage - entspricht es, daß das Männliche in sich eifersüchtig vor dem Weiblichen in sich steht und das Männliche von außerhalb abwehrt.

Das Männliche des Verhaltens, mit dem sich das "Ich" unbemerkt identifiziert, wird autonom und diktiert. Das Entpersonalisierte der Vorstellung wird als Maske zur Identität, sie fungiert als Mann, vernichtet jede männliche Konkurrenz so, wie in einem Königreich ein König den anderen vernichten muß, um selbst König sein zu können, und unterwirft sich die Weiber, die selbst ängstlich sind, sich den Männern hinzugeben und dann trotzdem das Männliche als Frau haben (Leitkuh-Prinzip). Es entsteht dabei die Ambivalenz, das Männliche einerseits zur Mithilfe (sexuelle Stimulation) bei der Unterdrükkung des Weiblichen in sich selbst anzulocken (bei Mond-Neptun, Saturn-Neptun), um andererseits es für die Demütigung büßen zu lassen. Es ist dies als Gleichnis der Erscheinungswelt die homöopathische Entsprechung zu den Spinnenmitteln.

Der Knabe, schon im Mutterleib "der Aversion gegen das Männliche" ausgeliefert, sich ungeborgen fühlend, beginnt ebenso wie das Mädchen, das Weibliche in sich zu unterdrücken, um, wenn er damit fertig ist, in der Umwelt (Außenprojektion) zu suchen, wo noch etwas Weibliches zu unterdrücken ist.

Der Knabe wie spätere Erwachsene gesteht sich das nicht ein. Er wird überlagert von den Schuldgefühlen gegenüber der Mutter, "ein Knabe zu sein" und will nun so sein, "wie die Mami ihn lieb hat", aber nicht, wie er ist. Er unterdrückt das Männliche in sich und lebt es nur noch aus der Vorstellung - und er sucht sich, zum Ausgleich seines Schuldgefühls gegenüber den Müttern später als Erwachsener "die strafende Mutter" zur Ehefrau.

Die Unterdrückung des Männlichen durch das Weibliche in sich wird zum Trieb, unterstützt "von der Rache für den Vater" wie von der "Rache für sich gegen die Mutter" - gegen den eigenen subjektiven Willen zur Unterdrückung des Weiblichen zum Zwang, der sporadisch jederzeit durchbrechen kann: er will "die Mütter zwingen" (die ihn freiwillig sowieso nicht gern in der Gebärmutter haben, seiner Erfahrung nach), er will sie zwingen, ihm die Geborgenheit zu geben - er will "die Mütter unterwerfen", um sich über die "erzwungene Anerkennung der Mütter" zu finden - die Erlösung von seiner Urerfahrung zu finden.

Meist führt dies zur sexuellen Stimulation über die Vorstellungsbilder der Gewalt, da man sich "normal" nicht angenommen fühlt und im entscheidenden Moment "versagt".

In beiden Fällen, der männlichen wie weiblichen Auswirkung, liegt der gleiche Ausgangspunkt vor, die gleiche Muttersituation. Die Unterdrückung des Weiblichen erstreckt sich dabei auf alles, was im Sinne seiner Wirklichkeit weiblich ist - auch auf das Subjektive und sein Empfinden. Sie werden der Vorstellung unterworfen, den "Wächtern ausgeliefert " - gemäß der kompensatorisch gezogenen Anlage der priesterlichen Überwindung (Opferung) des Subjektiven. Das Ego, in die Vorstellung übertragen, hat die "Wächter der Vorstellung" gerufen und sich mit ihnen verbündet, will die Macht über das Subjektive (das eigene wie das der anderen). Es ist dies die Vergewaltigung (Peinigung) des Lebens durch die "losgelassenen Wächter der Vorstellung" als tragische Alternative zur abgewehrten Angst im eigenen Empfinden.

Die Vorstellung kanalisiert das Empfinden, zwingt es: man lebt und fühlt nach dem Bild, das man sich von der Umwelt und sich selbst macht. Der Zugang zu den Quellen wird versperrt, das freie Spiel der Gefühle und Empfindungen von der Vorstellbarkeit bestimmt. Die Empfindungen werden aus ferner Erinnerung in der Vorstellung reproduziert; sie sind ohne Wurzeln, finden nicht die Mitte - diese ist abgetrennt und nur von einem schwachen Wiederhall berührt. Man stellt sich das Leben vor, das ist bedeutend leichter, als es zu leben.

Die Inhalte der Vorstellung, aus denen man im Ersatz für das unterdrückte Empfinden Sicherheit und Stabilität (Motivation) gewinnt, müssen absolut und garantiert sein. Sie sind es nur dann, wenn die Wirklichkeit der Umwelt so ist, wie die Vorstellung von ihr. Die Wirklichkeit der Umwelt wird gezwungen, der Vorstellung zu entsprechen (= als Stellvertreter des lieben Gottes wird die Welt "frisch nachkomponiert"), was der Vorstellung nicht entspricht, wird abgehakt, von der Anwesenheitsliste gestrichen.

Aus dem Denkübergriff gegenüber der Umwelt (Missionstrieb: man muß wegen fehlender Gewißheit überzeugen) entsteht ein Erfüllungszwang für diese - die Umwelt wird in ihren Eindrükken durch die Vorstellung eingeteilt und sie hat sich, wie man selbst auch sieht, im "Käfig" der Vorstellungen zu bewegen.

Die Autonomie der Vorstellung, die in ihrem Machtanspruch das Ego gegen das Empfinden schützen soll, bestimmt sich in seinen Inhalten, in seiner Interessenlage, seinen Prinzipien, seinen Ideologien durch die Macht über das Verdrängte, über das Leben, um es auch dort, wo es unverdrängt auftritt, unter die Vorstellung zu zwingen.

Die Übertragbarkeit der Vorstellung folgert die indirekte Macht: da Vorstellungen das Empfinden stimulieren, entsteht durch die Übertragung der Vorstellungen eine Inbesitznahme fremden Empfindens, die Inbesitznahme der Seelen - ein Sog, der lähmend und überlagernd für das Empfinden anderer sein kann. Es ist symptomatisch, daß die Skorpion-Mittel aus der Homöopathie die Spinnengifte sind, und gerade bei "schlafenden Seelen" (siehe Neptun II. Quadrant) eine Spinnenphobie besteht.

Die Inhalte der Vorstellung werden selbständig, werden zur Fremdbesetzung, zur Welt in der Welt (schizothyme Symptome), die kaum noch abgeschüttelt werden können, aus sich selbst kaum verlassen werden können. Das "Ich" ist überlagert von einer Schicht, die autonom reagiert (ein "autarkes Adenom auf dem Bewußtsein").

Es ergibt sich die Täuschung. Die Welt der Vorstellung wird zur eigenen hermetisch abgeschirmten Welt. Es wird nur noch das wahrgenommen, was ihr entspricht - im Mißverhältnis zur eigenen wie der Wirklichkeit der Umwelt. (Die Täuschung durch die Vorstellung kann im äußersten Extrem die Sinneswahrnehmung - Gerüche, Geräusche -, bestimmen.) Im unterbewußt herbeigeführten Zusammenbrechen der Täuschung (rhythmische Auslösung) kommt es zur Entmachtung der Vorstellung, die Täuschung wird offenbar, sie muß als Enttäuschung aus sich herausgelebt werden. Es ist dies eine tiefgreifende Krise, eine Infragestellung, in der das Leben ohne die Führung und Bestimmung der Vorstellung aus der eigenen Wirklichkeit neu orientiert werden muß, in der die bisher verdrängte Wirklichkeit in das Bewußtsein dringt, um das Eigenleben freizugeben.

Die Gefahr, daß man die Täuschung nicht loswerden will, ad

absurdum an ihr festhält, um mit der Wirklichkeit nicht mehr konfrontiert zu werden, ist nicht immer auszuschließen. Es ist dies die Gefahr, in immer zunehmendere Isolierung und Mißverständnisse mit der Umwelt - in Existenzkrisen zu geraten (je nach Quadrantenlage).

Beim akuten Transit von Uranus über Pluto oder umgekehrt, kommt es zur Situation des notwendigen Leitbildwandels. Die bisherigen Vorstellungen sind der eigenen Entwicklung nicht mehr angemessen, sie bedürfen der Ablösung durch neue Konzepte, durch neue Orientierung. Die Umstellung entspricht einer Krise, da die Vorstellungswelt, die Konzepte, nicht mehr "ziehen" - "die Kutsche steht, ein Pferdewechsel findet statt". Die Phase der Umstellung entspricht einer Depression, die umso stärker ist, als von der Vorstellungswelt psychische Schwächen stabilisiert werden müssen.

Das Arzneimittel aus der Homöopathie, Agaricus muscarius, ist der Erfahrung nach geeignet, aus der Täuschung zu heben, die Angst vor dem Empfinden zu nehmen. Seine Anwendung "öffnet die Augen" für die Wirklichkeit, behebt damit die Voraussetzungen für die Krise des Zusammenbruchs einer falschen Vorstellung - der Täuschung. Im Falle einer zu starken Dosierung (gleich zu Beginn zu hoch potenziert und zu häufig gegeben) kann dies zu unvorbereitet und abrupt aufbrechenden Krisen führen, etwa im zwischenmenschlichen Bereich.

Die Pluto-Uranus-Verbindung ist die Kompensations-Konstellation schlechthin (wie überhaupt alle Pluto-Verbindungen ein Notaggregat darstellen: wenn die Psyche ausfällt, läuft die Vorstellung weiter.) Sie zieht auch "andere psychisch geschwächte Partner an", die sich (möglicherweise im Fehlen einer eigenen Kompensation) gerne unter den "stabilisierenden Denkschirm" stellen wollen.

Die Pluto-Uranus-Verbindung (wie alle Skorpion- bzw. Pluto-

Verbindungen) wirkt umso stärker (die "Entfernung und Trennung von sich" wird umso größer), je mehr an psychischer Schwäche zu kompensieren ist. Hierfür kommen alle zusätzlichen Konstellationen in Frage, die ein blockiertes Empfinden anzeigen (etwa Mond-Saturn, Mond-Neptun, Saturn-Neptun).

Das gesundheitliche Geschehen wird von einer kompensatorischen Schilddrüsenüberfunktion dominiert, die, wenn auch auf "kleiner Flamme", so doch durch ihre Kontinuo wirksam ist. In ihrem Zusammenhang ergeben sich Unterleibsstörungen, vor allem aber Herzmuskelschädigungen.

Von den Konstellationen, die Herzbelastungen darstellen (in geringer Weise Saturn-Uranus und Sonne-Uranus, in starkem Maße Mars-Saturn und Sonne-Saturn), ist die Pluto-Uranus-Verbindung die Hervorragendste. Sie entspricht einer geradezu klassischen Disposition für ein Herzinfarktgeschehen. Im Sinne akuter Herz- und Kreislaufschwäche ist hier noch für Mars-Sonne Veratrum album zu nennen.

Aus der Konstellation Pluto-Uranus ergibt sich gleichermaßen der Sauerstoffmangel im Geburtsvorgang wie die Disposition zum Herzinfarkt-Geschehen. Ein Zusammenhang beider Vorgänge scheint auch im ursächlich-funktionellen Sinn zu bestehen (Frühschädigung des Atemzentrums - in der Folge des Herzkreislauf-Zentrums).

Die Pluto-Uranus-Verbindung ist zudem Voraussetzung für spastische Lähmungserscheinungen (extrapyramidale Syndrome). (Bei zusätzlicher Konstellation von Mond-Uranus verstärkt.)

Im gleichzeitigen Auftreten von Pluto-Uranus (kompensatorische Schilddrüsenüberfunktion) und Saturn-Neptun (symptomatische Nebennierenrinden-Überfunktion) konnte häufig die Disposition zu Schilddrüsenadenomen ("heiße Knoten") beobachtet werden.

Arzneimittel aus der Homöopathie:

Nosode	—	noch unbekannt
Tier	—	Lathrodectus mactans ("schwarze Witwe" - Spinne) (am besten in D- und LM-Potenzierungen) (Theridion ist hilfreich)
Pflanze	—	noch unbekannt
Mineralisches	—	noch unbekannt
Metalle	—	Thallium sulf. oder acet. (am besten in D-Potenzierungen)
Pilz	—	Agaricus muscarius (Fliegenpilz) (am besten in D- und LM-Potenzierungen)

Diese Konstellation betrifft außerhalb des individuellen Geburtsbilds folgende Geburtstage im Sinne des Gruppenschicksals, wenn der Geburtsort im mitteleuropäischen Bereich liegt:

ca. 31. Dezember - 3. Januar; ca. 26. Januar - 4. Februar; ca. 15. - 26. März; ca. 6. - 15. Mai; ca. 8. - 12. Juni; ca. 29. Juli - 4. August; ca. 17. - 29. September; ca. 11. - 16. November.

Diese Konstellation besteht außerdem bei:

Ascendent, Sonne auf zweiundzwanzig Grad Zwilling
und zweiundzwanzig Grad Schütze
oder gleichzeitig: Pluto in elf und
Uranus in acht

Zusatz zu Pluto

Die Skorpion-Betonungen in einem Geburtsbild respektive die Pluto-Verbindungen sind insgesamt für Kompensationen von Empfindungs. oder Erlebnisblockierungen geeignet. Die "Wächter der Erfahrung" und das "subjektive Erleben" sind natürliche Feinde.

Die Pluto-Verbindungen entsprechen in ihrer kompensatorischen Aufgabe der Pluto-Uranus-Verbindung, sie sind in den Auswirkungen ähnlich. Die Wirklichkeit der Welt (die eigene wie die der Umwelt) wird seelisch nicht ertragen und in der Vorstellung als Stellvertreter "des lieben Gottes" perfekt nachkomponiert.

Hervorzuheben sind die Konstellationen:

Mars --- Pluto
Venus --- Pluto
Merkur --- Pluto
Mond --- Pluto
Sonne --- Pluto
Saturn --- Pluto

Die Mars-Pluto-Verbindung stellt die schärfste Form der Vorstellungsbezogenheit dar. Sie übertrifft in Richtung Fanatismus und Vorstellungsbesessenheit die Pluto-Uranus-Verbindung - auch in kompensatorisch schizothymer Richtung (die Vorstellung als Ganzes in der Realität). Meist führt die Angst vor dem Leben beziehungsweise der Umwelt (Kindheit) dazu, die Vorstellungswelt der Eltern oder der Umwelt zu übernehmen bzw. Partner zu suchen, in deren Vorstellungswelt man sich geschützt findet. Als Entsprechung findet sich meist eine Wirbelsäulenschwäche (nicht aufrecht stehen) sowie Zerrumgs- und Krampfschmerzen (Magen, Unterleib). Als Mittel der Entsprechung wirkt Stramonium (Stechapfel) sowie Magnesium phosphoricum oder Magnesium carbonicum (bei akuten Schmerzen in niederen Potenzen) sowie Theridion (Feuerspinne). Hilfreich ist Tarantula hispania (spannische Tarantel). Mars-Pluto ist bisweilen Anzeiger für genetische Mängel, wenn stark im ersten oder achten Haus disponiert (zeigt bisweilen Geburten mit Spina bifida).

Bei der Venus-Pluto-Verbindung besteht die Fähigkeit, wie auch der Zwang, seine Vorstellungen auf (die jeweilige) Herdengruppe zu übertragen. Die Herdengruppe wird damit im Dienste der "Erhaltung der Sippe" zum "Clan" gemacht mit vorgeschriebenem Ritual, wird zum "Staat im Staat" (wirtschaftlich: Organisation - geistig: System). Gesundheitlich: Gewächse, Tumore = Staat im Staat. Mittel der Entsprechung sind Thuja (Lebensbaum) und Platinum metallicum. Als Spinnenmittel kann Aranea ixobola als übergeordnetes Spinnenmittel gelten.

Die Merkur-Pluto-Verbindung ist kennzeichnend für den Funktionszwang, also zuständig für Zwangsneurosen bzw. Zwangsvorstellungen. Erfahrungsbilder im Unbewußten drängen danach, dargestellt zu werden. Bei Darstellungsblockierungen wird die Person selbst von Vorstellungsbildern erfaßt. Die Funktion muß nach dem Ritual der Vorstellungsbilder tanzen - die Bilder des Unbewußten werden selbständig und zwingen die Unausweichlichkeit des ritualen Ablaufs. Gesundheitlich zeigt sich Lymphstau, Lymphspasmen sowie nerval bedingte Atemhemmung bzw. Atemblokkierung (Preßatem). Vielfach lassen sich bei einer Messung der Gehirnströme Irritationen nachweisen. Als Mittel der Entsprechung wirkt Ipecacuanha (Brechwurzel) kröperlich ab D 4, seelisch ab D 1o. Hilfreich erweist sich Asarum europaeum (europäischer Haselwurz) - am besten in D 3o.

Die Mond-Pluto-Verbindung setzt keine Blockierung des Empfindens voraus, sondern zeigt einen besonders starken Bildzugang an, der über die Vorstellung zwingend für das Empfinden wird, - das Empfinden also nicht blockiert, sondern besonders stark "beliefert" wird. Das Adjektiv, das die Konstellation charakterisiert, läßt sich mit "inbrünstig" umreißen. Die Mond-Pluto-Verbindung ist die Leidenschaftskonstellation schlechthin, in dem ererbte Erfahrungsbilder (auch Arterhaltung als Fortpflanzung in der persönlichen Entwicklung) zum Urerlebnis des

Gebärens (in jedem Sinne) drängen, oder zumindest auf den Weg dorthin. Das Mittel der Entsprechung ist Belladonna (Tollkirsche), ein Mittel, das sich in der LM 18 (wöchentlich 1x) als "homöopathischer Storch" erwiesen hat, bei Frauen, die aus spasmischer Haltung (respektive Eileiter- bzw. Eierstocksverklebungen) zu keiner Empfängnis kommen konnten. Für Mond-Pluto kann Lac canninum (Hundemilch) gelten.

Die Sonne-Pluto-Verbindung scheint die mildeste Form darzustellen - sie entspricht einem aus Vorstellungszielen kommenden kompensatorischen Ehrgeiz. Das Mittel der Entsprechung ist nach bisherigen Erfahrungen Aurum metallicum (Gold).

In der Saturn-Pluto-Verbindung treffen die "Wächter der Erfahrung" und der "Hüter der Wirklichkeit" zusammen, - führen damit zu dem Zwang zu der, auch gegen die eigenen subjektiven Triebe bzw. gegen die Zwecke des Ego gerichteten Wahrhaftigkeit (Zitat eines Klienten: bei allem persönlichen Versagen könne er in Anspruch nehmen, "den Mut zur Wahrhaftigkeit auch gegenüber dem, was die Götteer gnädig mit Angst und Grauen verdecken".). Das Mittel prophylaktischer Regulierung ist Aranea ixobola (eine nahe Verwandte der Kreuzspinne) - ein Mittel, das insgesamt auf alle Pluto-Verbindungen anwendbar erscheint. Als pflanzliche Entsprechung scheint Raphanus sativus (der schwarze Rettich) zuständig.

Saturn-Pluto scheint zwingend für Hüftgelenksarthrosen dann, wenn ein Teil der Verbindungen im ersten Quadranten steht. (Ganz offensichtlich durch Bänder-Spasmen bedingt). Zudem scheint die Saturn-Pluto-Verbindung dafür kennzeichnend, was als Colon spasticus, also als spasmisch-träger Dickdarm bezeichnet wird. Im Zusammenhang damit gibt es Hinweise auf migräneartige Anfälle, mit der Entsprechung von Aceton (am besten in D 3o).

11

Saturn —— Uranus

TUBERCULINUM

"Die Weihe des Hauses"

1. Unvereinbarkeit der Eltern - Trennung der Eltern
2. Schutz im Arrangement - formal-harmonische Abgrenzung
3. Unterdrückung der Impulse und Emotionen
4. Handlungshemmung - steckengebliebene Revolte
5. Unverträglichkeit von Disharmonie - die Vorstellung von Ebenmaß wird der Wirklichkeit oktruiert - Positivismus
6. Steinbildung - Galle - Nervenblockierungen (Facialislähmungen) - Nieren- und Ausscheidungsschwäche

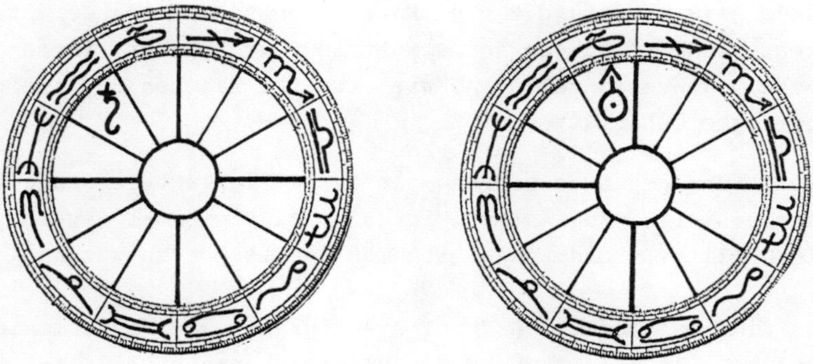

Die astrologischen Zeichen stehen "in Umkehrung", wodurch Disharmonie, Unvereinbares angedeutet wird. Die Erfahrung wird blockiert, - es zeigt dies die Angst vor dem Erlebnis des Wirklichen, das ersetzt wird durch die Vorstellung, sodaß im Falle der Saturn-Uranus-Verbindung immer die Vorstellungswelt des dritten Quadranten gestärkt wird.

Ausgangspunkt der Geburt ist die Unvereinbarkeit der Eltern zueinander. Die Unvereinbarkeit manifestiert sich in verschiedenen Formen:

die Eltern sind in der oder um die Geburtszeit aus existentiellen (beruflich, Todesfälle) Gründen getrennt.

die Eltern trennen sich, als Folge der zu Tage tretenden Unvereinbarkeit in den ersten Jahren nach der Geburt.

die Eltern überspiel das Unvereinbare und halten aus Gründen, die nicht in der Ehe selbst liegen (religiöse, wirtschaftliche usw.), die Form des Zusammenlebens bzw. der Ehe aufrecht.

Das Unvereinbare der Eltern zueinander drückt sich im Kind aus. Das Kind stellt die Vereinheitlichung des Unvereinbaren dar. Dies drückt sich darin aus, daß die Rate an Zwillings- bzw. Mehrfachgeburten deutlich höher liegt als dies bei anderen Konstellationen der Fall ist. Zugleich, wenn die Saturn-Uranus-Verbindung in Beziehung zur 8. Entwicklungsphase des Geburtsbilds steht, sind Störungen der Symmetrie feststellbar, in besonderer Weise Organverdoppelungen, wie etwa bei Mädchen die zweifach angelegte Gebärmutter.

Die latent gegebene Störung der Symmetrie legt den Hang zum Harmonisieren, zum Ästhetisieren nahe. Sie macht geneigt, nicht die Dualität, sondern das Ebenmaß des Lebens zu suchen.

Das Kind empfindet die Unvollständigkeit, die Disharmonie. Es kann sich an der Spannung des Unvereinbaren nicht beteiligen, insbesondere dann nicht, wenn es zu einer, wenn auch nur indirekten Stellungnahme gezwungen wird. Es entzieht sich, hält sich unentschieden und lernt, statt innerer Beteiligung und Auseinandersetzung (Stellungnahme) auf Umwelt harmonisch-verbindlich, formal geregelt und lavierend zu antworten. Das Kind wird zu freundlich, zu schnell perfekt im Umgang mit Formen.

Das Kind wächst in eine Verhaltensgewohnheit hinein, in der der kindgemäße, unbefangene Spieltrieb nicht ausgelebt wird. Der Umgang mit der eigenen Spontanität wird nicht geübt - es entsteht keine Erfahrung, damit kein Vertrauen in die eigene Spontanität.

Es muß "vom Kopf her erlebt werden" (der immer zusieht, immer kontrolliert - der auf der Tribüne sitzt und applaudiert), und das Kalkül ersetzt die Empfindung: es kommt zur Ökonomie der Gefühle, zum an sich halten (etwa der Luft, die sich nur in vielen Seufzern lösen kann).

Das Kalkül wie die Regelung lassen seelisch reibungslos wie schmerzlos mit der Umwelt umgehen. Die Fähigkeit zu Eindrucksverarbeitung schwindet, Disharmonie wird nicht mehr ertragen - weder die eigene noch die der anderen (bei äußerer unverbindlicher Freundlichkeit, innerlich vergrämt).

Es entsteht der Zwang zum Positivismus - der Zwang, in allem das Bejahende, das Schöne, das Harmonische zu sehen. Es kommt zum "Arrangement" zwischen sich und dem eigenen Leben wie zur

Umwelt. Alles muß "in das Bild" passen, es entsteht die Vorstellung formalen Umgangs, die Regie des Lebens, die auf die Umwelt übertragen wird. Die Objekte des Vorstellungsbildes werden stilisiert, damit sie nicht "aus dem Bild fallen". So ergeben sich Verdrängungen, Verdeckungen - das Lebensgefühl "wird gemacht", die Beziehung zur Wirklichkeit geht verloren, in extremen Fällen bis zur Verlogenheit im Sinne von unecht. Die Frage nach der Kindheit wird stereotyp beantwortet: die Eltern waren wunderbar, die Kindheit herrlich.

Je älter man wird, desto mehr nimmt das Emotionale ab, die Form erstarrt (Nervenblockierungen, Facialis-Lähmungen). Das "formale Arrangement des Lebens" wird perfekt, es ergibt sich das Ebenmaß und der Manierismus der Gefühle, "die ästhetische Emotion". Empfindungen und Gefühle bestehen nur noch in der Vorstellung - sie werden dargestellt, wie auf einer Bühne "mit Vorhang" und in der Erwartung, daß das Spiel von jedem mitgespielt wird. Das Zeremoniell wird deshalb wichtig, und selbst bei größter Sachlichkeit fehlen nicht die gespreizten (formale Glätte), ja bisweilen demonstrativ-dramatischen Elemente.

Was hier geschieht, ist der Versuch, der Unvereinbarkeit in sich, der Unvollständigkeit im Menschen die Vorstellung einer außersubjektiven religiös bezogenen Harmonie aufzuzwingen, um dem Erleben zu entgehen. Es entsteht ein priesterlicher Formalismus der gemachten Festlichkeit.

Weil aber, wie in allen Fällen von Uranus-Verbindungen, die mangelnde seelische Auseinandersetzung, wie die mangelnde seelische Stellungnahme, durch Überlegenheit kompensiert wird, kommt es hier zur Überlegenheit des Positiven. Das Geistige wird zur Wertung. Neben dem Hang zur geistreichen Witzelei, die Überlegenheit über das Leben demonstrieren soll, ist vor allen Dingen der Zuspruch zur Anthroposophie symptomatisch, deren harmonische Weltsicht zum Alibi der eigenen unerlebten Wirklichkeit wird. Die Überlegenheit des Positiven bedarf hier des besonderen Schutzes, der besonderen Absicherung, und sie gerät in die "Weihe des Unerlebten, Unechten". Rudolf Steiner, der Gründer der anthroposophischen Bewegung, muß das schon erkannt haben. Zu einem langjährigen Freund meinte er, er bräuchte nicht in die Gesellschaft eintreten, "es rieche dort nach Sakristei" (zum Grafen Kraljevic, Anfang der zwanziger Jahre in Basel).

Die Verdrängung der Emotionalität führt zu (säuerlichem) Neid auf das Leben, und sie führt, bei unverarbeiteten Instinkten, zwangsläufig dazu, daß sich das Verdrängte verdeckt entlädt. Die verdrängte Emotionalität wird zur unbekannten Größe ("die Angst vor großen schwarzen Hunden" = die Angst vor domestizierten Gefühlen, die losbrechen könnten, in der klassischen Homöopathie) - die Begegnung mit ihr wirkt skuril, löst Lachkrämpfe aus. Auf die Dauer läßt sich nicht ausschließen, daß die Verdrängung des Emotionalen einer Erstickung des Emotionalen gleichkommt, daß die Gefühlsseite erkaltet.

Bei alledem ist der Erleidensdruck ungeheuer. Aus dem Selbstverständnis des Aufwachsens, dem Kerker der (zum Schutz erworbenen) Mechanismen, ist es schwer, aus der Verfangenheit des Subjektiven in die Entfernung von sich, in die eigene Wirklichkeit zu finden. Zu der durch die eigenen Mechanismen unüberbrückbaren inneren Isolierung gegenüber der Umwelt, kommt die Isolierung sich selbst gegenüber, die Beziehungslosigkeit zu sich selbst, was sich in depressiven Phasen niederschlägt. Hinzu kommt, daß der Aufwand, der für die harmonische Umweltbeziehung betrieben werden muß, mit der Zeit so groß wird, daß er mit der eigenen Disharmonie bezahlt wird, was zu chronischer innerer Vergrämtheit führt.

Das Kalkül, die Regelungen, auf die sich das Leben baut, können zugunsten der eigenen Wirklichkeit nicht mehr oder kaum noch durchbrochen werden: es kommt zur verhinderten Mutation, zur "steckengebliebenen Revolte". Latent zeigt sich dies im ständigen Drang zum Springen, einer ständigen Unruhe, einer ständigen Gereiztheit. Sporadische Ausbrüche (Galliker) sind ungezielt und entsprechen dem Überdruck, sie überwinden kein Terrain. Die Spannung entspricht der Kugel im Revolver - es sind dies die Fälle, in denen man nachts vom Schießgewehr träumt, sich im

Traume freischießt.

Dies ist genau die Situation, in der die Bereitschaft zu Tuberculose hochsteigt. Immer da, wo eine notwendige Mutation nicht durchgeführt wird, erscheint die TB-Komponente. Jedes Kind macht sie in einer verkleinerten Phase durch, in dem Stadium, in dem es vor der Mutation zur Eigenart steht.

Die Tuberculose ist die Infektionskrankheit, die den Menschen geistig und seelisch verändert, die ihn aus seinem bisherigen Milieu herausmutieren läßt. Immer dann, wenn man aus sich selbst heraus nicht mehr in der Lage ist, eine notwendige Mutation durchzuführen, wird die Infektionskrankheit der Tuberculose benützt, um die Mutation zu erreichen. Das historische Beispiel ist hier Schillers Tuberculose im erzwungenen Militärdienst, nach der er erst zur Mutation, "zum Ausbruch" in die eigene Entwicklung und Gestaltung fähig war.

Es ist symptomatisch, daß mit der Saturn-Uranus-Verbindung als genetischer Vorleistung, die latente Disposition zur Tuberculose angelegt ist -, als psychosomatische Verankerung, die "Erstikkung" in der formalen Hemmung andeutet. Mit den Arzneimitteln aus der Homöopathie, respektive der Nosode Tuberculinum, scheint der Erfahrung nach die Lösung aus dieser Verankerung, die Lösung aus der formalen Hemmung zugunsten der Mutation möglich.

In der rhythmischen Auslösung der Saturn-Uranus-Verbindung drängt das Unvereinbare zwischen der eigenen Wirklichkeit und der äußeren Lebens- oder Gemeinschaftsform (in der sich die eigene formale Hemmung ausdrückt), hoch. Die Unvereinbarkeit drängt zu der Mutation aus der Form (auch Tradition usw.).

Die Saturn-Uranus-Verbindung ist die klassische Scheidungskonstellation. Auch im akuten Geschehen eines Uranus-Transits über den Saturn oder umgekehrt, tauchen innerhalb der persönlichen Verbindungen Entfremdungen auf - Unvereinbares. Die Spannungen wachsen an und machen zur Mutation aus der Form, das heißt zur

Trennung der Verbindung bereit.

Es ist nur über die übrigen Komponenten des Geburtsbildes zu entscheiden, ob es sich dabei um eine vorübergehende Krise handelt, oder ob die Krise Ausdruck einer grundsätzlichen Unvereinbarkeit ist.

Das gesundheitliche Geschehen entspricht wie bei jeder Uranus-Verbindung einem gestörten nervalen Bereich: es zeigen sich Nervenstörungen, Störungen in den Nervenbahnen, Nervenblockierungen, spezifische Facialislähmungen.

Insgesamt zeigt sich ein Verbund von meist unerkannter und nicht offensichtlicher Schilddrüsenüberfunktion, mit einer erhöhten Neigung zu Gallenblasen- bzw. Steinbildungstendenzen der Galle (zu dickflüssige Galle) - sowie Herzscheidewand-(Septum-)defekte der Kindheit.

Im Sinne der "Verhaltenheit" ist symptomatisch die erhöhte Neigung zu harnsaurer Überlastung (harnsaure Diathese) mit deutlicher gichtischer Komponente, zuzüglich einer Disposition zur Nierenschwäche.

Charakteristisch ist hier die schnelle körperliche wie seelische Erschöpfbarkeit, Schwächezustände mit depressiven Zügen. Im zunehmenden Alter ist eine Herzinsuffizienz beobachtbar.

Anzuführen ist die schon erwähnte tuberculöse Komponente, außerdem Sturz- und Fallneigung.

In Verbindung mit der Konstellation Saturn-Uranus:

> In den beobachteten Fällen von Morbus Boeck konnte immer eine Saturn-Uranus-Verbindung beobachtet werden, meist mit einer allergischen Komponente eines Neptun im I. Quadranten verbunden.
>
> Ebenso scheint die Saturn-Uranus-Verbindung zusammen mit Merkur-Saturn in einem Zusammenhang mit Störungen der Blut-

zellenbildung im Knochenmark zu stehen.

Saturn-Uranus und die fermentinsuffiziente Mond-Saturn-Verbindung = deutlicher Hinweis auf Nierengriesbildungen.

Arzneimittel aus der Homöopathie:

Nosode	--	Tuberculinum bzw. Tuberculin-Mamorek (am besten in D-Potenzierungen)
Tier	--	Serum anquillae (Aalserum)
Pflanze	--	Reisblüte (in D und C-Potenzen) (hilfreich ist Ignatia - Ignatiabohne)
Mineralisches	--	Terebinthina (Harz) (am besten in D-Potenzierungen)
Metalle	--	Stannum (Zink)

Bei einer nicht behandelten Sonne-Uranus-Verbindung sollte Tuberculinum nicht über D 3o gegeben werden.

Diese Konstellation betrifft außerhalb des individuellen Geburtsbilds folgende Geburtstage im Sinne des Gruppenschicksals, wenn der Geburtstag im mitteleuropäischen Bereich liegt, und zwar erstens von der Saturn-Seite her:

ca. 4. - 6. Mai; ca. 21 - 27 Mai; ca. 11. - 18. Juni, ca. 26. - 3o. August; ca. 27. Semptember - 4. Oktober; ca. 17. - 23. Oktober.

zweitens von der Uranus-Seite her:

ca. 21. - 24. Februar; ca. 1o. - 12. März; ca. 1o. - 12. Juni, ca. 28. Juni - 2. Juli; ca. 7. - 9. November; ca. 3o. Dezember - 2. Januar.

Diese Konstellation besteht außerdem bei:

Erstens von der Saturn-Seite her:

Ascendent, Sonne auf siebzehn Grad Waage

zweitens von der Uranus-Seite her:

Ascendent, Sonne auf achzehn Grad Krebs

oder gleichzeitig: Saturn in elf und
Uranus in zehn

Ergänzung: Mit der Entdeckung der Reisblüte (siehe Anhang Seite 316) für den homöopathischen Gebrauch konnten gleichzeitig Erfahrungen über die Struktur der Konstellation Saturn-Uranus gemacht werden (siehe auch "Hamburger Vorträge" Seite 48).

Demnach handelt es sich um das Bild der Isolation in einer Zugehörigkeitsform, die das Schöpferische in den kompensatorischen Formen des Saturn ausschließt und daher den Sprung aus den kompensatorischen Formen des Saturn zum Uranus nahelegt. Die Kompensationsformen des Saturn sind die phänomenistischen bis matriachalischen im Sinne der Verantwortung oder Pflicht, meistens den Umständen nach nicht angemessen, die das Schöpferische des Uranus gefangenhält ("Hansi sing"), um einerseits der Entwicklung und dem Risiko des Schöpferischen zu entgehen, gleichzeitig in erhabenem Ernst diesen für sei Ego zur Reputation zur Verfügung zu haben, damit nicht sein Leben, sondern sein Ego für die Wahrheit stellvertretend und damit maßstäblich machen zu wollen.

Die dritte Selbstvernichtungsstufe im Zeichen der Saturnverbindungen

Das Regulativ des Saturn

Die Mechanismen des Saturn sind die Hüter des Wirklichen im Menschen. Sie trennen aus Verflechtungen und Trieben des Subjektiven dort, wo das Wirkliche, als der Anteil am Himmel, zerstört zu werden droht, um das Jenseits im Diesseits zu halten - um das Heil (Heiligung) der Welt zu gewährleisten.

Der Arzt und Priester Stephan Kukolja ("psychisch gesund?") spricht davon, daß, "wird eine der zwölf Ur-Wirklichkeiten des Menschen unterdrückt, dieser zum Neurotiker würde. Eine der zwölf Ur-Wirklichkeiten sei das Verhältnis zu Gott, wird es unterdrückt, wird der Mensch seelisch krank."

Es scheint, als sei nur bleibend (Auslese), was sich auf Gott zubewegt - als erhielten die Heiligen die Art (und nicht deren Wächter).

Die Saturn-Verbindungen sind immer und nur dann problematisch, wenn das Ego oder die Subjektivität sich weigert, sich im Erlebnis zu entlassen. Die Strenge der Trennung zwischen Subjektivem und Wirklichem wird dann vom Ego oder vom Subjektiven übernommen, indem diese sich "heiligen", zum Hüter aufraffen, etwa zur Moralität des Empfindens "gegenüber den Müttern" (Saturn-Mond) oder der Moralität des Verhaltens (Saturn-Sonne) oder auch als selbsternannte Hüter religiöser Erfahrung (Saturn-Uranus).

12

Mars —— Saturn

NUX VOMICA

"Die Herausforderung des Schicksals"

1. Existenzkrise der Eltern zur Geburtszeit
2. Imprägnation der Konkurrenzhaltung
3. Gleichstand Antrieb-Hemmung, Projektion der Hemmung in die Außenwelt
4. Widerstandssuche in der Außenwelt
5. "Heiligung der Leistung"
6. Gefäßverkrampfungen - Durchblutungsstörungen

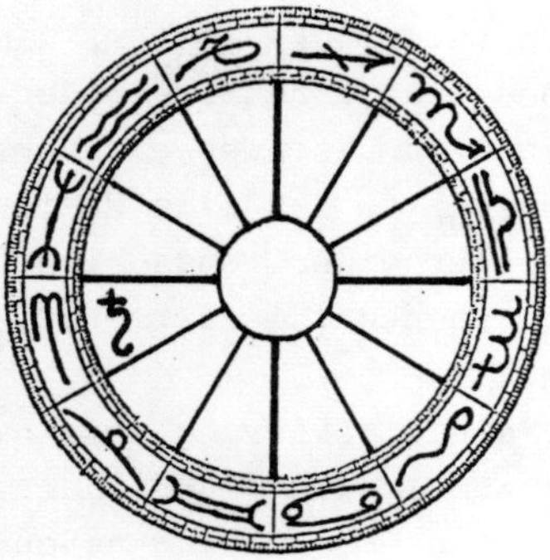

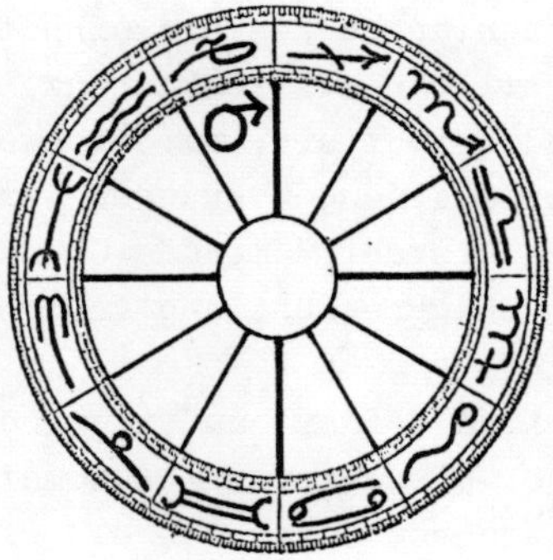

Die astrologischen Zeichen sprechen von einer Blockierung der Energie und Impulse (Saturn Haus eins) wie von der Verdrängung der Energie in das "Namenlose" (Mars Haus zehn) - der Aggression gegen die Maßstäbe des Wirklichen, gegen das Schicksal.

Der Verband (Herde), dem das Neugeborene angehört, wird in seinen Zielen von den Maßstäben des Wirklichen wie seinen äußeren Bedingungen beeinträchtigt. Dem Kind wird diese Erfahrung zur Imprägnation.

Voraussetzung wird somit der harte Existenzkampf des Verbandes bzw. der Eltern:

durch Konkurrenzdruck (Anfeindungen)
durch Einschränkung der Existenz durch Gesetze (berufsbezogen)

Die Eltern (bzw. der Vater oder die Mutter einzeln) sind gegenüber der Umwelt zu einer dualistischen Haltung gezwungen. Es entsteht die Atmosphäre der Trutzburg: "wir hier, und die, gegen die wir uns verteidigen oder durchsetzen müssen -, die dort". Das Kind wächst in die Atmosphäre der Konkurrenzhaltung hinein. Diese Haltung wird zum Selbstverständnis, das Leben wird als Konkurrenz begriffen.

Der weitere Werdegang ist zwangsläufig: das Kind wird aus der imprägnierten Konkurrenzhaltung den Vater, die Mutter, die Geschwister als Konkurrenz empfinden. Das Kind wird widerstandsorientiert, wird schwer behandelbar, schwer erziehbar. Es wird strenger erzogen werden müssen, so daß eine Erziehung entsteht, die das Grundprinzip der widerstandsorientierten Konkurrenzhaltung in einer logischen Weise fortsetzt.

Das Kind erfährt nun tausendfältig die Blockierung seiner Impulse. Dies wird zum Automatismus: zum Impuls gehört das Selbstverständnis der Blockierung - die Blockierung "wächst" an den Impuls an.

Was entsteht, ist der Gleichstand von Antrieb zu Hemmung. Die Hemmung ist tausendfach eingeübt, der Impuls kann sich in Richtung Entspannung nicht ausleben, die Spannung summiert sich, man wird "aufgeladen".

Die innere Spannung ist statisch kaum zu ertragen. Es entsteht der Versuch, dies zu dynamisieren - die eigene Hemmung in die Außenwelt zu projizieren, um sie dort zu bekämpfen.

Es kommt zum Kampf gegen jeden und alles - jede Art von Umwelt wird zur Konkurrenz, es kommt zur "verewigten" Opposition: Je größer die Hemmung, desto "heroischer" wird die Widerstandssuche.

Es kommt zur "Heiligung der Leistung" - dazu, dem Schicksal oder der Welt etwas abtrotzen zu müssen. Der Weg zum Erfolg ist der Weg der Überschätzung, der Eskalation der Widerstandssuche - bis hin zum Kampf gegen das Übermächtige.

Leistung entsteht erst durch Widerstand, der zur inneren Stabilisierung gebraucht wird. So kommt es zur "Identifikation" mit Aufgaben (Ideen), die das "Durchboxen", die Widerstand garantieren. In dieser Weise wird man zum "Saubermacher" für die Umwelt - für Brüchiges, Überholtes, Hohles.

Die innere Hochspannung, die ständig eine dynamisierende Ableitung braucht, führt aber auch dann zum Aktivitäts- und Tätigkeitsdrang, wenn die Ziele in keinem sinnvollen Verhältnis mehr zur Eigenentwicklung stehen oder der Maßgabe der Umwelt entsprechen.

Für die Umwelt wird man dann zur Beunruhigung, zur Störung - die Spannung überträgt sich.

Daß nicht die geringste Atmosphäre in Familie und Heim wie in näherer Umwelt entstehen kann, daß Besinnung und Ruhe dort vertrieben werden, zeigt sich darin, daß man eingreift, Entwicklungen stört, Impulse vorwegnimmt, Kinder oder Ehepartner entmündigt, bis diese in ständiger Selbstbehauptung befangen sind.

Das Alibi liegt in der Rolle des Fleißigen, Tüchtigen, der im Tätigkeitszwang nie aufhören kann, etwas zu tun - der, wenn er von der Arbeit nach Hause kommt, gleich zur Säge oder zum Bügeleisen greift oder hinter Aktenordnern verschwindet.

Umwelt wird damit in die eigene Kompensation mit einbezogen (wenn nicht legitime Phasen der Durchsetzung notwendig sind) und dies noch dazu mit dem scheinbaren Recht auf das Lob des "Tüchtigen" oder "Fleißigen", was in diesem Sinne, da ja die Umwelt die Prämie der Kompensation mitzutragen hat, infam erscheint.

Daß man in dieser Art von Widerstandssuche wie innerer Hochspannung zwanghaft dem Trieb ausgeliefert ist, "Spannung abzusetzen", führt zusätzlich mit der imprägnierten Konkurrenzhaltung zu Unverträglichkeit, in extremen Fällen zu Rücksichtslosigkeit bis hin zur Zerstörungswut. Es ergibt sich daraus eine innere Zerrissenheit, da man zwanghaft an die Widerstandssuche ausgeliefert ist, die Übereinstimmung mit der Umwelt stört bis zerstört.

Wie deutlich die Imprägnation der Widerstandssuche im Empfinden eingekerbt ist und zum Selbstverständnis wird, zeigen Untersuchungen bei Leichtathleten (vom Landesmeister aufwärts), bei denen die überwiegende Mehrzahl der Hindernis- und Hürdenläufer die Mars-Saturn-Komponente im Geburtsbild verzeichnet hat. Durchaus entsprechend sind die Ergebnisse bzw. Erfahrungen der Praxis, nach denen 80 % der Frauen, die etwa farbige Partner ehelichen, oder die Fälle, in denen "milieukonträr" geheiratet wird, eine Mars-Saturn-Verbindung im Geburtsbild aufweisen.

Im Alter, wenn die Leistungsziele und damit die Absorption der Widerstandssuche schwierig wird, die kompensatorische Motorik aber bleibt (Entspannung heißt hier Erschöpfung), kommt es zur Krise. Man hat nicht gelernt, "zum Fischen zu gehen" oder "Bienen zu züchten". Man hat nicht gelernt, sich selbst auszugleichen, damit nicht gelernt sich zu ertragen.

Die Hemmung kann nur dann nicht in die Außenwelt projiziert werden, die psychische Anspannung nur dann nicht in Tätigkeitsdrang dynamisiert werden, wenn bei Neptun im ersten Quadranten oder bei einer Neptun-Venus-Verbindung die sogenannte "Revierlähme" besteht: wenn also zusätzlich zur blockierten reaktiven Energie auch noch eine seelische Hemmung hinzukommt. In diesem Falle, und dies sind auch gesundheitlich die problematischen Fälle, richtet sich die widerstandsorientierte Energie "nach innen", es kommt zur Autoaggression. Es entsteht eine selbstquälerische Zerrissenheit, Lethargie, eine kritisch nörglerische Haltung.

Schon ohne den Zusatz der "Revierlähme" (Venus-Neptun bzw. Neptun Haus zwei) kann es bei zu starken Blockierungen zu kurzen Phasen der Autoaggression kommen, die sich in körperlichen Exzessen äußert - die Aggression richtet sich nach innen, in die Selbstzerstörung. Mit der zusätzlichen seelischen Hemmung jedoch liegt die trotzige Selbstinfragestellung, die möglicherweise unterschwellig angezielte Selbstbehinderung nahe, was im Sinne der Venus-Neptun-Revierlähme im psychosomatischen Sinn zur rheumatischen Komponente führt.

In der rhythmischen Auslösung der Mars-Saturn-Konstellation im Geburtsbild kommt man an eine Stelle des Lebens, in der eine weitere Eskalation des Verhaltensmodells im Sinne der Widerstandssuche oder der Ableitung auf Leistungsziele nicht mehr möglich scheint, die äußeren Blockierungen erdrückend sind, die begrenzenden Widerstände unüberwindbar werden. Es ist dies die Stelle im Leben, in der es gilt, die eigenen Grenzen zu finden, und in ihrem Rahmen durchzuhalten, sich "durchzuboxen".

Es äußert sich dies in einer Existenzkrise erschwerter Durchsetzung, Blockierungen der eigenen Initiative durch Herausforderung scheinbar übermächtiger Widerstände, durch Konkurrenzdruck und auch durch ein Nichtfortführenkönnen des bisherigen Tätigkeitsstils wegen leistungsmäßiger totaler Überforderung. Es besteht dabei die Neigung, die Tätigkeit zu wechseln (wenn man nicht schon dazu gezwungen wurde).

Bei der akuten Situation eines Saturn-Transits über den Mars kommt die Situation der Blockierung der Energie, der Blockierung der Impulse. Das tritt sehr häufig ein bei kurzfristigen Infragestellungen im Tätigkeitsbereich, im existentiellen Zusammenhang. Dies kommt auch sehr häufig vor bei einer Unterbrechung der Ausbildungswege, sei es als Sitzenbleiben, sei es als das freiwillige Ändern des Studiums oder des Ausbildungsweges (möglicherweise als Studierender nach mehreren Semestern). Im Arbeitsbereich zeigt sich ein "sich durchboxen müssen" (wenn die Mars-Saturn-Komponente nicht im Geburtsbild ist, durchaus nicht als Infragestellung des eigenen Verhaltensmodells), ein durchhalten müssen gegen erschwerte Umstände, wobei die Neigung "alles hinzuwerfen" und die Tätigkeit zu ändern in Deutlichkeit gegeben ist.

Die gesundheitlichen Symptome liegen zunächst einmal durchaus im Sinne des Gleichstandes von Antrieb zu Hemmung in der Verkrampfung der Muskeln (Tremor) sowie in der Verkrampfung oder dem Spasmus der Gefäßmuskulatur. Dies führt zu Durchblutungsstörungen, vor allen Dingen im Bereich der Herzkranzgefäße - damit einer Mangelernährung des Herzmuskels. Typisch sind im Sinne der Mangeldurchblutung: Migräne, Kopfschmerzen, sowie auch in krassen Fällen der Mangeldurchblutung epileptoide Erscheinungen. Hierbei kann es dazu führen, daß Organe, die an sich gesund sind, in Mitleidenschaft gezogen werden, wie etwa Niere oder Leber.

Im Sinne der Durchblutungsstörungen kommt es zu der sehr typischen Stoffwechselträgheit (Obstipation), die nur in dem einen Fall nicht eintritt, nämlich dann, wenn gleichzeitig eine symptomatische Nebenniereninsuffizienz und Vagotonie im Sinne eines Neptun im ersten Quadranten oder einer Venus-Neptun-Verbindung gegeben ist. Nicht zuletzt ist auf Grund der Durchblutungsstörungen an die Neigung zum "Raucherbein" zu denken.

In Verbindung mit anderen Konstellationen fällt vor allen Dingen die Verbindung mit einer gleichzeitigen Neptun Haus zwei oder Venus-Neptun-Konstellation auf: hier handelt es sich um die rheumatischen Komponenten - die Bewegunshinderungen, die psychosomatisch der "Revierlähme" eines Neptun im I. Quadranten entsprechen.

Weiterhin sind bei der zusätzlichen Konstellation von Mond-Saturn die häufig zu beobachtenden Magensekretionsstörungen, wie eine insgesamt dabei auftretende Magenanfälligkeit im Sinne von Magengeschwüren zu beobachten. Auffällig: rheumatoid bezogene Schwerhörigkeit. Die Verbindung mit Neptun Haus sechs oder Saturn-Neptun zeigt, neben der an sich schon gegebenen Anfälligkeit des Kniegelenks, arthropatische Symptome, was etwa bei einer Miteinbeziehung des Planeten Pluto zu Hüftgelenksdeformierungen führen kann. Hierbei deutliche rheumatoide Symptome.

Bei gleichzeitiger Konstellation von Mars-Saturn und Saturn-Neptun liegt der inhaltliche Ausgangspunkt für eine Tendenz zu Verfolgungswahn vor.

Arzneimittel aus der Homöopathie:

Nosode	—	noch unbekannt
Tier	—	noch unbekannt
Pflanze	—	Nux vomica (Brechnuß - Krähenauge) (am besten in D- und C-Potenzierungen)
Mineralisches	—	noch unbekannt
Metalle	—	noch unbekannt
chem. Verbindung	—	Acidum formicicum (Ameisensäure) (am besten in D-Potenzierungen)

Diese Konstellation betrifft außerhalb des individuellen Geburtsbilds folgende Geburtstage im Sinne des Gruppenschicksals, wenn der Geburtsort im mitteleuropäischen Bereich liegt:

ca. 23. - 28. Februar; ca. 10. - 21. April; ca. 29. Juni - 6. Juli; ca. 8. - 18. Dezember.

Diese Konstellation besteht außerdem bei:

Ascendent, Sonne auf 17,5 Grad Steinbock
oder gleichzeitig: Mars in zehn und
Saturn in eins

13

Venus —— Saturn

CUPRUM ARSENICOSUM

"Die Integration"

1. Geschlossenheit und Abgegrenztheit des Familien-Verbandes
2. Moralische Erziehung
3. Zwang zur sozialen Integration - "Heiligung" der Gemeinschaft
4. Liebe als Pflicht
5. Drüsenschwellung - Drüsenverhärtungen - venöser Stau

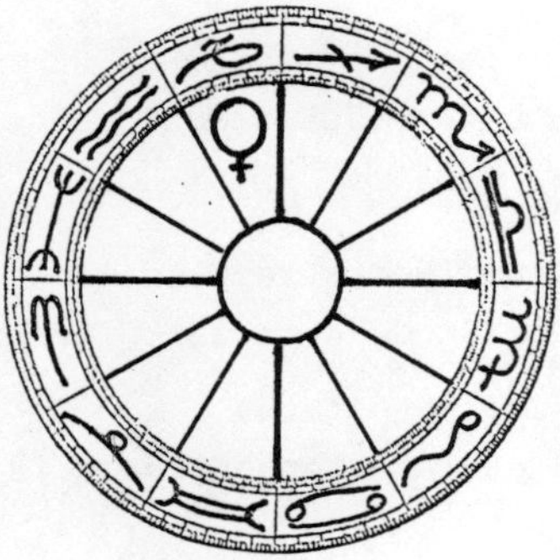

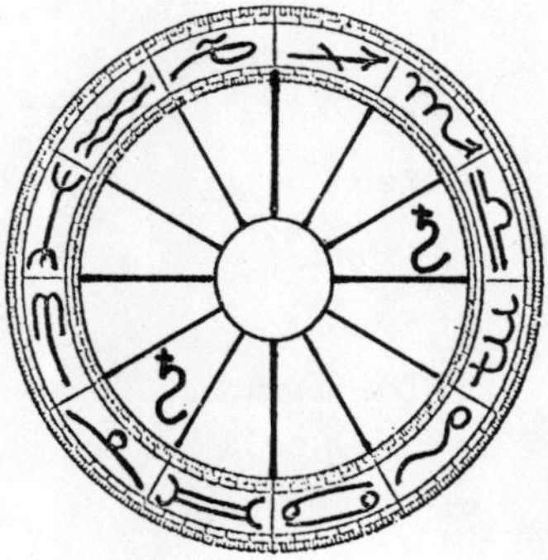

Die Zeichen weisen auf die Heiligung der Gemeinschaft sowie auf den Zwang zur sozialen Integration.

Der Zwang zur sozialen Integration wie Heiligung der Herde führt dazu, daß der jeweilige Sozial-Verband (Sippe) über die individuellen Entwicklungen gestellt wird.

Zudem kann die Integration kompensatorisch benutzt werden, um sich "vor dem Leben" in der "Herde (oder einer sozialen Zugehörigkeit) zu verstecken".

Aus der "Liebe als Pflicht" (Sozialverständnis wie Sozialtätigkeit mit dienendem Charakter) wird dann "Liebe als Strafe". Dies vor allem dann, wenn einmal geschlossene Partnerschaften ("betonierte" Anhänglichkeit) trotz Unvereinbarkeit nicht verlassen werden können (Venus-Saturn ist das Vorstadium von Saturn-Uranus).

Im Somatischen scheint die Konstellation auf Drüsen-Verhärtungen und Stenosen hinzuweisen.

Arzneimittel aus der Homöopathie:

Nosode	--	Scarlathinum (Scharlach-Nosode)
Tier	--	noch unbekannt
Pflanze	--	Colchicum (Herbstzeitlose) (Rhus toxicodendron ist hilfreich)
Mineralisches	--	Succinum (Bernstein) (Terebinthina (Terpentinöl) ist hilfreich)
Metallverbindg.	--	Cuprum arsenicosum (in allen Potenzarten)

Die Zuordnung für Plumbum metallicum (Blei) ist noch nicht gesichert. Es ist aller Wahrscheinlichkeit nach Venus-Saturn, infrage kommt noch Sonne-saturn.

(Die "träge" Venus dürfte homöopathisch dem Kalium entsprechen. also die Stierkomponente bzw. Venus im I. Quadranten).

Diese Konstellation betrifft außerhalb des individuellen Geburtsbilds folgende Geburtstage im Sinne des Gruppenschicksals, wenn der Geburtsort im mitteleuropäischen Bereich liegt:

noch unbekannt

Diese Konstellation besteht außerdem bei:

gleichzeitig: Venus in zehn und
Saturn in zwei
oder Saturn in sieben

14

Merkur --- Saturn

Ceanothus americanus

"Die Spiegelung"

("Du sollst kein falsches Zeugnis annehmen")

1. Abweisungserlebnis
2. Abgrenzung durch Intellekt
3. Neutralisierung und Versachlichung der Umweltbeziehung - dadurch ortlos
4. Der Intellekt wird als Über-Ich geheiligt - Kompensation zur ungreifbaren Überlegenheit
5. Selbstbestätigung durch Skepsis - Ausschluß des Lebens
6. Schwäche der Körperabwehr - Lymphflußstau; Neigung zu diabetischer Stoffwechsellage

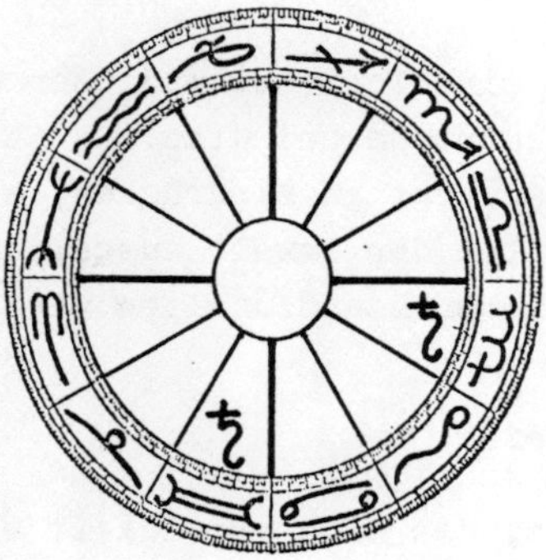

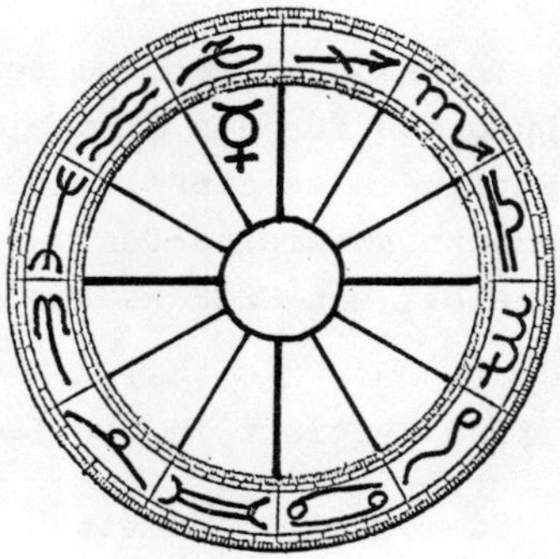

Die astrologischen Zeichen sprechen von der Trennung und Abgrenzung im Umkreis, von der Blockierung der seelischen Aussteuerung gegenüber der Umwelt (Saturn Haus drei bzw. Haus sechs) sowie von der "Heiligung des Intellekts und der Ratio" - von der Entpersönlichung der Haltung (Merkur Haus zehn).

Zur Voraussetzung wird das Fehlen einer eindeutigen Bezugsperson für das Kind. Dies kann geschehen:

durch Kaiserschnitt.

durch den Wechsel der Bezugsperson, der Trennung von der Mutter nach der Geburt (Sauerstoffzelt oder Krankheit der Mutter), durch Adoption.

durch Irritation der Bezugsperson, wenn sich die Kompetenzen in der Versorgung oder Erziehung überschneiden oder ständig wechseln (etwa wenn sich das Kind zwischen der Zuständigkeit der Eltern und Großeltern bewegt oder überwiegend von Kindermädchen versorgt wird).

Das Kind, das aus der Einheit in die Vereinzelung geboren wird, ist noch nicht fähig, aus dem Empfinden die Vereinzelung zu leben; es lebt mit dem Gefühl und dem Empfinden noch aus der Übereinstimmung mit der Mutter - mit der Vertrautheit (und Sicherheit) von Diktion, Bewegungsablauf usw.

Eine Trennung von der Mutter oder eine Irritation dieser Beziehung muß für das Kind eine Katastrophe bedeuten. Es ist, im Empfinden vereinzelt, einer Übermacht an Eindrücken, einer Übermacht an Eigenarten und Gestalten der Umwelt ausgeliefert, der selbst ein Erwachsener nicht immer standzuhalten vermag.

Das Kind reagiert in zweifacher Weise:

> die Umwelt wird etwas Fremdes, das Kind entwickelt einen frühen Intellekt, um sich sachlich-neutral abzugrenzen, und um die Eigenarten und Gestalten der Umwelt zu neutralisieren und damit zu "entschärfen".
>
> das Kind fühlt sich alleingelassen, abgewiesen, aus der Einheit und dem Zusammenhang geworfen - es kann sich seelisch nicht mehr identifizieren und fühlt sich auch im Aufwachsen aus jeder Einheit, der Ordnung der Welt wie der Einheit des Wirklichen vertrieben. Es entsteht die Skepsis dessen, der stets "seelisch außerhalb steht".

Der Intellekt wird zur Grundlage des Verhaltens. Er ersetzt kompensatorisch das Empfinden, neutralisiert die Eindrücke der Umwelt, macht sie kalkulierbar und garantiert einen seelisch reibungslosen und unverletzlichen Umgang mit der Umwelt. Durch die sachliche Reaktion des Intellekts auf die Umstände der Umwelt wird man von außen bestimmbar (sachliche Fremdbestimmung), reagiert instrumental, wird zum Gerät. Was bleibt, ist das Kalkül, die Beurteilung des Lebens außerhalb.

Durch das blockierte Empfinden wie Erleben fehlt die Orientierung aus sich, fehlt das Vertrauen in das eigene Handeln wie Erleben. Es wird ersetzt durch verbal-demonstrative Elemente, Theorien, Pläne, Taktiken sowie durch intellektuelles Literarisieren (im Extrem bis zum Geschwätz) - man delektiert sich an intellektueller Brillanz, hebt das Offensichtliche hervor (Grimms Märchen: "Die kluge Else"). Es entsteht eine analytische Verengung des Lebensgefühls, ein Mangel an Vitalität, eine gewisse Fahlheit und Blutleere (Anämie).

Das Leben wird mit der Pinzette angefaßt, und man versucht, es keimfrei zu halten, da eine geringe seelische Abwehr vorhanden ist (auch Lymphschwäche, Schwäche der Körperabwehr). Standort wird ein toleranter, weil ortsloser Skeptizismus. Die Ratio wird zum Argument, um weiter der eigenen Wirklichkeit zu entgehen. Aus der Skepsis kommt der Anspruch, daß sich die Umwelt stets zu beweisen habe - entsteht das narzißtische Spiel mit dem sich Versagen.

Es entspricht dies dem Märchen von der neurotisch-verzauberten Prinzessin im verzauberten Schloß, zu der einige Ritter kommen, um sie zu erlösen - die Prinzessin aber meint, daß das bei ihr so einfach nicht sei: daß da vorher noch mehrere schwere Aufgaben zu erfüllen seien, etwa den großen Fluß zu überqueren, das große Ungeheuer zu erlegen oder "die drei goldenen Haare vom Teufel" zu bringen. Wenn sie zurückkämen und ihre Aufgaben erfüllt hätten, dann könnte man ja sehen, ob man ihnen Vertrauen schenken könne.

Die Aufgaben sind nicht lösbar (es sei denn, daß einem unterwegs eine Hexe begegnet). Die Prinzessin hat aber die Gewähr, das Spiel des sich Versagens weiterzuspielen und zudem in den Genuß zu kommen, die Bewertende zu sein.

Gleichzeitig besteht der Anspruch, gefühlsmäßig von der Umwelt motiviert zu werden. Das blockierte Empfinden bedarf kompensatorisch eines gesteigerten Gefühlslebens - bedarf des Anspruchs, daß geeignete Eindrücke für das Gefühlsleben geliefert werden.

Das sich Versagen spiegelt die frühkindliche Erfahrung der Abweisung. Sie führt zum Wiederholungszwang - die Abweisungsangst, unterschwellig vorhanden, wird in der Bestätigung "frei", und sie rechtfertigt gleichzeitig das intellektuelle Verhaltensmodell.

So will die Abweisung immer wieder erlebt werden. Dies zeigt sich indirekt in der Angst vor Glück (man glaubt, nichts erwarten zu dürfen - "das muß ich doch wieder bezahlen"). Es zeigt sich in einem sozial ständig schlechten Gewissen - in der Angst vor dem "Neid der Götter".

Dies zeigt sich offenkundig im Kleinen, wenn das Mädchen, das sich verliebt hat, wegläuft - im Großen, wenn man unterbewußt gesteuert dem Glück "aus dem Weg geht" und zu Partneraffinitäten findet, die das Handicap mit einschließen oder in extremen Fällen die Verhinderung schon in sich tragen. Meist kommt es dann, mit der von der Skepsis gezeugten Resignation, zu Bindungen (u.U. die Vernunftehe) unter Einschluß der Ratio und des Intellekts.

In den persönlichen Bindungen überwiegt, bei Blockierungen des Empfindens und Erlebens, die harmonische Übereinstimmung der Gefühle - die Übersteigerung der gemeinsamen Gefühlswelt. So kann es zu dem Phänomen kommen, daß bei stärkster Gefühlsübereinstimmung gleichzeitig bei Frauen der Zug ins Frigide unverkennbar ist (meist mit Neigung zu Eierstocksentzündungen als Abwehr über den Unterleib) oder aber, daß nach langen Jahren der Gefühlsübereinstimmung eine Unzufriedenheit eintritt, die nicht erklärbar scheint, und die allein darin liegt, daß in Wirklichkeit nicht erlebt wird, sondern nur ein gemeinsamer Konsum an Eindrücken vorliegt.

Im gesundheitlichen Bereich ergibt sich schon sehr früh die deutliche Tendenz zu Keuchhusten.

Ferner:

Gefäßspasmen

Lymphflußstau

Eisenmangel mit Tendenz zu Anämie

Körperabwehrschwäche, also RES-Schwäche

Disposition zu diabetischer Stoffwechsellage
(die bei der Merkur-Saturn-Verbindung durch Einsatz von Antibiotika, in astrologischer Sicht gefördert wird).

Im Sinne der Abwehrschwäche des Körpers erhöhte Neigung zu entzündlichen Prozessen und Infekten, als da sind im besonderen die Anfälligkeit des Bronchialtrakts sowie Eierstocksentzündung.

Bei einer Merkur-Saturn-Verbindung mit einer gleichzeitigen Mars-Neptun-Konstellation oder einer Neptun-Konstellation im ersten oder zweiten Haus des Geburtsbilds ergibt sich ein allergisch bedingtes Asthma.

Die Merkur-Saturn-Verbindung scheint, zusammen mit anderen Konstellationen (Mars-Pluto, Saturn-Uranus) in einem Zusammenhang mit Störungen der Blutzellenbildung im Knochenmark zu stehen.

Die Merkur-Saturn-Verbindung, zusammen mit Mond-Saturn oder Mond-Neptun scheint Erkrankungen der Lymphwege zu disponieren.

Arzneimittel aus der Homöopathie:

Nosode	--	Pertussinum (Keuchhusten-Nosode) (am besten in D- und C- Potenzen)
Tier	--	noch unbekannt
Pflanze	--	Ceanothus americanus (Seckelblume) (Anacardium orientale ist hilfreich)
anorganisch	--	(Ammonium carbonicum) (am besten in D-Potenzen)

Bei akuten Infekten grippaler Art, die immer unter dem Signum Merkur-Saturn stehen:

	Pflanze	--	Gelsemium (wilder Jasmin)
sowie	Pflanze	--	Eupatorium perfoliatum (Wasserhanf) im zehnminütigem Wechsel

Diese Konstellation betrifft außerhalb des individuellen Geburtsbilds folgende Geburtstage im Sinne des Gruppenschicksals, wenn der Geburtsort im mitteleuropäischen Bereich liegt:

ca. 8. - 14. Januar; ca. 2o. - 26. Januar; ca 12. - 15. März, ca. 25. - 28. März; ca. 15. - 21. Mai; ca. 27. Mai - 2. Juni; ca. 9. - 16. Juli; ca. 2o. - 29. Juli; ca. 18. - 26. November; ca. 28. November - 4. Dezember.

Diese Konstellation besteht außerdem bei:

Ascendent, Sonne auf zwei Grad Zwillinge
auf zwei Grad Schütze
oder gleichzeitig: Merkur in zehn und
Saturn in drei oder
Saturn in sechs

15

Mond —— Saturn

ARGENTUM NITRICUM

"Die Ungeborenen"

1. Mutter von der Familie des Vaters nicht akzeptiert - Ungeborgenheitsgefühl der Mutter
2. Kind will "nicht ins Leben geboren werden" - kein Ablöseprozeß vom Mutterprinzip
3. Umwelt wird zum sinnbildlich verlängerten Mutterprinzip
4. Scheingeborgenheit in der Gefühlsübereinstimmung mit der Umwelt
5. Depressionsneigung (endogen)
6. Subacidität-Magen - Fermentschwäche - Sauerstoffmangel im Gewebe

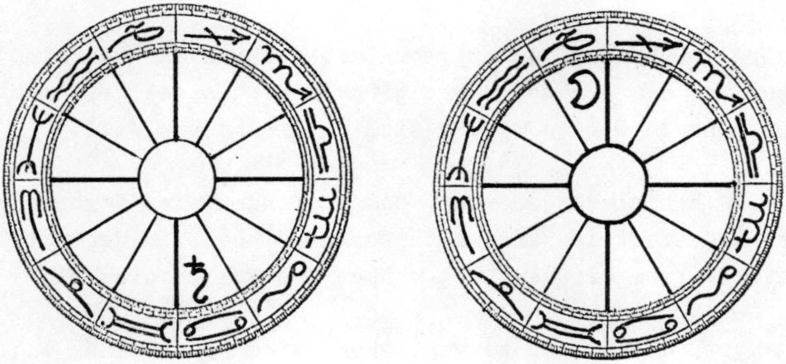

Die astrologischen Zeichen sprechen von der Blockierung des Empfindens (Saturn in Haus vier) sowie dem Fühlen im "Namenlosen" (Mond in Haus zehn).

Die Zeichen stehen "entgegengesetzt", was auf das Ungeborensein hinweist - auf die Verweigerung der Geburt.

Die Voraussetzung zeigt die Ungeborgenheit der Mutter in der Schwangerschaft. Sie kann entstehen dadurch,

daß die Mutter von der Familie des Mannes nicht akzeptiert wird bzw. sich nicht akzeptiert fühlt.

daß das Kind unehelich geboren wird.

daß die Mutter gesundheitlich oder psychisch überlastet ist - etwa unter Depressionen leidet.

daß die Mutter durch die Geburt ihren Berufswerdegang bzw. ihre Karriere oder ihre Art zu leben gefährdet sieht.

daß die Mutter eine Undine ist.

Die Geburt ist schwierig, zumindest verzögert (wenn nicht gleichzeitig Sonne-Uranus oder Pluto-Uranus gegeben sind), die Mutter, als Fremdling und damit als Minderheit in der Herde, hat Angst, Frau und Mutter zu sein. Es scheint, als würde sich die Ungeborgenheit der Mutter im Kind imprägnieren, als würde sich die unbewußte Abwehr der Mutter gegen das Gebären auf das Kind übertragen, so daß es, das nicht geboren werden sollte, nicht "ins Leben geboren werden will", sich nicht ablösen will.

Das Kind bleibt "ungeboren", das Empfinden wird "nicht abgenabelt" und statt dessen die verlorene Einheit in der totalen Identifikation mit der Mutter über das Fühlen gesucht.

Die Angst, die Mutter zu verlieren, wird bestimmend, und da das Kind nicht zwischen Person und Prinzip unterscheidet, bleibt diese Angst das ganze Leben - die Angst, die "ungeborene Geborgenheit" zu verlieren - von den "Quellen der Mütter" verdrängt zu werden. Es sind dies die Ungeborenen, die nur über das Erlebnis der Ungeborgenheit in die Wirklichkeit finden.

Die Symptome zeigen sich schon beim Kind, das sich nicht leisten kann, daß die Decke der Gefühlsübereinstimmung reißt - es ist einfühlend, rücksichtsvoll, zärtlich, anschmiegsam und es zeigt schon eine deutliche Verzichthaltung.

Für das Kind, das schon nicht mehr wagt, sein Empfinden ins Leben zu bringen, wird die notwendige Gefühlsübereinstimmung zum Selbstverständnis, zum Recht. Es wird empfindlich, fühlt sich schnell verlassen, wird trotzig, abgewandt - so, als müsse die Mutter und jetzt schon die weitere Umwelt, die "Trennung der Gefühle" ebenso erfühlen und sich ihm wieder zuwenden.

Dieses Verhalten setzt sich im weiteren Umkreis, in der Schule fort:

> das Kind spielt den Clown, macht "Faxen", wird zum Alleinunterhalter, gerade dort, wo Gefühlsunebenheiten im Umkreis zu glätten sind. Es handelt sich hier nicht um Opportunismus (es will ja keinen äußeren Vorteil) und auch nicht um Geltungsbedürfnis (es will ja nicht "der Größte" sein) - das Kind will "nur" akzeptiert sein oder Gefühlsübereinstimmungen herstellen. Dieses Verhalten setzt voraus, daß der Kreis als sinnbildlich verlängerte Gebärmutter vertraut ist, an-

sonsten das Kind schüchtern, von Ferne und vager Sehnsucht, still abgewandt bleibt.

Diese Symptome und dieses Selbstverständnis treten beim Erwachsenen ausgereift zutage.

Sein Empfinden ist "am Mutterprinzip angenabelt", er wird abhängig von "den Müttern" und der Verbindung zu ihnen. Ohne das eigene Empfinden verliert sich die "Geborgenheit im Vergangenen", ohne die Erfahrung des Gewordenen ist er heimatlos aus sich selbst, was im Aufbrechen der Gefühlsübereinstimmung zu ungeheuren Ängsten (Richtung endogene Depression, Lebensangst) führt. So wird die Welt zur Gebärmutter, zum Mutterprinzip - die große wie die kleine des Umkreises. Gefühlsübereinstimmung, die Scheingeborgenheit der jeweiligen Gegenwart, muß ständig erhalten bleiben, man ist ununterbrochen beschäftigt, sich diese zu erhalten, man ist ständig mit der "Nabelschnur unterwegs", um inneren Anschluß zu finden - und schon die geringste Störung, etwa, wenn jemand nicht grüßt (etwa der Briefträger) oder unfreundlich ist, kann Depressionen auslösen.

Andererseits, da die Umwelt Mutterprinzip ist ("ich bin ein zu Liebender"),fordert man von der Umwelt die fortwährende "Lieferung von Zuwendungseindrücken" und Bestätigungen. Man will von jedem geliebt werden.

Die Ungeborgenheit sitzt ständig im Nacken, die ungeheure Angst, von den Müttern verstoßen (ausgestoßen) zu werden, treibt neben der Gefühlssüchtigkeit zu einer Eifersucht, deren Gedankengänge sich im Grotesken verlieren.

Ablöseprozesse, auch wenn sie wegen grundsätzlicher Unvereinbarkeit notwendig erscheinen, gelingen schwer bis nicht (zu "Lieferanten nett sein"), da man von den Umständen, die die Eindrücke liefern, abhängig ist - das "geboren werden", das aus sich selbst leben können nicht möglich scheint und ein starkes Verlassenheitsgefühl entsteht. Der Ablöseprozeß wird erst möglich durch den raschen Wechsel in eine neue Gefühlsgeborgenheit, die meist schon ersatzweise bereitsteht.

Die Unfähigkeit, den in der frühkindlichen Phase nicht vollzogenen Ablöseprozeß nachzuholen, führt meist dazu, daß schon bei geringer Vertrautheit (oder weil man sich in die neue Vertrautheit stürzt), der Ablöseprozeß nicht mehr geschafft wird - die Verbindung zur Ehe wird. Die Ehe selbst wird zur "seelischen Prothese", zur Abdeckung des Verlassenheitsgefühls, das mit Liebe verwechselt wird.

Da das eigene Empfinden und die hochsteigenden inneren Bilder sich nicht im Erleben binden und man bei Empfindungslosigkeit auf die Eindruckslage (Impression) angewiesen ist, sucht man die Übereinstimmung mit dem Fernen, um in der Nähe nicht erleben zu müssen:

> es entsteht das "Unterwegssein" der Gefühle, die Sehnsucht: es ist dies die gesichtslose Sehnsucht nach dem unbestimmten Ideal, das die eigentliche ständige Geliebte (bzw. Geliebter) ist (die Sehnsucht identifiziert sich bisweilen mit einem Unbekannten auf Feuerland oder Neuseeland). Gefühlsstärke kompensiert die Empfindungslosigkeit.
>
> Erlebnisse (des Expressiven) werden nur "durchgestanden", wenn sie mit den Impressionen des Unbestimmten kompensiert werden, - wenn die Sehnsucht "nach Anderem, Unbestimmtem" die Seele durchzieht.

Die Affinität zu "stabilen" Partnern mit Pluto-Konstellationen (wenn man nicht selbst schon die kompensatorische Pluto-Konstellation hat) ist deutlich. Im Idealisieren "der Mütter" wird der Partner auf das Podest gestellt (und man wundert sich, daß dieser oben stehen bleibt). Weil man aber mit rücksichtsvollem und einfühlendem Verhalten der Gefühlsübereinstimmung "kein Terrain" gewinnt, und das freundlich-stille Zurückziehen nicht verstanden wird, kommt es zum Verlassenheits- wie Ungeborgenheitsgefühl, das, neben sporadischem Jähzorn als Entladung, die Sehnsucht nach neuer Geborgenheit verstärkt.

Es ist symptomatisch, daß Männer dieser Konstellation das unberührte Mädchen "suchen", und daß beim Ehemann immer dann Entfremdungsgefühle auftauchen, wenn die Frau schwanger wird. Die vom Mann unterbewußt empfundene "Verdrängung" führt vielfach zu Trennungen (mit äußeren Vorgängen begründet) - führt vielfach zu einer Rivalität mit dem Neugeborenen (siehe Mond-Neptun).

Frauen weigern sich vielfach, unterbewußt gesteuert, selbst Mutter zu sein (kleine Brust). Als Mutter (meist wird die Mond-Saturn-Konstellation "vererbt") wird, im Drang nach Gefühlsübereinstimmung (ewig schlechtes Gewissen), die Fürsorglichkeit übertrieben (sowie das nicht "nein" sagen können), so daß die Kinder diese Schwäche ausnützen "und auf der Nase herumtanzen".

Die Ungeborgenheit, gegen die man sich wehrt, ist um der eigenen Wirklichkeit willen gefordert. Es ist dies die Chance, aus der Scheingeborgenheit wie Hölle des Subjektiven herausgeboren werden zu sollen, - die Herde, die den Schutz des Subjektiven und seiner Zwecke verwaltet und damit das Wirkliche abwehrt und es dort ausschließt, wo es in einer Wirklichkeit "aufscheint", zu verlassen - damit gezwungen zu sein, aus sich selbst und der eigenen Wirklichkeit zu leben.

Im akuten Geschehen einer rhythmischen Mond-Saturn-Auslösung oder eines Saturn-Transits über den Radix-Mond geht es um Ablöseprozesse vom "Mutterprinzip", um das "Geborenwerden" des Empfindens, des Aus-sich-selbst-lebens, die als Krise des Verlassenheitsgefühls nicht oder nur schwer vollzogen werden können. Es gehört zu den Phänomenen, daß bei solchen Ablöseprozessen vom "Mutterprinzip" in Form von Lösungen aus Partnerschaften oder sonstigen Gemeinschaften, die leibliche Mutter zumeist kränkelt, auch dann, wenn sie seit Jahren oder Jahrzehnten keinen Kontakt hat und von den Vorgängen nichts weiß.

Das gesundheitliche Geschehen entspricht, gerade in Krisen, einer "indirekten Nahrungsverweigerung" sowie dem "sich tot stellen". Es handelt sich hier einerseits um eine Untersäuerung des Magens (wenn gleichzeitig Sonne-Uranus, dann Säure "zur falschen Zeit"), und eine Insuffizienz der Bauchspeicheldrüsenfermente (Fäulnisdispepsie-Blähungen), andererseits um Störungen der inneren Gewebsatmung, spezifisch des Warburg'schen Atemferments (schleust Sauerstoff in die Zelle - Hypoxie - Sauerstoffmangel im Gewebe). Ferner können noch Schleimhautstörungen auftreten und in selteneren Fällen auch Hautflechten sowie erhöhte Warzenneigung.

Bei der Verbindung dieser Konstellation mit Saturn-Uranus treten häufig, durch die bestehende Fermentschwäche, Nierengriestendenzen oder Steinbildungstendenzen in der Niere auf.

Durch die grundsätzliche Subacidität des Magens kommt es dazu, daß der Zwölffingerdarm gereizt wird infolge der Sturzentleerung des Magens, wodurch Zwölffingerdarmüberlastung und -katarrhe möglich sind.

Die Subacidität bis Anacidität führt außerdem zu Eisenmangel (hypochrome Anämie), da das Eisen nicht in genügender Menge in eine absorptionsfähige Wertigkeit umgewandelt wird - zudem zu einer Verminderung der Erythropoese.

Deutlich ist eine Milchunverträglichkeit durch den Fermentmangel.

Auffallend: stark erhöhtes Cholesterin.

Arzneimittel aus der Homöopathie:

Nosode	--	noch unbekannt
Tier	--	Acidum lacticum (Milchsäure)
Pflanze	--	noch unbekannt
Mineralisches	--	noch unbekannt
Metallverbindg.	--	Argentum nitricum (Silbernitrat-Hollenstein)

Die ebenfalls schleimhautbezogene Konstellation Mond-Uranus, begleitet von schneller seelischer Erregbarkeit, die "Hydrastis").

Diese Konstellation betrifft außerhalb des individuellen Geburtsbilds folgende Geburtstage im Sinne des Gruppenschicksals, wenn der Geburtstag im mitteleuropäischen Bereich liegt:

ca. 18. - 21. Februar; ca. 9. - 11. März; ca. 26. - 3o. Juni; ca. 5. - 8. November; ca. 1. - 5. Januar.

Diese Konstellation besteht außerdem bei:

Ascendent, Sonne auf 17,5 Grad Krebs
oder gleichzeitig: Mond in zehn und
Saturn in vier

16

Sonne —— Saturn

ARSENICUM ALBUM

"Die Verantwortung"

1. Überforderung als Kind - der "kleine Erwachsene"
2. das fehlende Eigenerleben - Angst vor dem Eigenerleben
3. Flucht in "sozial brauchbare Tätigkeiten"
4. ständig in Willenshaltung, unter Absicht (sympathicoton)
5. mangelnde Eindrucksverarbeitung Alternative: Fleiß oder Depression
6. mangelnde Herzmuskeldurchblutung - Phasen der Unterzuckerung

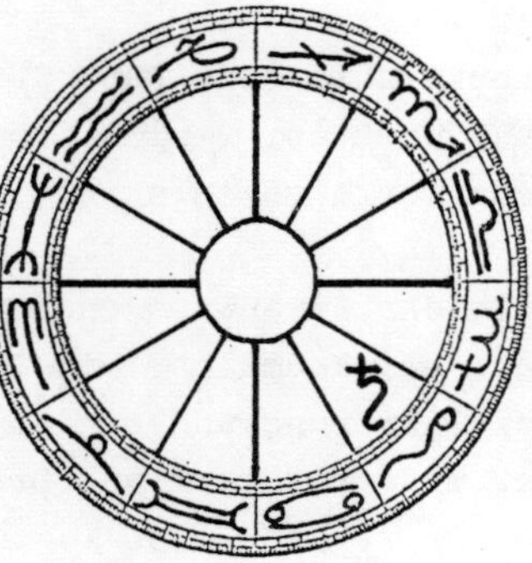 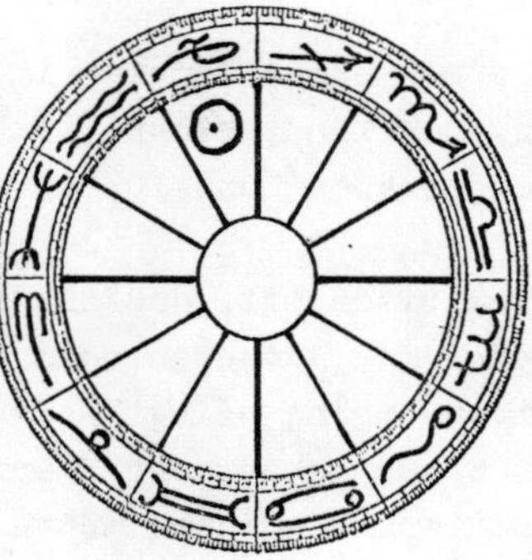

Aus der Blockierung des Erlebens kommt es zwangsläufig zu der Angst, sich zu erleben (Saturn in Haus fünf) - damit zur kompensatorischen Identifikation mit den Maßstäben des Wirklichen, zur Identifikation mit der Einschränkung des Subjektiven zugunsten des Bestimmenden in der Umwelt (Sonne in Haus zehn).

Die Konstellation, die aus der Anlage und ihrer Verwirklichung zwingend wird, ist immer dann in "die Wiege" gelegt (die Situation der Eltern wird zur Sonne des Kindes), wenn sich das Kind nicht auf die Eltern verlassen kann. Wenn also die Eltern insgesamt, oder bezogen auf das Kind, das Notwendige nicht tun. Das Kind wird also sehr schnell lernen, für sich selbst zu entscheiden, selbständig zu werden - und im Verlaufe des Aufwachsens wird es dann dazu kommen, daß sich die Eltern auf das Kind verlassen. Das Kind wird, bezogen auf seine Entwicklung, überfordert - es wird zum kleinen Erwachsenen.

Der gleiche Effekt wird erzielt, wenn das Kind ausschließlich unter Erwachsenen aufwächst oder wenn soziale Kompensationsbedürfnisse der Eltern vorliegen, die über das Kind abgeleitet werden sollen, daß das Kind also besondere Leistungen vollbringen soll.

Das Kind wird zu früh vernünftig, zu früh verläßlich, und aus diesem Grund wird ihm zu früh Verantwortlichkeit übertragen. Das spontane Erleben, die kindgemäße seelische Entwicklung, die Eigenentwicklung wie das Eigenerleben werden verschüttet, blokkiert, lebendige Impulse im Keim erstickt - die Pubertät übersehen. Das Kind gewöhnt sich daran, wichtig, verläßlich und ständig präsent und für etwas verantwortlich zu sein.

Symptomatisch ist, daß das Kind wie der Heranwachsende zumeist entweder mit Jüngeren oder Erwachsenen, kaum aber mit Gleichaltrigen Umgang pflegt - daß Disziplinierung und ein demonstrativer Ernst schon dort überwiegen, wo der "Sturm und Drang der Jugend" erst beginnen müßte.

Hinter diesem Verhalten liegt das instinktive Wissen, daß man das Subjektive nicht zu leben hat, ihm nicht ausgeliefert ist, - deshalb das Subjektive bzw. die Subjektivität der Umwelt zum Feind hat. Schon im Kind taucht deshalb die Angst auf, die Subjektivität der Umwelt personifiziert sich in drohenden Gestalten. Man traut sich der Welt "nicht den Rücken zuzukehren", hält sich immer wach und unter Kontrolle, und will sich über den Fleiß und die Brauchbarkeit der Herde gegenüber den "Rücken dekken".

Die ständige angewöhnte Präsenz, die ständige "Hab-Acht-Stellung" die stete Willens- und Absichtshaltung, entsprechen einer sympathicotonen Überdrehung. Der Sympathicus und der Parasympathicus (Antagonisten des vegetativen Nervensystems) entsprechen dem Rhythmus von Ein- und Ausatmung, von Tag und Nacht. Das "Sympathicotone" ist das Aktive, orientiert sich an der Umwelt, ist ihr zugewandt - das "Parasympathicotone" verarbeitet die Eindrücke, richtet den Blick nach innen. Im überzogenen sympathicotonen Leben traut man sich eines Tages die "parasympathische Türe nicht mehr aufzumachen", weil dahinter "das Chaos des Unverarbeiteten" steht.

Man flieht zurück in die sympathicotone Haltung, um dem Unverarbeiteten, der Depression zu entgehen, ist gezwungen zum Fleiß, zur Brauchbarkeit.

So fehlt die Ruhe aus sich, die Besinnung, die Bestimmbarkeit durch sich - es fehlt die eigene Wirklichkeit. Es zeichnet sich das Verhaltensbild derer, die schon mit "angewinkelten Armen" herumlaufen, um zu demonstrieren: "wo ist etwas zum Anpacken". Es ist derjenige, der immer brauchbar sein muß, immer präsent, der sich immer verantwortlich fühlt, immer weiß, wie was gemacht wird, alles unter dem Motto: was ich nicht selbst mache, ist nicht gemacht.

Fleiß, Tüchtigkeit, Zuverläßlichkeit und Brauchbarkeit ergeben sich daraus von selbst. Ist die Rolle lange genug gespielt, so wird man schließlich auch unentbehrlich, man wird zum "Ausstellungsstück".

Die Ähnlichkeit mit dem Verhaltensbild der Mars-Saturn-Verbindung ist unverkennbar - der Unterschied jedoch besteht darin, daß man hier sozial integriert, sozial brauchbar ist, während bei der Mars-Saturn-Verbindung die bisweilen rüde Eigendurchsetzung im Vordergrund steht.

Die fehlende Verarbeitung von Eindrücken, die fehlende innere Auseinandersetzung führt in der persönlichen Haltung dazu, keine Unklarheiten entstehen zu lassen - also wenig Reibungsflächen zu bieten, sich hinter Grundsätzen zu verbergen: sich selbst "nicht gehen zu lassen" und auch im Äußeren untadelig und gradlinig zu erscheinen. Die klassische Homöopathie spricht von dem "Mann mit dem goldenen Spazierstock" oder von dem "Mann mit dem Monokel". Die einfache klare Form des Habitus, das Untadelige des Auftretens soll abgrenzen und vor der seelischen Auseinandersetzung schützen, die man nicht ertragen würde. Mehr und mehr wird die Welt des Empfindens mit Gefühlen ersetzt, dem Hereinholen von Eindrücken.

Die ständige Willenshaltung, die ständige Anforderung an sich selbst drückt sich symptomatisch vielfach darin aus, daß man sich zur Ordnung ruft, sich selbst mit Namen aufruft, sich damit selbst im willentlich-nervalen ständig überdreht, überpeitscht.

Irgendeinmal, bei der rhythmischen Auslösung der Konstellation im Geburtsbild, muß diese Übersteigerung zusammenbrechen, eine körperliche und gesundheitliche Schwächeperiode auslösen, die gleichzeitig eine seelische Krise bedeutet, da man nun gezwungen ist, sich mit sich selbst auseinanderzusetzen, - die eigene Wirklichkeit ohne Angst vor der Subjektivität der Umwelt zu leben.

In der akuten Situation eines Saturn-Transits über die Sonne ist man einer gesundheitlichen Schwächung ausgeliefert. Sie kommt dadurch zustande, daß man schon zu lange unter einer Willensabsicht und damit Überanstrengung gestanden hat, so daß der Körper sich die Entspannung gegen die eigene Absicht von selbst holt. Die Überlastung wird somit doppelt empfunden, wobei es gleichzeitig zu einem Mißverhältnis und damit zu einer Spannung zwischen Absicht und Möglichkeit kommt. Planungsziele können nicht eingehalten werden, Komplikationen und Verhinderungen treten ein. Der Wille scheitert an den eigenen Möglichkeiten.

Die gesundheitlichen Symptome liegen in einer ständigen sympaticotonen Überpeitschung und Übersteigerung, so daß die parasympathische Rückwelle darüber hinaus noch mehr überdreht sein muß.

Charakteristisch sind in Phasen der "zwangsweisen" Entspannung die parasympathischen Darmkoliken, vielfach mit "Vergiftungssymptomen" verwechselt, da einhergehend mit Ekel vor bestimmten Speisen.

Insgesamt kommt es zu einer Engstellung der Herzkranzgefäße mit Mangeldurchblutung des Herzmuskels, was dem symptomatischen Herzdruck bisweilen auch Herzstiche verursacht und auf die Dauer zu Herzmuskelschwäche führen kann.

Gleichzeitig kommt es in der parasympathischen Rückwelle zu einem zu starken Insulinschub in die Blutbahn, womit Phasen der Unterzuckerung entstehen. Es kommt dabei zu Heißhunger mit einem starken Schwächegefühl.

Fällt die Sonne-Saturn-Konstellation in den ersten Quadranten, so zeigt sich erfahrungsgemäß eine deutliche Erhöhung der Triglyceride im Blut.

Wenn gleichzeitig eine Sonne-Uranus oder Mond-Uranus-Beteiligung vorhanden ist, ist eine Schädigung und eine Störung im Stoffwechsel der Nerveneiweiße nicht auszuschließen.

Arzneimittel aus der Homöopathie:

Nosode	—	noch unbekannt
Tier	—	noch unbekannt
Pflanze	—	Carbo vegitabilis (Holzkohle) (am besten in D- und C-Potenzierungen)
Metall	—	noch unbekannt
Mineralisches	—	Arsenicum album (weißes Arsenik) (am besten in D- und C-Potenzierungen)

Für "Plumbum metallicum" (Blei) ist die Entsprechung noch nicht sicher bekannt. Die Entsprechung ist entweder Venus-Saturn oder Sonne-Saturn, mit Wahrscheinlichkeit aber Venus-Saturn. Das geeignete Ergänzungsmittel zu "Arsenicum album" scheint "Cactus grandiflorus" zu sein.

Die ebenfalls die Subjektivität einschränkende Konstellation Mars-Sonne entspricht der Pflanze "Veratrum album". Sie steht im Zeichen der Autoaggression, die im Fall der seelischen Erschöpfung auf Aggression umstellt (verbunden mit Kreislaufschwäche), um das Verhalten durch Reaktivität zu garantieren. Die Subjektivität Anderer wird unerträglich.

Diese Konstellation betrifft außerhalb des individuellen Geburtsbilds folgende Geburtstage im Sinne des Gruppenschicksals, wenn der Geburtsort im mitteleuropäischen Bereich liegt:

ca. 21. - 24. Mai; ca. 1. - 3. Oktober.

Diese Konstellation besteht außerdem bei:

Ascendent, Sonne auf zwei Grad Jungfrau
oder gleichzeitig: Sonne in zehn und
Saturn in fünf

T E I L III

Anhang

I. Zeichenerklärung

I. Quadrant

♈ = Widder = ♂ = Mars (des Morgens)

♉ = Stier = ♀ = Venus (des Morgens)

♊ = Zwilling = ☿ = Merkur (des Morgens)

II. Quadrant

♋ = Krebs = ☽ = Mond

♌ = Löwe = ☉ = Sonne

♍ = Jungfrau = ☿ = Merkur (des Abends)

III. Quadrant

♎ = Waage = ♀ = Venus (des Abends)

♏ = Skorpion = ♇ = Pluto (= Mars des Abends)

♐ = Schütze = ♃ = Jupiter (des Abends)

IV. Quadrant

♑ = Steinbock = ♄ = Saturn (des Abends)

♒ = Wassermann = ♅ = Uranus (= Saturn des Morgens)

♓ = Fische = ♆ = Neptun (Jupiter des Morgens)

II. Horoskopberechnung

Für die Berechnung und Aufstellung eines Horoskopes sind folgende Daten unbedingt erforderlich:

1. Geburtszeit

   Geburtstag (Tag, Monat, Jahr)

   Geburtsstunde (möglichst auf die Minute genau)

   Zonenzeit (z.B. MEZ), ggf. auch Sommerzeit

2. Geburtsort

   geographische Länge, östlich oder westlich von Greenwich

   geographische Breite, nördlich oder südlich

Daneben braucht man noch zwei Tabellenwerke:

1. Ephemeriden

   Sie dienen zur Bestimmung der Planetenstände. Bei den neueren handelt es sich um Mitternachtsephemeriden, die auf 0 Uhr Greenwich bezogen sind. Ältere Ephemeriden, z.B. die Deutsche Ephemeride bis 1930, sind z.T. noch Mittagsephemeriden. Bei diesen sind für die weitere Berechnung von der Geburtszeit 12 Stunden abzuziehen, bei Vormittagsgeburten kommt man dadurch in den Vortag hinein.

2. Häusertabellen

   Sie dienen zur Bestimmung der einzelnen Häuserspitzen. Für unser hier beschriebenes System wird die nach der Manier des Placidus berechnete Häusereinteilung verwendet.

Nachstehend wird ein Schema für die Horoskopberechnung angegeben, rechts daneben ist eine Beispielsrechnung durchgeführt für eine Geburt am 10.5.1973, 14.47 Uhr in München. Die einzelnen Elemente werden anschließend erläutert.

(1)	Geburtszeit (Std, min, sec)		14.47.00
(2)	- Zonenzeitdifferenz	-	1.00.00
(3)	= Greenwichzeit der Geburt	=	13.47.00
(4)	+ östliche Länge der Zeit	+	46.26
(5)	+ Sternzeit am 10. 5. 1973	+	15.10.36
(6)	+ Greenwichzeit (3) x 0.0027379	+	2.16
(7)	= Kulminierender Punkt	=	29.46.18
		-	24.00.00
		=	5.46.18

(1) Die Geburtszeit ist als Ausgangsgröße bekannt.

(2) Die Zonenzeitdifferenz ist der zeitliche Unterschied der jeweiligen Zeitzone zur Greenwichzeit. Für die Mitteleuropäische Zeit (=MEZ) beträgt sie 1 Stunde, für die Osteuropäische Zeit (= OEZ) 2 Stunden. Für östliche Zeitzonen wird dieser Wert abgezogen, für westliche dazugezählt. Bei Sommerzeit muß eine weitere Stunde abgezogen werden.

(3) Die Greenwichzeit dient als Bezugsgröße für die Daten aus den Ephemeriden.

(4) Die geographische Bodenlänge wird in Zeit umgerechnet nach dem Schema 1 ^{o} = 4 (Zeit-)Minuten m, 1 ' = 4 (Zeit-)Sekunden oder einfach durch Multiplikation mit dem Faktor 4. München hat z. B. eine östliche Länge von 11° 36,5'
11 x 4 = 44 m, 36,5 x 4 = 146 s = 2 m 26 s.
Die östliche Länge in Zeit für München ist also 46 m 26 s. Für Orte östlich von Greenwich wird dieser Wert dazugezählt, für Orte westlich davon abgezogen.

(5) In den Ephemeriden ist jeweils in der ersten Spalte der entsprechenden Seite die Sternzeit (Siderial Time) angegeben, sie muß immer dazugezählt werden. Sie ändert sich von Tag zu Tag um 3 m 56,5 s. Diese Sternzeit berücksichtigt den Unterschied zwischen dem Sonnentag, der durch zwei Sonnendurchgänge durch den Meridian bestimmt ist, und dem Sterntag, der durch zwei Fixsterndurchgänge festgelegt wird.

(6) Diese Zeitkorrektur ist erforderlich, da die in der Ephemeride angegebene Sternzeit auf 0 Uhr Greenwich bezogen wird, die unter (3) errechnete Zeit aber davon abweicht. Für eine erste Berechnung, oder wenn die Geburtszeit nicht Minutengenau bekannt ist, kann diese Korrektur vernachlässigt werden, der Fehler ist kleiner als 4 Minuten.

(7) Der so bestimmte Kulminationspunkt KP entspricht der Spitze des 10. Hauses, dem Medium Coeli = MC. Da dieser Wert für die weitere Berechnung immer kleiner sein muß als 24 Stunden, werden - wie auch in unserem Beispiel - ggf. 24 Stunden abgezogen.

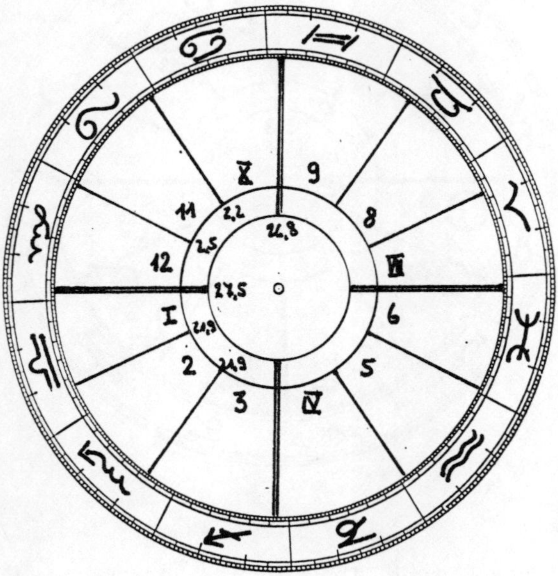

Mit Kenntnis des Kulminationspunktes können nun die anderen Häuserspitzen aus der Häusertabelle abgelesen werden, sie sind dort nach der jeweiligen geographischen Breite - des Geburtsortes - aufgelistet. Die Häuserspitzen werden nun in das Horoskopfurmular übertragen. Haus 7 liegt daher Haus 1 gegenüber, Haus 8 dem 2. Haus, usw.

Aus den Ephemeriden werden die für den Tag der Geburt angegebenen Gestirnstände entnommen. Für eine erste Berechnung können sie direkt abgelesen werden, lediglich zur Bestimmung der Mondposition muß zwischen den jeweils für 0 Uhr am Geburtstag und am Folgetag angegebenen Werten interpoliert werden, damit man die entsprechende Position für die unter (3) errechnete Greenwichzeit bekommt. Für eine genauere Berechnung empfiehlt sich dies selbstverständlich auch bei den anderen Gestirnsständen.

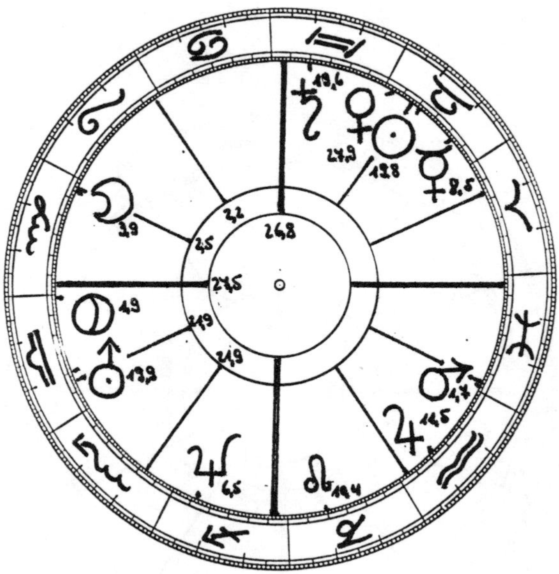

Noch eine Kontrolle für die richtige Berechnung:
Bei Vormittagsgeburten ist die Sonne im vierten Quadranten (d.h. im 12., 11. oder 10. Haus), bei Nachmittagsgeburten im dritten Quadranten, bei Geburten zwischen Sonnenuntergang und Mitternacht im zweiten, und zwischen Mitternacht und Sonnenaufgang im ersten Quadranten.

Aspekte

In der "Münchner Rhythmenlehre" werden folgende Aspekte verwendet:

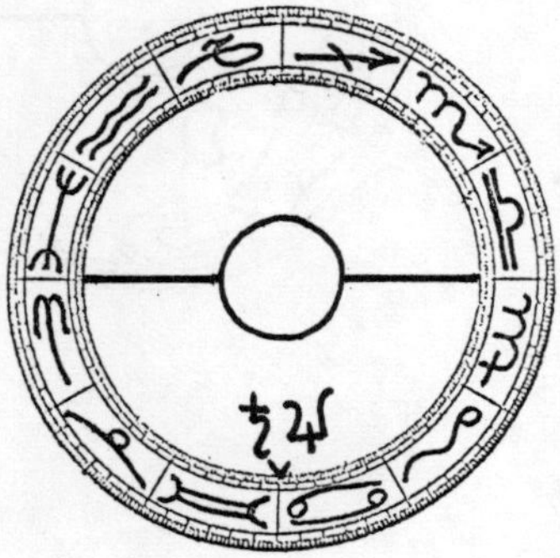

Konjunktion:
wenn sich zwei oder mehrere Planeten gradgenau bzw. bis zu sechs Grad genau decken.

Quadrat:
wenn zwei oder mehrere Planeten 90 Grad (bzw. 86 - 94 Grad) voneinander entfernt sind.

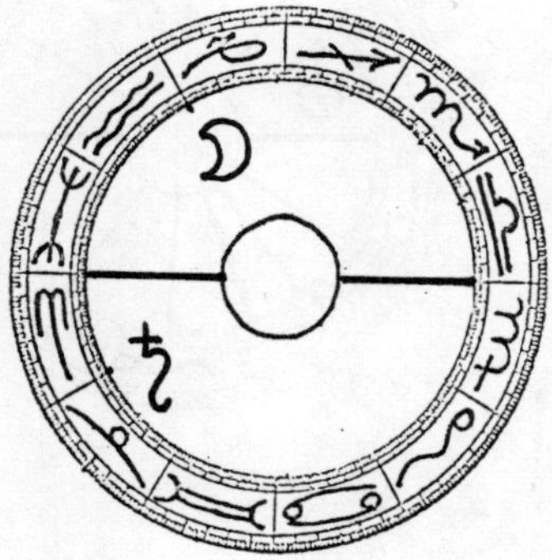

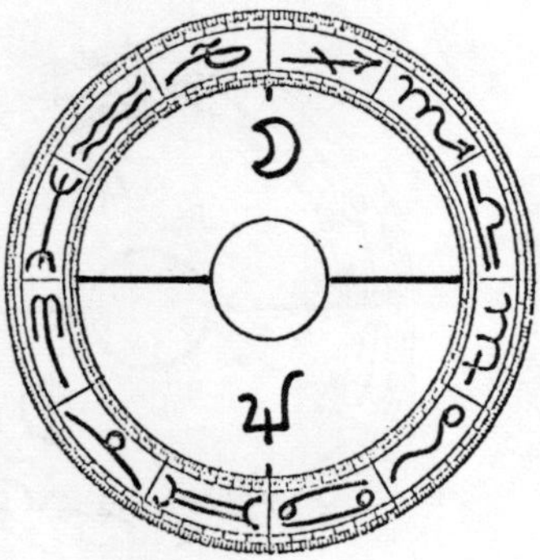

Opposition:
wenn zwei oder mehrere Planeten sich genau gegenüberstehen bzw. 176 - 184 Grad auseinander sind.

Spiegelpunkt:

wenn sich zwei oder mehrere Planeten über die Widder-Waage-Achse spiegeln lassen bzw. zur Deckung bringen lassen.

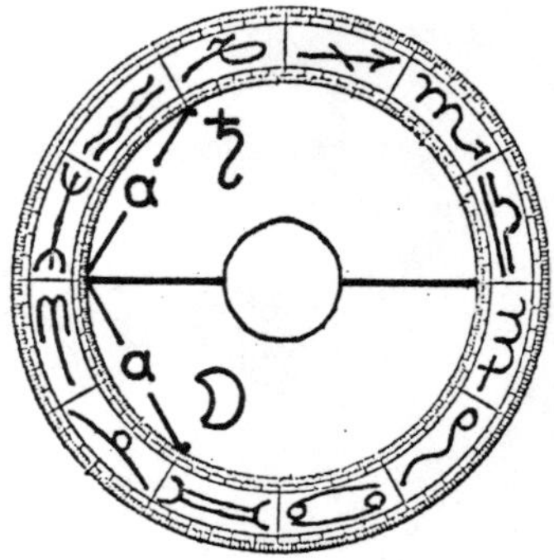

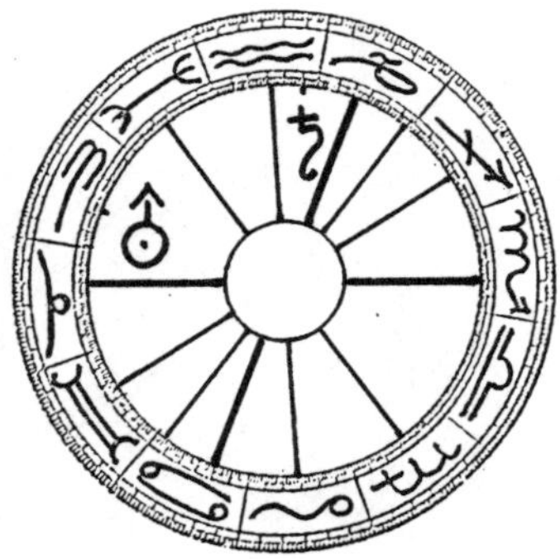

"verdeckte Konjunktion"
siehe: rhythmische Auslösung

Trigon:
wenn zwei oder mehrere Planeten 120 Grad voneinander entfernt sind (bzw. 116 - 124 Grad) - gilt in der "Münchner Rhythmenlehre" nur als "Auslösungsaspekt" und wird nicht als Konstellation im Sinne der besprochenen Konstellationen und ihrer Mittel gewertet.

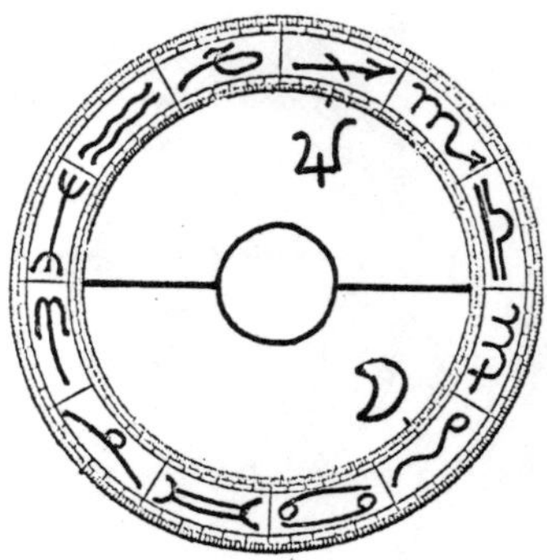

Auslösung der Anlagen

Nähere Angaben über die rhythmische Auslösung der Anlagen (Vergrößerung, Septar) finden sich in "Astrologisches Lehr- und Übungsbuch - Münchner Rhythmenlehre" von W. Döbereiner. Hier sei, für eine erste Handhabung, eine kurze Darstellung des Verfahrens im Hauptrhythmus der siebenfachen Periodizität wiedergegeben.

Die rhythmische Evolution des "Angelegten" ist eine Bewegung in den Raum, eine Bewegung der Planeten in den ersten Quadranten.

Der unkomplizierteren Darstellungsweise wegen wird im Verfahren der erste Quadrant (Ascendent) "gegenläufig" im Uhrzeigersinn bewegt, wobei er die jeweils angetroffenen Anlagen "zum räumlichen Geschehen" werden läßt.

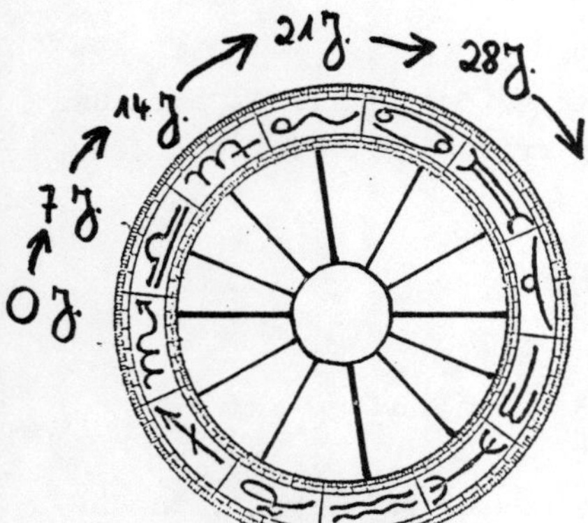

Es wird in einem Sieben-Jahres-Rhythmus, dem Mond-Rhythmus gerechnet - ausgehend vom Ascendenten im Uhrzeigersinn, wobei jedes Haus des Geburtsbildes eine Phase von sieben Jahren darstellt.

Am Ascendenten ist die Stunde der Geburt. An der Spitze des zwölften Hauses sind sieben Jahre vergangen, an der Spitze des zwölften Hauses sind sieben Jahre vergangen, an der Spitze des elften Hauses sind vierzehn, am Medium coeli sind einundzwanzig, und an der Spitze des neunten Hauses achtundzwanzig Jahre vergangen (usw.).

Jede dieser Sieben-Jahres-Phasen wird von dem Zeichen beherrscht, das die jeweiligen Zeitphasen im Uhrzeigersinn anschneidet (in der Deutung umgekehrt).

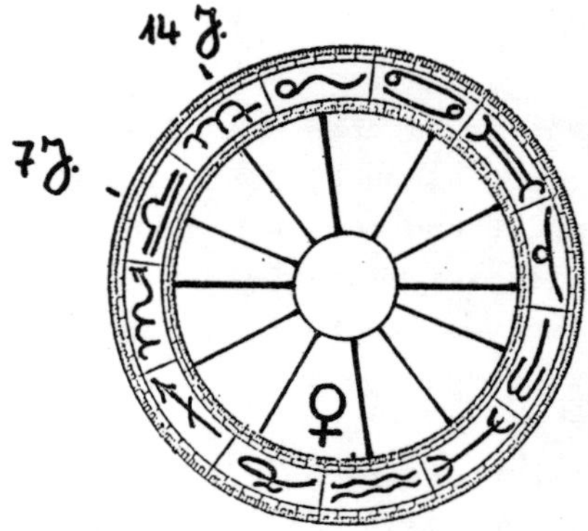

Die Tierkreiszeichen beherrschen also die Häuser im Sinne der Ablaufs- oder Zeitphasen im Uhrzeigersinn. Im Beispiel: die Spitze des 12. Hauses steht in der Waage. Dieses Zeichen Waage beherrscht den Zeitraum von 7 bis 14 Jahren. Das Zeichen Waage löst nun in diesem Zeitraum von 7 bis 14 Jahren den der Waage zugehörigen Planeten, die Venus aus, die ihrerseits im dritten Haus steht.

Der Zeitpunkt, in dem sich die Venus auslöst, wird berechnet, indem man zunächst überprüft, wieviel Tierkreisgrade das dritte Haus einnimmt - also wieviel Tierkreisgrade es von Spitze Haus drei bis Spitze Haus vier sind: es ergeben sich im Beispiel 37 Grad.

Nun dividiert man diese gefundenen 37 Grad durch 7 Jahre und weiß dann, wieviel Grad in diesem dritten Haus für ein Jahr Bewegung zuständig sind.

Im Beispiel:

37 Grad : 7 Jahre = 5,3 Grad/Jahr

Man mißt nun den Abstand, den die Häuserspitze vier, im Uhrzeigersinn, von der Venus entfernt ist, teilt diesen Gradwert durch den Jahreswert, und hat dann das Ergebnis, in welchem Jahr der Phase 7 - 14 sich die Venus auslöst.

Also: Größe Haus 3 = 37 Grad
37 Grad : 7 Jahre = 5,3 Grad/Jahr
Abstand Hausspitze 4 zur Venus = 10,5 Grad
10,5 Grad : 5,3 Grad = 1,98 Jahre -
also ca. 2 Jahre.

Die Venus wird zwei Jahre nach Phasenbeginn fällig, also - nachdem die Phase von 7 - 14 Jahre geht - mit neun Jahren.

Das gleiche kann man mit allen übrigen Häusern machen: geht man jetzt im Uhrzeigersinn weiter, ist Spitze elftes Haus Jungfrau, infolgedessen löst sich in der Sieben-Jahres-Periode zwischen dem vierzehnten und einundzwanzigsten Lebensjahr der Merkur aus.

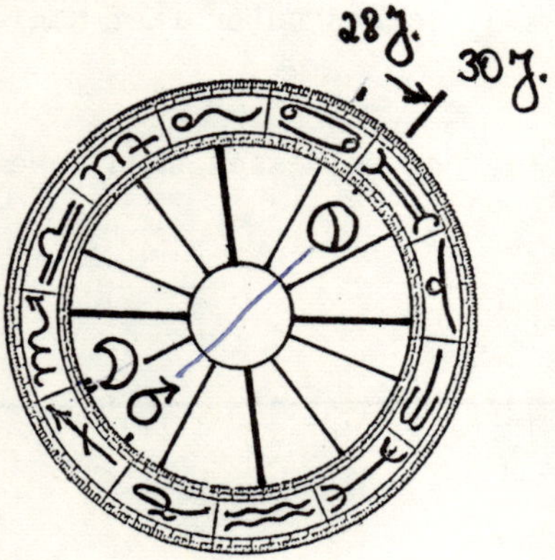

Verfolgt man die Bewegung weiter, so wird zwischen dem achtundzwanzigsten und fünfunddreissigsten Lebensjahr nicht nur der Mond als Herrscher dieser Periode ausgelöst, sondern auch die Mars-Pluto-Opposition. Und zwar deshalb, weil Pluto hier direkt angetroffen wird und dann automatisch die Mars-Opposition (wie ansonsten überhaupt die Aspekte) mit auslöst. Der Pluto wird nach ungefähr zwei Jahren angetroffen, also löst sich das Ereignis mit 28 + 2 Jahren aus.

Der Phasenherrscher des Zeitabschnitts, in diesem Falle durch das Zeichen Krebs der Mond, legt die Ebene fest, auf der die Verwirklichung der Anlage Pluto geschieht: hier im "Bestand der Person" - Mond Spitze des zweiten Hauses - also in der Körperlichkeit.

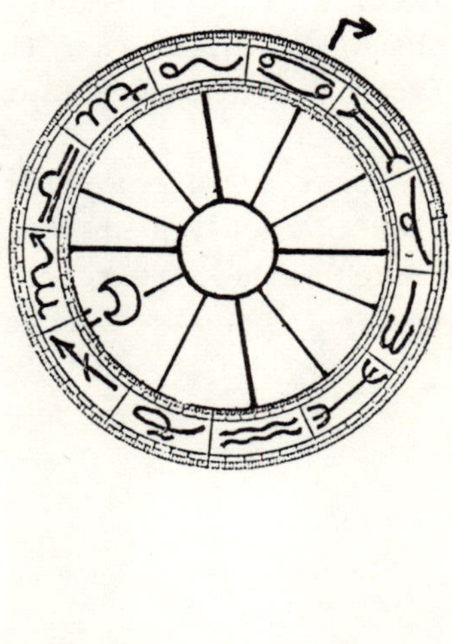

Würde der Mond als Phasenherrscher dieser Zeit nicht in Haus zwei oder im ersten Quadranten, der causa materialis, stehen, sondern im zweiten oder dritten Quadranten befindlich sein, so würde die Verwirklichung der Anlagen seelisch oder in den Bildern der Begegnung verwirklicht.

(Es handelt sich bei diesem Ereignis um ein Unfallgeschehen, das sich bei einer wiederholten Auslösung der Konstellation durch Widder - Mars mit 49 + 2 = 51 Jahren unter fast gleichen Umständen wiederholte.)

Die Auslösung in den einzelnen Zeitphasen lassen sich schematisch darstellen, im Beispiel:

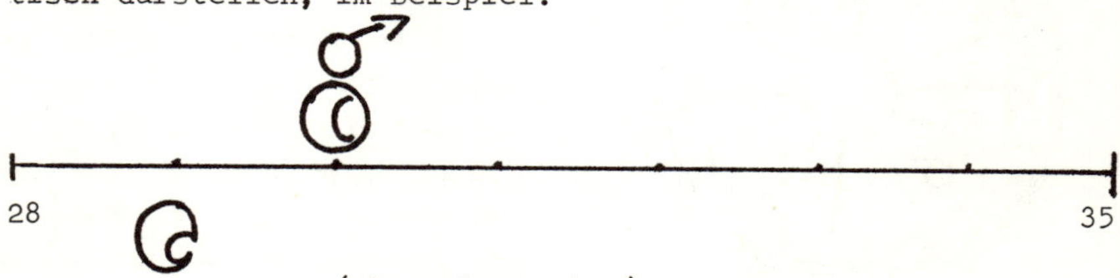

(Phasenherrscher)

Der Mond als der Phasenherrscher der Periode von 28 - 35 Jahren bestimmt diese Zeit, er legt die Ebene der Verwirklichung fest. Pluto, und in dessen Aspektfolge Mars, können nur auf der Ebene wirken, die der Phasenherrscher Mond zuläßt.
(Mond = Eigentümer, Pluto = Pächter).

Es kommt auf diese Weise zum auslösungsbedingten Zusammentreffen auch von solchen Planeten, die innerhalb des Geburtsbildes keine Aspekte zueinander bilden. Ein solches Zusammentreffen wird als "verdeckte Konjunktion" gewertet.

Im Beispiel wird dies besonders deutlich: in der Zeit von 14 bis 21 ist der Phasenherrscher, der durch das Zeichen Wassermann bestimmt wird, der Planet Uranus. Dieser Uranus wird, ausgelöst durch das Zeichen Wassermann, im zwölften Hause stehend, mit 14 + 3 = 17 Jahren ausgelöst. Gleichzeitig wird aus der Bewegung durch das zehnte Haus in der Phase von 14 - 21 mit 14 + 3 Jahren der Saturn ausgelöst - es ergibt sich ein zeitliches Zusammentreffen zwischen beiden Planeten:

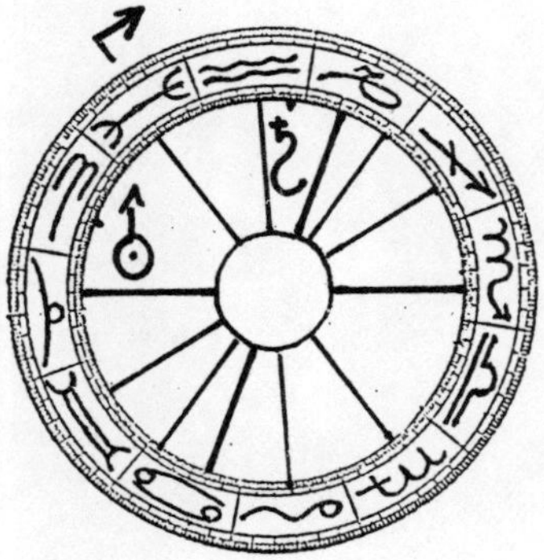

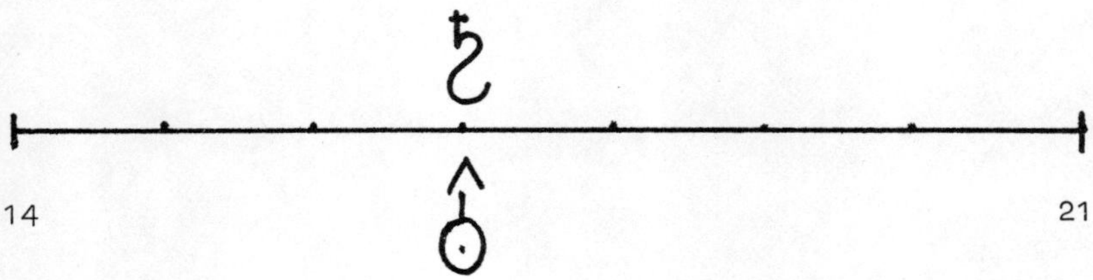

(Es handelt sich - siehe Mittelbild Tuberkulinum bzw. Saturn-Uranus - um eine "klassische" Tuberculose).

Erklärungen zur astrologisch-orientierten Anwendung der Arzneimittel aus der Homöopathie

In der Zusammenstellung der Mittel sollte es vermieden werden, zwei Schwermetalle - wie gleiche Tierarten (etwa Spinnen) - gleichzeitig zu verwenden. (Ausnahme: Ferrum phosphoricum)

Die Ausgewogenheit der Zusammenstellung der Mittel bezieht sich auch auf die Potenzierung der Mittel (Verdünnungsgrad), damit diese "sich nicht auf der gleichen Straße behindern" (siehe S. 73).

In der klassischen Homöopathie (Begründer: Samuel Hahnemann) haben sich in Bezug auf die Potenzhöhe der Arzneimittel aus der Homöopathie folgende Dosierungen herauskristallisiert:

D 6	= 3 x täglich
D 12	= 1 x täglich
D 20	
+ D 30	= 3 x wöchentlich
C 30	= 1 x wöchentlich
D 200	= 1 x alle 2 Wochen
C 1000	= 1 x alle 4 - 6 Wochen
LM 6	= 1 x täglich
LM 12	= 3 x wöchentlich
LM 18	= 1 x wöchentlich
LM 30	= 1 x alle 2 Wochen
LM 100	= 1 x alle 4 Wochen

Bei Lachesis und Tuberculinum (am besten D 30 oder D 200) empfehlen sich doppelt so lange Zeiträume.

Nach den Erfahrungen der klassischen Homöopathie wirken LM-Potenzen "sanfter" (ohne Erstverschlechterung) und sind so zu wiederholten Einnahmen geeigneter als die D- oder C-Potenzen. In der Frage der einzunehmenden Menge gehen die Ansichten zum Teil weit auseinander, die Mitte der Meinungen bewegt sich um 5 Tropfen (Globuli) pro Gabe.

In der Anwendung der Arzneimittel aus der Homöopathie hat sich nach astrologisch orientieren Gesichtspunkten eine achtmonatige Dauer als günstig erwiesen.

Die Potenzen

Die Potenzen der Arzneimittel aus der Homöopathie in steigener Folge:

D 8		
D 12		
	C 7	
D 20		
		LM 6
D 30		
		LM 12
D 60	C 30	
		LM 18
		LM 24
		LM 30
D 200		
		LM 60
	C 200	
		LM 100
	C 1000	

Verdünnungen der Potenzen:

D entspricht 1 : 10
also: D 1 = 1 : 10 verdünnt
D 2 = 1 : 100 verdünnt

C entspricht 1 : 100
also: C 1 = 1 : 100 verdünnt
C 2 = 1 : 10.000 verdünnt

LM entspricht 1 : 50.000
also: LM 1 = 1 : 50.000 verdünnt
LM 2 = 1 : 25×10^8 verdünnt

Gruppenschicksalstage

für den mitteleuropäischen Bereich

Januar

1. Januar: Mond-Saturn; Mond-Uranus; Venus-Pluto; Pluto-Uranus
2. Januar: Mond-Saturn; Merkur-Uranus; Pluto-Uranus
3. Januar: Mond-Saturn; Merkur-Uranus; Pluto-Uranus
4. Januar: Mars-Jupiter; Mond-Saturn; Merkur-Uranus
5. Januar: Mars-Jupiter; Mond-Saturn
6. Januar: Mars-Jupiter; Mond-Saturn
7. Januar: Mond-Saturn
8. Januar: Merkur-Saturn; Venus-Jupiter; Merkur-Neptun
9. Januar: Merkur-Saturn; Venus-Jupiter; Merkur-Neptun
10. Januar: Mars-Uranus; Merkur-Saturn; Venus-Jupiter; Merkur-Neptun
11. Januar: Mars-Uranus; Merkur-Saturn
12. Januar: Mars-Uranus; Merkur-Saturn
13. Januar: Mars-Uranus; Merkur-Saturn
14. Januar: Mars-Uranus; Merkur-Saturn
15. Januar: Mars-Uranus; Merkur-Saturn
16. Januar: Mars-Uranus; Merkur-Saturn
17. Januar: Mars-Uranus; Saturn-Neptun
18. Januar: Mars-Uranus; Saturn-Neptun
19. Januar: Mars-Uranus; Saturn-Neptun; Merkur-Saturn
20. Januar: Saturn-Neptun; Merkur-Saturn
21. Januar: Saturn-Neptun; Merkur-Saturn
22. Januar: Saturn-Neptun; Merkur-Saturn
23. Januar: Mond-Uranus; Merkur-Saturn
24. Januar: Mond-Uranus; Merkur-Saturn
25. Januar: Mond-Uranus; Venus-Jupiter; Merkur-Saturn; Mond-Neptun
26. Januar: Pluto-Uranus; Mond-Uranus; Venus-Jupiter; Merkur-Saturn; Mond-Neptun
27. Januar: Pluto-Uranus; Mond-Uranus; Venus-Jupiter; Merkur-Saturn; Mond-Neptun
28. Januar: Pluto-Uranus; Jupiter-Uranus
29. Januar: Pluto-Uranus; Jupiter-Uranus
30. Januar: Pluto-Uranus
31. Januar: Pluto-Uranus; Merkur-Uranus

Februar

1. Februar: Merkur-Uranus; Pluto-Uranus
2. Februar: Merkur-Uranus; Pluto-Uranus
3. Februar: Venus-Pluto; Pluto-Uranus
4. Februar: Venus-Pluto; Pluto-Uranus; Mond-Uranus
5. Februar: Merkur-Uranus; Venus-Pluto; Mond-Uranus
6. Februar: Merkur-Uranus; Merkur-Pluto; Mond-Uranus
7. Februar: Mond-Neptun; Merkur-Pluto
8. Februar: Mond-Neptun; Merkur-Pluto
9. Februar: Mond-Neptun
10. Februar: Mond-Neptun; Venus-Pluto
11. Februar: Mond-Neptun; Venus-Pluto
12. Februar: Saturn-Neptun; Venus-Pluto
13. Februar: Saturn-Neptun; Venus-Pluto
14. Februar: Saturn-Neptun; Venus-Pluto
15. Februar: Saturn-Neptun; Venus-Pluto
16. Februar: Saturn-Neptun; Venus-Pluto; Mond-Pluto
17. Februar: Saturn-Neptun; Mond-Pluto; Mond-Saturn
18. Februar: Saturn-Neptun; Mond-Pluto; Mond-Saturn
19. Februar: Saturn-Neptun; Mond-Saturn
20. Februar: Saturn-Neptun; Mars-Saturn; Mond-Saturn
21. Februar: Merkur-Saturn; Mars-Saturn; Mond-Saturn; Mond-Uranus
22. Februar: Merkur-Saturn; Mars-Saturn; Mond-Saturn; Mond-Uranus
23. Februar: Merkur-Saturn; Mars-Saturn; Mond-Saturn
24. Februar: Mars-Saturn
25. Februar: Mars-Saturn
26. Februar: Mars-Saturn
27. Februar: Mars-Saturn
28. Februar: Mars-Saturn

März

1. März: Mars-Saturn
2. März: Jupiter-Uranus; Mond-Pluto
3. März: Jupiter-Uranus; Mond-Pluto
4. März: Merkur-Neptun
5. März: Merkur-Neptun
6. März: Merkur-Neptun
7. März: Merkur-Uranus; Merkur-Neptun
8. März: Merkur-Uranus; Merkur-Neptun
9. März: Merkur-Uranus; Merkur-Pluto
10. März: Merkur-Pluto
11. März: Venus-Pluto; Merkur-Saturn
12. März: Venus-Pluto; Merkur-Saturn
13. März: Merkur-Uranus; Venus-Pluto; Merkur-Saturn
14. März: Merkur-Uranus; Venus-Pluto; Merkur-Saturn
15. März: Merkur-Uranus; Pluto-Uranus; Venus-Pluto; Merkur-Saturn
16. März: Merkur-Uranus; Pluto-Uranus; Venus-Pluto; Merkur-Saturn
17. März: Pluto-Uranus; Venus-Jupiter; Venus-Pluto; Mond-Uranus; Merkur-Saturn
18. März: Pluto-Uranus; Venus-Jupiter; Venus-Pluto; Mond-Uranus
19. März: Pluto-Uranus; Venus-Pluto; Mond-Uranus
20. März: Mond-Uranus; Pluto-Uranus; Venus-Pluto
21. März: Venus-Pluto; Mond-Uranus; Pluto-Uranus
22. März: Venus-Pluto; Mond-Uranus; Pluto-Uranus
23. März: Venus-Pluto; Mond-Uranus; Pluto-Uranus; Pluto-Jupiter
24. März: Venus-Pluto; Mond-Uranus; Pluto-Uranus; Pluto-Jupiter
25. März: Venus-Pluto; Merkur-Saturn; Pluto-Uranus
26. März: Venus-Pluto; Merkur-Saturn; Merkur-Uranus; Pluto-Uranus
27. März: Venus-Pluto; Merkur-Saturn; Merkur-Uranus
28. März: Venus-Pluto; Merkur-Saturn; Merkur-Uranus
29. März: Venus-Pluto; Merkur-Saturn
30. März: Venus-Pluto; Merkur-Saturn
31. März: Venus-Pluto; Merkur-Pluto

April

1. April: Merkur-Uranus; Merkur-Pluto
2. April: Merkur-Uranus; Merkur-Neptun
3. April: Merkur-Uranus; Merkur-Neptun
4. April: Venus-Pluto; Merkur-Neptun
5. April: Venus-Pluto; Merkur-Neptun
6. April: Merkur-Neptun
7. April: Jupiter-Uranus
8. April: Jupiter-Uranus; Mond-Pluto
9. April: Mars-Saturn; Jupiter-Uranus; Mond-Pluto
10. April: Mars-Saturn
11. April: Mars-Saturn
12. April: Mars-Saturn
13. April: Mars-Saturn
14. April: Mars-Saturn
15. April: Mars-Saturn
16. April: Merkur-Saturn; Mars-Saturn
17. April: Merkur-Saturn; Mars-Saturn
18. April: Merkur-Saturn; Mars-Saturn
19. April: Mars-Saturn; Saturn-Neptun
20. April: Mond-Pluto; Mars-Saturn; Saturn-Neptun
21. April: Mond-Pluto; Mars-Saturn; Saturn-Neptun
22. April: Mond-Pluto; Mars-Saturn; Saturn-Neptun
23. April: Mond-Pluto; Saturn-Neptun
24. April: Saturn-Neptun
25. April: Saturn-Neptun
26. April: Saturn-Neptun; Mond-Pluto
27. April: Saturn-Neptun; Mond-Pluto
28. April: Saturn-Neptun; Mond-Neptun; Mond-Pluto
29. April: Mond-Neptun; Mond-Pluto
30. April: Mond-Neptun; Mond-Pluto

Mai

1. Mai: Merkur-Pluto; Mond-Neptun; Mond-Pluto
2. Mai: Merkur-Pluto; Mond-Neptun
3. Mai: Merkur-Pluto; Mond-Uranus; Mond-Pluto
4. Mai: Venus-Pluto; Mond-Uranus; Mond-Pluto
5. Mai: Venus-Pluto; Mond-Uranus
6. Mai: Venus-Pluto; Mond-Uranus; Pluto-Uranus
7. Mai: Merkur-Uranus; Pluto-Uranus
8. Mai: Merkur-Uranus; Pluto-Uranus
9. Mai: Merkur-Uranus; Pluto-Uranus
10. Mai: Merkur-Uranus; Pluto-Uranus
11. Mai: Pluto-Uranus; Sonne-Jupiter
12. Mai: Pluto-Uranus; Sonne-Jupiter
13. Mai: Pluto-Uranus; Sonne-Jupiter
14. Mai: Venus-Jupiter; Merkur-Saturn; Merkur-Neptun; Pluto-Uranus; Mond-Uranus
15. Mai: Venus-Jupiter; Merkur-Saturn; Merkur-Neptun; Pluto-Uranus; Mond-Uranus
16. Mai: Venus-Jupiter; Merkur-Saturn; Merkur-Neptun; Mond-Uranus
17. Mai: Merkur-Saturn; Merkur-Neptun; Mond-Uranus
18. Mai: Merkur-Saturn; Mond-Uranus
19. Mai: Merkur-Saturn; Mond-Uranus
20. Mai: Merkur-Saturn
21. Mai: Merkur-Saturn
22. Mai: Merkur-Saturn; Mars-Uranus; Sonne-Saturn
23. Mai: Merkur-Saturn; Mars-Uranus; Sonne-Saturn
24. Mai: Mars-Uranus
25. Mai: Mars-Uranus
26. Mai: Merkur-Saturn; Mars-Uranus
27. Mai: Merkur-Saturn; Mars-Uranus
28. Mai: Merkur-Saturn; Mars-Uranus
29. Mai: Merkur-Saturn; Mars-Uranus
30. Mai: Merkur-Saturn; Mars-Uranus
31. Mai: Merkur-Saturn; Mars-Uranus

Juni

1. Juni: Merkur-Saturn; Venus-Jupiter; Mond-Neptun; Mars-Uranus
2. Juni: Merkur-Saturn; Venus-Jupiter; Mond-Neptun
3. Juni: Merkur-Saturn; Venus-Jupiter; Mond-Neptun
4. Juni: Merkur-Saturn; Venus-Jupiter; Mond-Saturn
5. Juni: Mars-Jupiter; Mond-Saturn
6. Juni: Mars-Jupiter; Mond-Saturn
7. Juni: Mars-Jupiter; Mond-Saturn
8. Juni: Merkur-Uranus; Pluto-Uranus; Mond-Saturn
9. Juni: Merkur-Uranus; Pluto-Uranus; Mond-Saturn
10. Juni: Merkur-Uranus; Pluto-Uranus; Mond-Saturn
11. Juni: Venus-Pluto; Pluto-Uranus; Mond-Uranus; Mond-Saturn
12. Juni: Venus-Pluto; Pluto-Uranus; Mond-Uranus; Mond-Saturn; Sonne-Saturn; Saturn-Uranus
13. Juni: Venus-Pluto; Mond-Uranus; Mond-Saturn; Sonne-Saturn; Saturn-Uranus
14. Juni: Merkur-Pluto; Mond-Uranus; Mond-Saturn; Saturn-Uranus
15. Juni: Merkur-Pluto; Saturn-Uranus
16. Juni: Merkur-Pluto; Saturn-Uranus
17. Juni: Saturn-Uranus
18. Juni: -
19. Juni: Mond-Uranus
20. Juni: Mond-Uranus; Venus-Jupiter
21. Juni: Mond-Uranus; Venus-Jupiter
22. Juni: Sonne-Uranus
23. Juni: Sonne-Uranus
24. Juni: Sonne-Uranus
25. Juni: Mond-Pluto; Sonne-Uranus
26. Juni: Mond-Pluto; Mond-Saturn; Sonne-Uranus
27. Juni: Mond-Pluto; Mond-Saturn; Sonne-Uranus
28. Juni: Mond-Saturn
29. Juni: Mars-Saturn; Mond-Saturn
30. Juni: Merkur-Saturn; Mars-Saturn; Mond-Saturn; Mond-Uranus

Juli

1. Juli: Merkur-Saturn; Mars-Saturn; Mond-Saturn; Mond-Uranus; Sonne-Uranus
2. Juli: Merkur-Saturn; Mars-Saturn; Mond-Saturn; Sonne-Uranus
3. Juli: Mars-Saturn; Sonne-Uranus
4. Juli: Mars-Saturn; Sonne-Uranus
5. Juli: Mars-Saturn; Mars-Neptun; Sonne-Uranus
6. Juli: Mars-Saturn; Mars-Neptun
7. Juli: Mars-Saturn; Mars-Neptun
8. Juli: Mars-Saturn; Mars-Neptun
9. Juli: Mars-Saturn; Mars-Neptun; Merkur-Saturn
10. Juli: Merkur-Saturn; Sonne-Neptun; Uranus-Neptun
11. Juli: Merkur-Saturn; Sonne-Neptun; Uranus-Neptun
12. Juli: Merkur-Saturn; Sonne-Neptun; Uranus-Neptun
13. Juli: Merkur-Saturn
14. Juli: Merkur-Saturn
15. Juli: Merkur-Saturn
16. Juli: Merkur-Saturn
17. Juli: Merkur-Saturn
18. Juli: Merkur-Saturn
19. Juli: Venus-Pluto; Merkur-Saturn
20. Juli: Venus-Pluto; Merkur-Saturn
21. Juli: Venus-Pluto; Merkur-Saturn
22. Juli: Venus-Pluto; Merkur-Saturn
23. Juli: Venus-Pluto; Merkur-Saturn
24. Juli: Venus-Pluto; Merkur-Saturn
25. Juli: Mond-Uranus; Venus-Pluto; Merkur-Saturn
26. Juli: Mond-Uranus; Venus-Pluto; Merkur-Saturn
27. Juli: Mond-Uranus; Venus-Pluto; Merkur-Saturn
28. Juli: Mond-Uranus; Venus-Pluto; Merkur-Saturn; Mars-Neptun
29. Juli: Mond-Uranus; Pluto-Uranus; Venus-Pluto; Merkur-Saturn; Mars-Neptun
30. Juli: Mond-Uranus; Pluto-Uranus; Merkur-Saturn; Mars-Neptun
31. Juli: Pluto-Uranus; Mars-Neptun

August

1. August: Pluto-Uranus; Pluto-Jupiter; Mars-Neptun
2. August: Pluto-Uranus; Pluto-Jupiter; Mars-Neptun
3. August: Pluto-Uranus; Merkur-Uranus; Mars-Neptun
4. August: Pluto-Uranus; Merkur-Uranus; Mars-Neptun; Sonne-Uranus
5. August: Merkur-Uranus; Sonne-Uranus
6. August: Merkur-Uranus; Sonne-Uranus
7. August: Sonne-Uranus
8. August: Sonne-Uranus; Mond-Uranus
9. August: Merkur-Uranus; Merkur-Pluto; Mond-Uranus
10. August: Merkur-Uranus; Merkur-Pluto
11. August: Merkur-Neptun; Merkur-Uranus; Sonne-Uranus
12. August: Merkur-Neptun; Merkur-Uranus; Sonne-Uranus
13. August: Merkur-Neptun; Sonne-Uranus
14. August: Merkur-Neptun; Sonne-Uranus
15. August: Merkur-Neptun; Sonne-Uranus
16. August: Jupiter-Uranus; Mond-Pluto; Sonne-Uranus
17. August: Jupiter-Uranus; Mond-Pluto; Sonne-Uranus; Mond-Uranus
18. August: Jupiter-Uranus; Mond-Uranus; Mars-Jupiter
19. August: Mond-Uranus; Mars-Jupiter
20. August: -
21. August: Mars-Uranus
22. August: Mars-Uranus
23. August: Mars-Uranus
24. August: Mars-Uranus
25. August: Mond-Saturn; Mond-Uranus; Mars-Uranus
26. August: Mond-Saturn; Mond-Uranus; Mars-Uranus
27. August: Mond-Saturn; Mond-Uranus; Mars-Uranus
28. August: Saturn-Neptun; Mond-Saturn; Mond-Uranus; Mars-Uranus
29. August: Saturn-Neptun; Mond-Saturn
30. August: Saturn-Neptun; Mond-Saturn
31. August: Saturn-Neptun; Mond-Saturn

September

1. September: Saturn-Neptun; Mond-Saturn; Mars-Jupiter
2. September: Saturn-Neptun; Mond-Saturn; Mars-Jupiter
3. September: Saturn-Neptun; Mond-Saturn; Mars-Jupiter
4. September: Saturn-Neptun; Mond-Pluto
5. September: Saturn-Neptun; Mond-Pluto
6. September: Mond-Neptun; Saturn-Neptun; Mond-Pluto; Mars-Uranus
7. September: Mond-Neptun; Mond-Pluto; Mars-Uranus
8. September: Mond-Neptun; Mond-Pluto; Mars-Uranus
9. September: Mond-Neptun; Mond-Pluto; Mars-Uranus
10. September: Mond-Neptun; Mars-Uranus
11. September: Mond-Pluto; Mars-Uranus
12. September: Mond-Pluto; Mars-Uranus
13. September: Mars-Uranus
14. September: Mars-Uranus; Saturn-Neptun
15. September: Merkur-Uranus; Mars-Uranus; Saturn-Neptun
16. September: Merkur-Uranus; Mars-Uranus; Saturn-Neptun
17. September: Pluto-Uranus; Saturn-Neptun
18. September: Pluto-Uranus; Saturn-Neptun
19. September: Pluto-Uranus; Sonne-Jupiter; Saturn-Neptun
20. September: Pluto-Uranus; Sonne-Jupiter; Mond-Uranus
21. September: Pluto-Uranus; Mond-Uranus
22. September: Pluto-Uranus; Mond-Uranus
23. September: Pluto-Uranus; Mond-Uranus
24. September: Mond-Uranus; Pluto-Uranus
25. September: Mond-Uranus; Pluto-Uranus
26. September: Mond-Uranus; Pluto-Uranus; Jupiter-Uranus
27. September: Pluto-Uranus; Jupiter-Uranus
28. September: Pluto-Uranus
29. September: Pluto-Uranus
30. September: Mars-Uranus; Sonne-Saturn; Merkur-Uranus

Oktober

1. Oktober: Mars-Uranus; Sonne-Saturn; Merkur-Uranus
2. Oktober: Mars-Uranus
3. Oktober: Mars-Uranus
4. Oktober: Mars-Uranus; Merkur-Uranus
5. Oktober: Mars-Uranus; Merkur-Uranus
6. Oktober: Mars-Uranus; Mond-Neptun
7. Oktober: Mars-Uranus; Mond-Neptun
8. Oktober: Mars-Uranus; Mond-Neptun
9. Oktober: Mars-Uranus; Mond-Neptun; Venus-Pluto
10. Oktober: Mars-Uranus; Mond-Neptun; Venus-Pluto
11. Oktober: Saturn-Neptun; Venus-Pluto
12. Oktober: Saturn-Neptun; Venus-Pluto
13. Oktober: Mond-Saturn; Mars-Jupiter; Saturn-Neptun; Venus-Pluto
14. Oktober: Mond-Saturn; Mars-Jupiter; Saturn-Neptun; Venus-Pluto
15. Oktober: Mond-Saturn; Mars-Jupiter; Saturn-Neptun; Venus-Pluto
16. Oktober: Mond-Saturn; Saturn-Neptun
17. Oktober: Mond-Saturn; Saturn-Neptun
18. Oktober: Mond-Saturn; Saturn-Neptun
19. Oktober: Mond-Saturn; Mond-Uranus; Saturn-Neptun
20. Oktober: Mond-Saturn; Mond-Uranus; Sonne-Saturn; Saturn-Uranus
21. Oktober: Mond-Saturn; Mond-Uranus; Sonne-Saturn; Saturn-Uranus
22. Oktober: Mond-Saturn; Saturn-Uranus
23. Oktober: Saturn-Uranus
24. Oktober: Saturn-Uranus
25. Oktober: Saturn-Uranus
26. Oktober: -
27. Oktober: Mond-Uranus
28. Oktober: Mond-Uranus; Venus-Jupiter
29. Oktober: Sonne-Uranus; Mond-Uranus; Venus-Jupiter; Jupiter-Uranus; Mond-Pluto
30. Oktober: Sonne-Uranus; Jupiter-Uranus; Mond-Pluto
31. Oktober: Sonne-Uranus; Merkur-Neptun; Jupiter-Uranus

November

1. November: Sonne-Uranus; Merkur-Neptun
2. November: Sonne-Uranus; Merkur-Neptun
3. November: Sonne-Uranus; Merkur-Neptun
4. November: Sonne-Uranus; Merkur-Neptun; Merkur-Uranus
5. November: Merkur-Uranus; Merkur-Pluto
6. November: Mond-Uranus; Merkur-Uranus; Merkur-Pluto
7. November: Mond-Uranus; Sonne-Uranus
8. November: Sonne-Uranus
9. November: Sonne-Uranus; Merkur-Uranus
10. November: Sonne-Uranus; Merkur-Uranus
11. November: Mars-Neptun; Sonne-Uranus; Pluto-Uranus; Merkur-Uranus
12. November: Mars-Neptun; Pluto-Uranus; Merkur-Uranus
13. November: Mars-Neptun; Pluto-Uranus; Venus-Jupiter
14. November: Mars-Neptun; Pluto-Uranus; Venus-Jupiter
15. November: Merkur-Saturn; Mars-Neptun; Pluto-Uranus
16. November: Merkur-Saturn; Sonne-Neptun; Uranus-Neptun; Mond-Uranus; Pluto-Uranus
17. November: Merkur-Saturn; Sonne-Neptun; Uranus-Neptun; Mond-Uranus; Pluto-Uranus; Venus-Pluto
18. November: Merkur-Saturn; Sonne-Neptun; Uranus-Neptun; Mond-Uranus; Venus-Pluto
19. November: Merkur-Saturn; Mond-Uranus; Venus-Pluto
20. November: Merkur-Saturn; Mond-Uranus; Venus-Pluto
21. November: Merkur-Saturn; Venus-Pluto
22. November: Merkur-Saturn; Venus-Pluto
23. November: Merkur-Saturn; Venus-Pluto
24. November: Merkur-Saturn; Venus-Pluto
25. November: Venus-Pluto; Merkur-Saturn
26. November: Venus-Pluto; Merkur-Saturn
27. November: Merkur-Saturn; Venus-Pluto
28. November: Merkur-Saturn
29. November: Merkur-Saturn
30. November: Merkur-Saturn

Dezember

1. Dezember: Merkur-Saturn; Venus-Pluto
2. Dezember: Merkur-Saturn; Mars-Neptun; Venus-Pluto
3. Dezember: Merkur-Saturn; Mars-Neptun
4. Dezember: Merkur-Saturn; Mars-Neptun
5. Dezember: Merkur-Saturn; Mars-Neptun
6. Dezember: Mars-Neptun; Mars-Saturn
7. Dezember: Mars-Neptun; Mars-Saturn
8. Dezember: Mars-Neptun; Mars-Saturn
9. Dezember: Mars-Neptun; Mars-Saturn
10. Dezember: Sonne-Uranus; Mars-Saturn
11. Dezember: Sonne-Uranus; Mars-Saturn
12. Dezember: Sonne-Uranus; Merkur-Saturn; Mars-Saturn
13. Dezember: Sonne-Uranus; Mond-Uranus; Merkur-Saturn; Mars-Saturn
14. Dezember: Mond-Uranus; Merkur-Saturn; Mars-Saturn
15. Dezember: Mars-Saturn
16. Dezember: Sonne-Uranus; Mars-Saturn
17. Dezember: Sonne-Uranus; Mond-Pluto; Mars-Saturn
18. Dezember: Sonne-Uranus; Mond-Pluto; Mars-Saturn
19. Dezember: Sonne-Uranus; Mond-Pluto
20. Dezember: Sonne-Uranus
21. Dezember: Sonne-Uranus
22. Dezember: Sonne-Uranus; Mond-Uranus; Mars-Jupiter
23. Dezember: Mond-Uranus; Mars-Jupiter
24. Dezember: Mond-Uranus
25. Dezember: -
26. Dezember: Mars-Uranus
27. Dezember: Mars-Uranus; Merkur-Pluto
28. Dezember: Mars-Uranus; Merkur-Pluto
29. Dezember: Mond-Saturn; Mars-Uranus; Merkur-Pluto; Mond-Uranus
30. Dezember: Mond-Saturn; Mond-Uranus; Mars-Uranus; Venus-Pluto
31. Dezember: Mond-Saturn; Mond-Uranus; Mars-Uranus; Venus-Pluto; Pluto-Uranus

Die Gruppenschicksalstabelle bezieht nur die Konstellationen mit ein, die in diagnostischer Weise im Buche besprochen. Hinzugefügt sind einige der wesentlichen Regenerations- bzw. "Aufhellungs-Konstellationen" (Jupiter-Uranus und Jupiter-Venus).

Die Tage der Konstellationsangabe beziehen den gesamten mitteleuropäischen Bereich mit ein. Die Tagesangaben sind daher etwas unscharf, das heißt, der Konstellations-Orbis ist erweitert, um auch östliche wie westliche Randgebiete miteinzubeziehen.

Einem Geburtsort im Zentrum Mitteleuropas entspricht der mittlere Tag einer Konstellationsphase. Bei längeren Konstellationsphasen kommen hier die mittleren drei bis vier Tage in Betracht. Die kurzen Phasen sind die im Ereignischarakter aktuelleren, vordergründigeren.

Die Konstellationen beziehen sich auf das Verhalten, sie beziehen damit das Ereignis mit ein.

Gemeint ist, daß das Verhalten "den Austausch der inneren und äußeren Bilder" durchführt (siehe S. 60), damit in seiner Struktur die Ereignis-Struktur kennzeichnet. Man weiß zwar nicht, was durch die Muster bzw. "Düsen des Verhaltens" hindurchkommt, man weiß aber das "Wie", "Wann" und "auf welche Weise".

Die "Düsen" des Verhaltens können "verstellt" sein, damit der eigenen Wirklichkeit nicht entsprechen, dem "Was" der Anlage (siehe S. 52).

Sind an einem Tage mehrere Konstellationen zuständig, so ergeben sich insich logische Gebilde des Zusammenhangs. Ein Beispiel ist der Gruppenschicksalstag vom 12. Juli. Es ergibt sich hier der Drang, "sich in der Herde zu verstecken", (ohne darin verwurzelt zu sein), dazu eine "Reaktionslähme", die zum Verharren zwingt mit dem ständigen Gefühl, doch "nicht dazuzugehören". Eine solche Lebenssituation ist für die hier geborenen Personen erfahrungsgemäß immer wieder symptomatisch.

Der Ereignischarakter der Gruppenschicksalstage ist in einem vereinfachten Verfahren in den wesentlichen Zügen leicht abzulesen.

Man geht vom Geburtstag aus, in beiden Richtungen, pro Lebensjahr einen Tagesschritt, so daß etwa dem zehnten Lebensjahr zehn Tagesschritte entsprechen (Der Tabelle wurde ein mittlerer Sonnenbogen zugrundegelegt, der den Jahren 195o - 54 entspricht. Ausgangspunkt ist jeweils der Mittagsstand der Sonne).

Ist also eine Person am 23. September (in München) geboren, so wird mit 17 Jahren einerseits der 1o. Oktober erreicht, andererseits, zurückgehend, der 6 September.

also:	+	1o. Oktober	= Mars-Uranus
			= Venus-Pluto
	-	6. September	= Mars-Uranus

Das Ereignis für den Siebzehnjährigen war, daß er aus der Unvereinbarkeit der Familiensituation ausbrach, als vermißt galt, und erst nach erfolgreichen Suchaktionen wieder in die hierarchisch geführte Familie zurückgeholt werden konnte (Venus-Pluto führt hier zur steckengebliebenen Revolte des Mars-Uranus). Der Grund für die Fremdbestimmung war die Geschlechskonkurrenz im Sinne der Unterlegenheit gegenüber dem robusteren Bruder (Phase in der einen Richtung vom 6. Oktober an, in der anderen Richtung vom 12. September an ≡ Mond-Neptun). Dieser Bruder war vom Sonnenstand her Skorpion, so daß der am 23. September Geborene später, obwohl er von Astrologie "nichts hielt" jedem Skorpion-Geborenen aus dem Weg ging.

Die Hefitgkeit des Geschehens ist in diesem Gall deshalb verstärkt, weil der Ausgangspunkt des Geburtstages von Uranus-Pluto gekennzeichnet ist, also von der immer imanenten Gefahr des Zusammenbruchs der Vorstellungswelt.

In einem anderen Beispiel kommt man, wenn man am 28. Februar geboren ist (man muß hier, wenn man im Schaltjahr geboren ist, vom 29. Februar ausgehen), nach 34 Tagen = 34 Jahren in der Plus-Richtung auf Merkur-Uranus, in der Minus-Richtung in das "Zentrum" von Mond-Neptun sowie in die Merkur-Saturn-Konstellation plus Pluto-Uranus.

also:	+	3. April	= Merkur-Uranus
	–	26. Januar	= Mond-Neptun
			= Merkur-Saturn
			= Pluto-Uranus

Das Ereignis folgerichtig "die Geschlechtskonkurrenz mit Unterlegenheit", dem Abweisungserlebnis sowie den Zusammenbruch der Vorstellungswelt, wobei man in der sozialen Gemeinschaft mit dem "fremdgegangenen" Partner zu verbleiben geneigt ist (Merkur-Uranus = zwischen zwei Partnern)

In diesem Fall ging die Ehepartnerin eine auf die Dauer nicht zu verheimlichende außereheliche Beziehung ein. Das soziale gefüge der Ehe hielt noch einige Jahre, um dann "im Zentrum" des Saturn-Neptun (22. Januar) sich allmählich und schleichend aufzulösen.

Die Gruppenschicksalstage und damit die altersmäßige Ereignisreihung sind in ihrem Ereignischarakter für alle jeweils gleichen Geburtstage die gleichen (ohne daß man "eineiiger Zwilling" sein muß), mit der Voraussetzung der jeweils gleichen Geburtsregion (hier vergrößert der mitteleuropäische Bereich). Sie sind deshalb auch mit Personen der Geschichte vergleichbar (siehe Quellenangabe: "Horoskop für jeden Tag" - 1972).

Es ist jedoch noch einmal darauf hinzuweisen, daß man hier in einem zwar übergeordneten, aber Teilaspekt des Verhaltens in quasi "gattungsgleichen" Grundstrukturen das "Wie, Wann und aud welche Weise" feststellen kann, nicht aber das "Was" im Ereignis umgesetzt wird und auf welcher Ebene dies geschieht, gleichermaßen nicht die "unterhalb" der "Geburtstags-Gattungsgleichen-Ereignisreihe" die individuelle Ereignis-Charakteristik, die nur aus dem Horoskop selbst ersichtlich ist.

Für die Auswirkung der Gruppenschicksale ist der Sonnenstand des individuellen Geburtsbildes hinweisend, je nachdem, in welchem Quadranten die Sonne steht, oder wie sie aspektiert ist.

Der Ereignis-Charakter der einzelnen Konstellationen ist in diesem Buch weitgehend besprochen. Im einzelnen ist hinzuzufügen:

Mond-Pluto = meist außergewöhnliche Leidenschaftlichkeit von Verbindungen, im Sinne eines Urerlebnisses - bei Frauen in diesem Sinne vielfach Geburten.

Venus-Jupiter = im Gegensatz zu Venus-Saturn ist hier im sozialen Gefüge einer Gemeinschaftlichkeit "Platz", auch im Sinne eines gehobenen Stellenwertes, - es handelt sich also um die natürliche Vereinheitlichung (Schütze) der Wirklichkeit. Meist werden hier Bindungen vollzogen, wobei im existenziell-sozialen Umweltgefüge einerseits Sicherheit wie auch Übereinstimmung (Wohlbefinden) gegeben ist.

Jupiter-Uranus = hier treffen Wassermann und Schütze zusammen, das Assoziative hat Raum und Bildreichtum, das Außergewöhnliche begibt sich, das Öffnen und Aufbrechen des Folgerichtigen und Normalen, - die Erfahrung des Wirklichen wird möglich. Wenn dies konkret geschieht, ist dies der Einfall, das Erfinderische - im Ereignis die unerwartete (nicht "vor - gestellte") Lösung. Sozial die Sonderstellung im Herdengefüge (= der Bote der Wirklichkeit) mit der im akuten Falle unerwartet guten Stellenwerterhöhung (ohne integriert zu sein - trotzdem unabhängig von der Herde). Meist hier anschauungsmäßig beeindrukkende Begegnungen, die in der Regel zu Bindungen führen.

(Kepler hatte, unter dieser Konstellation stehend, während eines Mathematikunterrichtes, den er hielt, den "blitzartigen" Einfall, der zu den "Keplerschen Gesetzen" führte).

Venus-Pluto = entsprechend den Symbolen die Übertragung, (wie die Fähigkeit dazu) von Vorstellungen bzw. Vorstellungskonzepten (welcher Qualität auch immer) auf eine Herdengruppe. Das heißt also die Ausübung von Macht im Herdengefüge bzw. in der jeweils zuständigen Herdengruppe. Im konkreten existentiellen Bereich bedeutet dies Einfluß im Stellenwertgefüge, - geschäftlich die Durchsetzung zum branchenbeherrschenden (relativ je nach Revier) Status.

Empfinden

a)

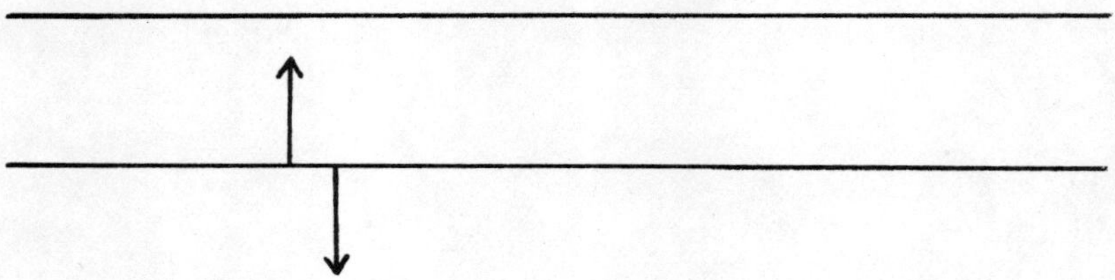

b)

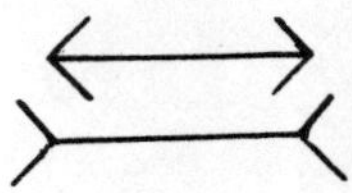

Die Orientierung aus dem Empfinden ist unbestechlich, wie sich an den oft zitierten Beispielen über vermeintliche Sinnestäuschung zeigt:

Selbst eine geometrische Figur wird vom Empfinden als Bildorientierung aufgenommen: die Geraden werden als Erlebniswege aufgefaßt, und der jeweils blockierte Weg, der "näher an einem Ziel ist", als kürzer empfunden. Es liegt darin die Erfahrung "vieler begangener Wege".

Die Inquisition der Gegenwart

Historisch: die Inquisition war, im 13. Jahrhundert offiziell eingesetzt, ein geistliches Gericht, das die Aufgabe hatte, "Ketzer" bzw. Andersdenkende durch peinliche Befragung aufzuspüren und zu bestrafen bzw. auszuschalten. Die Bestrafung bzw. Ausschaltung der Andersdenkenden übernahm der Staat.

Inquisitionen wird es immer wieder geben müssen, da sich die Denkhaltungen, am Ende ihrer Epoche, sozial manifestieren und institutionalisieren, damit dem Einzelnen, und hier gerade den Unfähigen und Schwachen, den Verdorbenen und Bösartigen, zur Macht verhelfen.

Sie, die Einzelnen, verkaufen ihr Leben und übertragen sich mit all ihren Trieben, all ihren Instinkten zugunsten der Macht.

Die institutionalisierte Denkhaltung wird zur Summe aller ihr von den Individuen übertragenen Instinkten, die die ungetanen Verbrechen der Einzelnen mit institutionalisiert, - wird damit zum Koloss, zum alles verschlingenden Ungeheuer, das sich vom Leben der Lebenden ernährt, seine Opfer fordert, und die Verbrechen für alle die begeht, die ihr untertan sind.

Jedes Leben wird aufgespürt (inquiriert) und verschlungen, um sich selbst zu erhalten, bis der Koloss, aufgebläht und alles verwuchernd in sich zerfressen wird.

Jede Inquisition weist klassische Züge auf.

1. Die Identität zwischen Staat und Denkhaltung. Die Denkhaltung hat den Staat in seiner Strukturierung bestimmt, insofern also hat die Institution der Denkhaltung Macht über den Staat (der Strick des Glaubens oder der Wissenschaft). Die Identität ist nahtlos, daher unauffällig, anonym.

2. Die Denkhaltung ist nicht "weltlich" (politisch tätig) und überläßt die Exekutive dem Staat.

3. Die Denkhaltung stützt sich auf Formeln der Macht (Glaubenssätze - Wissenschaftsdoktrin) und urteilt. Sie ist an allen Schaltstellen der Macht präsent und sorgt für die Verbreitung und Einhaltung der Urteile.

4. Die Ausschaltung Andersdenkender ist durch die Identität von Staat und Denkhaltung legitimiert.

Der Machtgebrauch bzw. -mißbrauch der institutionalisierten Denkhaltungen läßt den von den Einzelnen eingebrachten Instinkten im Rahmen der Institution Möglichkeit und freien Lauf, ohne daß der Einzelne dafür verantwortlich wäre.

Die historisch gewordene Inquisition und die der Gegenwart weisen das gleiche Muster auf. Paul Feyerabend nimmt den "Einspruch gegen die Astrologie" von 186 führenden Wissenschaftlern und Nobelpreisträgern zum Anlaß eines Vergleichs mit der Bulle vom Papst Innozenz dem Achten, die 1484 im "Lehrbuch über Hexerei" erscheint. Er spricht von fast wörtlicher Übereinstimmung des Anfangszitats "Wir sind von großer Sorge erfüllt ..." und bemerkt den "religiösen Tonfall" des Wissenschaftseinspruchs gegen die Astrologie, den "Analphabetismus der Argumente", und kommt zu dem Schluß, daß Autorität benutzt wird, um Überzeugungen zu vertreten.

Der "Einspruch gegen die Astrologie" der führenden Wissenschaftler ist in Wirklichkeit ein "Aufruf zum Progrom". Es wird darin gesprochen, daß "die Zeit gekommen ist, die anmaßenden Ansprüche von astrologischen Scharlatanen direkt und machtvoll in Frage stellen". Der "Einspruch" der Wissenschaftler ist in allen Medien der Bundesrepublik, in der Mehrzahl wörtlich erschienen, die Entgegnung der Astrologen nirgendwo angenommen, was nicht verwunderlich ist, da Wissenschaftler (als Wissenschafts-Journalisten) in allen Medien vertreten sind und dort die "Verbreitung und Einhaltung ihrer Urteile" überwachen. Die Reaktion einer erneuten Diskriminierungskampagne im Sinne des Aufrufs ließ nicht lange auf sich warten und fand ihre Spitze an Direktheit in dem Satz eines Redakteurs im Fernsehen "Ich bin dafür, daß man die Astrologen aufhängt" (Sender Bremen "Talk nach neun" am 11. Januar 1977, 3. Programm).

Es ist üblich, von Astrologen als Betrüger, dubiosen Geschäftemachern, von Schwachsinn, und anderem zu sprechen und scheut vor persönlichen Diffamierungen nicht zurück. Entgegnungen werden ignoriert. Zugelassen in den Medien sind nur die Negativ-Beispiele des Unterhaltungswertes der Astrologie, sowie Diffamierungskampagnen gegen die Astrologie, die an bewußter Manipulation und Infamie nicht zu überbieten sind.

Die Astrologen werden als Schädlinge und Feinde der Gesellschaft deklariert. Zur Ausschließung wie zum Meinungsterror von oben kommt die zusätzliche "Macht von unten". Die Institution der Denkhaltung vergibt in Identität mit dem Staat lizensierte Denkberechtigungsscheine, die Marktzugang und Marktanteile wie sozialen Stellenwert garantieren. Es entsteht damit für den Einzelnen Sicherheit, nach dem Prinzip der "geliehenen Stärke" wie Zwang der Zugehörigkeit. Überwachung und Schutz des Marktzugangs übernimmt der Staat.

Die Beweise gegen die Astrologie, die in dubioser und fast infamer Weise, "höchst unwissenschaftlich" gesammelt und dann ex kathedra verkündet werden, kommen dadurch zustande, daß bewußt der Personenkreis für Testungen eingeladen und angenommen wird, der sich in der Tat aus Scharlatanen und Geschäftemachern zusammensetzt. Dieser Personenkreis wird durch den "institutionellen Charakter" der Einladung angelockt. Es gibt keinen seriösen Astrologen in der Bundesrepublik, der an solchen Testungen, als einem Akt der Unterwerfung wie Anerkennung dieser Institution, teilgenommen hätte.

Solche, ex kathedra vorgetragenen Beweise gegen die Astrologie bedarf es insofern, als die rein methodischen Definitionen der Wissenschaftlichkeit selbst ins Fließen geraten sind, und ihrer ursprünglichen Voraussetzungen entbehren, - damit zu Glaubenssätzen geworden sind.

Die Einlassungen und Ergebnisse der Astrologie werden, in unausgesprochener Übereinkunft, ignoriert und so getan, als lägen keine vor. Die Nichtanwendung dieser Ergebnisse hat bisher zu nicht wiedergutzumachenden Schäden am Einzelnen wie am Gesamten geführt, für die die Denkhaltung, ihre Vertreter wie Mitläufer schuldhaft verantwortlich sind.

Der Vergleich der historisch gewordenen Inquisition mit der der Gegenwart braucht die Frage des "Scheiterhaufens" nicht zu scheuen. Die Eliminierung des Menschen geht, je nach der Art und Weise der Denkhaltung, nach jeweils anderen Mechanismen vor sich. In der Inquisition der Gegenwart wird der Mensch, der an die Industrie verkauft und verraten ist, in präziser und neutralistischer Form für die Institution in produktiver Weise verbraucht.

Er ist den Methoden dieser staatlich geschützten Institution ausgeliefert, die den Folterstätten des Mittelalters in nichts nachstehen, nur eben in einer sachlich, neutralistischen Durchführung, aber ebenso legitimiert. Der Mensch und das Leben werden verquält, nur um die Institution selbst und ihre Mitläufer aufrecht zu erhalten. Es sind dies Verbrechen am Einzelnen wie am Leben insgesamt, die in der Geschichte keinen Vergleich finden.

Noch nicht einmal die Zerstörung aller Grundvoraussetzungen allen Lebens führt dazu, daß dem Machtanspruch und der effektiven Machtfülle der institutionalisierten Denkhaltung Einhalt geboten wird.

Sie kann sich darauf stützen, jeweils soviel Bedürfnisse unter Ausschaltung natürlicher Regulationen geschaffen zu haben, damit für ein kompensatorisches Wachstum verantwortlich zu sein, und im voraus soviel Schäden gesetzt zu haben, daß, mit der Ausschaltung aller Alternativen, die Erhaltung ihrer Macht garantiert ist.

Es gibt kein Individuum, das nicht für verbrecherisch gehalten werden würde, indem es sich erlaubte, was der Staat sich erlaubt.

Es geht damit wie mit Kindern, die bei der einen oder anderen Unart betroffen, als mildernden Umstand glauben, anführen zu dürfen: "Ich habe es nicht allein getan!"

Ich glaube nicht an die Tugend von Individuen, die sich unschuldig erachten an den Verbrechen der Nation, "weil sie es nicht allein getan haben".

Eduard Douwes Dekker alias Multatuli
(2.3.1820)

Materialempfehlungen

1. Horoskopformulare Nr. H 17,5 von Ebertin ohne Tierkreiszeichenvordruck (um den Ascendenten immer auf der gleichen Seite (links) einzeichnen zu können).
2. Die globalen Häusertabellen - O.W.Barth-Verlag
3. Die Deutsche Ephemeride 1850 - 2020 - O.W.Barth-Verlag - München

Quellennachweis

Ernst Jünger: "Meßbare und Schicksalszeit" aus den "Gedanken eines Nichtastrologen zur Astrologie"
Ernst Klett-Verlag, Stuttgart - Gesammelte Werke - 1981

Martin Heidegger: "Was heißt Denken"
Neske-Verlag - Tübingen 1967

Michael de Montaigne: Essais
Herausgegeben von Ralph-Rainer Wuthenow - insel taschenbuch 220 - 1976

Gustav Schwab: "Sagen des klassischen Altertums"
München 1956

Paul Feyerabend: "Unter dem Pflaster liegt der Strand" Band 4
Beiträge von Feyerabend, Duerr usw.
Kramer-Verlag - 2. Auflage 1981

"Einspruch gegen die Astrologie"
"The Humanist" - Ausgabe September/Oktober 1975
Professor Paul Kurtz Editor

Wolfgang Döbereiner:

"Ihr Schicksalsrhythmus im Horoskop"
(rhythmische Vergrößerung und Auslösung)
- Das Neue Zeitalter - Nr. 44 - 30. Oktober 1953

"Vererbung, astrologisch gesehen"
Astrologische Monatshefte - Hamburg - Heft 9/10, 1955

"Gibt es wirklich keine Hexen ?
(die vier Causalitäten)
Zenit - München - November 1956

"Häusertabellen zum Rhythmensystem"
(vier Causalitäten)
Zenit - München - Heft 4, April 1957

"V.T. - ein Portrait mit Untertiteln"
(Anlage - Verhalten)
Zenit - München - Heft 3, März 1958

"Züricher Woche"
(Gruppenschicksal - Anlage - Verhalten)
1968: Nr. 18; 20;21;25;33,68.

"Horoskop für jeden Tag"
(Gruppenschicksal)
Südwest-Verlag 1972

"Heyne-Tierkreisbücher" 1974
(Interpretationen - Tierkreiszeichen)

"Ihre besten Tage 1976"
1975 Edition Tomus in ECON-Verlag

"Astrologische Tagesschau"
1976 Edition Tomus in ECON-Verlag

"Astrologisches Lehr- und Übungsbuch" Band I - IV
Selbstverlag Dezember 1978, Frühjahr 1981, Frühjahr 1982
und Herbst 1984
(Lehrskripten vom Herbst 1971 zu Band I - IV zusammengefaßt)

(Band V in Vorbereitung)

Alphabetisches Verzeichnis der Arzneimittel aus der Homöopathie

Inhalt

Die "Münchner Rhythmenlehre" ist ein in sich geschlossenes astrologisches System.

Es beinhaltet:

1) Definition der vier Quadranten wie Häuserbild

2) Trennung von Anlage zu Verhalten mit Deutungsmethode (Anlage - Verhalten - Finalität bzw. AC - Sonne - MC)

3) Rhythmische Auslösung und Schwingungsbilder (Septare)

4) die sich aus dem System ergebende Anschauung und ihre Definitionen

Das System wurde vom Autor in der Zeit von 1952 - 1956 entwickelt und erstmals als "Münchner Rhythmenlehre" von 1956 - 1959 in der damaligen Süddeutschen Astrologenschule in München gelehrt.

Jede unzitierte Anführung aus dem Systembereich der "Münchner Rhythmenlehre" ist ein Plagiat.

Anhang zur Reisblüte

Die verwendete Reispflanze ist etwa fünfundvierzig bis fünfzig Zentimeter lang, mit Blüte aus der Gegend etwa siebzehn Kilometer westlich von Siena in Italien, aus dem Wasser gezogen und entwendet am 23.5.1986 gegen neun Uhr Sommerzeit bei einem Ascendenten von etwa siebzehn bis achzehn Grad Krebs. Die Pflanzen wurden in Blüte, Blatt, Stengel und Wurzel zerteilt und jeweils von den einzelnen Teilen in der St. Barbara Apotheke in Peißenberg (W. Kirchner) zu Tinkturen verarbeitet. Die Tinkturen wurden ein Jahr später 1987 im Verlauf des Juni in der Apotheke zum Goldenen Engel (R. Sonntag, Frau Pulkat) in Regensburg potenziert.

Die Überprüfung der Reispflanze wurde bisher vorgenommen in der D 8, D 12, D 3o, und in einem Falle in der C 3o. Die Überprüfung wurde auch auf solche Personen ausgedehnt, die Saturn-Uranus weder im Geburtsbild noch im Gruppenschicksal angelegt hatten. Dieser Personenkreis war unmittelbar zu kennzeichnen, da die Betreffenden Depressionen und Isolierungsgefühle bekamen in einem solchen Maße, daß Sie kaum mehr zugänglich schienen.

Bei den Personen mit der Konstellation Saturn-Uranus wurden die einzelnen homöopathisch verdünnten Teile der Pflanze getrennt angewandt, als Blüte, Blatt, Stengel und Wurzel. Es konnte festgestellt werden, daß die Verdünnung der Blüte von allen Personen nicht nur gut vertragen wurde, sondern auch, in unterschiedlichen Ausdrucksweisen von Lebensfreude bis Euphorie als Wirkung gesprochen wurde. Die einmal vereinnahmte Reiswurzel D 8 führte spontan zum Nachlassen der Konzentration, zu Denkblockierungen, zur Blockade des Gedankenflusses. Desgleichen ergaben sich bei der Einnahme von Blatt D 8 in einzelnen Fällen nach einer Phase von Gemütserhellung Gemütsverstimmungen.

Bedenkt man nur die seit alters her gebrauchte Zuordnung (siehe Maria Thun), wonach bei Pflanzen die Blüte Luftzeichen, die Wurzeln den Erdzeichen, das Blatt dem Wasserzeichen und die Frucht dem Feuerzeichen entspräche, dann könnte man daraus schlußfolgern, daß die Wurzel als Erdzeichen-Entsprechung den saturn repräsentiert, die Blüte als Luftzeichen-Entsprechung dem Uranus, daß also somit bei der Einnahme der Wurzel der Fluß des Uranus gestört wird, während die Lösung von Blockierungen, also der Uranus in der Wirkung der Blüte liegen müßte. Gleiches müßte sich aus der Einnahme des potenzierten Reisblattes in Hinblick auf Zusatzwirkung aus dem Wasserzeichen schlußfolgern lassen.

Dies ließ sich im Einzelnen nachweisen (die Frucht stand in Hinblick Beziehung zu den Feuerzeichen nicht zur Verfügung). In den Fällen der Unverträglichkeit des Blattes lagen immer Konstellationen vor, in denen der Neptun - möglicherweise als König der Wasserzeichen - andere Planetenpositionen beeinträchtigte. Die Unverträglichkeit des Blattes ging immer in die Richtung der Charakteristik dieser Beeinträchtigungen, etwa in einem Fall von Sonne-Konjunktion-Neptun in Haus zwölf, wo die entsprechende Unsicherheit erzeugt wurde, wo die Einnahme des Blattes also offensichtlich den Neptun mit einbezogen hat, aber nicht dessen Konstellationen.

In allen Fällen jedoch wurde die Reisblüte im Sinne des Uranus einer Saturn-Uranus-Konstellation als grundsätzliche Verbesserung des Lebensgefühls empfunden, wobei in zwei Fällen akuter Scheidung bei nicht unglückseligem Zustande die Tränen spontan über einen Zeitraum von einer Stunde flossen, wobei die vorher vorhandene und fast als gefährlich anmutende Spannung in Richtung Bewegungsdrang, fast der einzelnen Extremitäten für sich, übergangslos wegfielen. Die Tränen flossen, entgegen dem bis dahin für die Person charakteristischen Haltungsehrgeiz mitten in einer Hotelhalle. In dem zweiten Fall der Trennung war zusätzlich zur akuten Scheidung auch noch Mond-Saturn gegeben.

Bei allen Personen wurde der Zusammenhang mit Saturn-Uranus dadurch deutlich, daß jeweils nach der Einnahme der Reisblüte die Träume der darauffolgenden Nacht sich auf Trennungssituationen zurückliegender Zeit bezogen.

Die nachfolgend aufgezeigten Wirkungen beziehen sich ausschließlich auf die Reisblüte, im Sinne des Uranus als König des Luftzeichen, im Sinne der Lösung der Konstellation Saturn-Uranus.

Alle Personen fühlten nach eigener Aussage nach der Einnahme in D 8 oder D 12 das spontane Aufkommen von Lebensfreude, die bis über den nächsten Tag anhielt, dann zwar abnahm, aber nicht mehr auf den Stand vor der Einnahme absackte. In allen Fällen wurde die Isolation der Mitteilung oder des Ausdrucksunvermögens durchbrochen, nach eigigen Aussagen wurde ein Zentrum des eigenen Agens erfühlt und ganz ohne Zweifel fielen Hemmungen weg: eine der Personen verabschiedete einen Besuch, durch den sie sich längst beengt gefühlt hatte, eine zweite wurde in der Rede deutlich freier (und lockerer), eine dritte erschien, von sich unbemerkt, aber von der gesamten Umgebung bemerkt, am nächsten Tage mit ungezähmterer Frisur und frühlingsfrischem Kleide. Der ehr schleppende Bewegungsablauf wurde elastischer, federnder.

In allen Fällen konnte eine Veränderung der Gesichtsoberfläche in gleicher Richtung beobachtet werden, und zwar weniger in Richtung Durchblutung als vielmehr in Richtung Belebung. Zweidrittel der Personen bekamen "Schnappsnasen", aufgequollene, rötlich gefärbte Nasenspitzen, etwa drei Tage lang. In einem der weniger ausgeprägten Fälle entstanden Pickel im Terrain der Nasenspitze. Ebenfalls in zweidrittel aller Fälle entstand spontan starker Speichelfluß, der nach etwa einer viertel Stunde abklang. Bei acht von zehn Personen entstand spontan eine Anschwellung der Lymphdrüsen unterhalb des rechten und linken Ohres, im Kieferbreich, bei einem drittel etwa unter der Achselhöle. In zwei von zehn Fällen ergaben sich Halsschmerzen im Sinne einer Seitenstrangentzündung, in einem falle zehn Minuten, im anderen zwei Stunden Dauer. Die Hälfte aller Personen hatte das gefühl der Erweiterung des Blickfelds sowie des klareren Sehens. In zwei Fällen davon, wurde es deutlich, daß es hierbei sich nicht nur um eine subjektive Empfindung handelte, sondern in einem Kurs die Schrift an der Tafel ohne Brille lesbar war, was vordem unmöglich war. Diese erste spontane Sehverbesserung hat sich zwar erhalten, aber bei weiterer Einnahme nicht weiter verbessert. In einem Fall traten Herzrhythmusstörungen auf, die, weil Uranus-Sonne gegeben war, durch "Kalmia" behoben werden konnten - was besagt, daß im Sinne der Lösung des Uranus, seine Konstellationen berücksichtigt werden müssen. Übereinstimmend wurde erklärt, daß man, nach einer kurzen Phase erhöhten Expektorierens erheblich besser durchatmen könne und weniger schnell Atemnot bekäme. Übereinstimmend wurde auch der unmittelbar ständige Drang zum Wasserlassen bemerkt.

In einem einzige Falle wurde auf Wunsch eine Potenzierung der Blüte C 3o vereinnahmt, wodurch spontan Nierenkoliken ausgelöst wurden, gleichzeitig mit einer Stimmungseintrünbung. Die Nierenkoliken waren schon einmal bei Isolierungs- und Trennungssituationen als Jugendliche aufgetreten. Die Erscheinungen konnten mit der stündlichen Einnahme der Reisblüte D 8 innerhalb von zwei Stunden vollständig behoben werden. Die Betreffende glaubte die Tage danach ein unbekanntes Befreiungsgefühl gehabt zu haben.

F E S T E   S E M I N A R E

Sekretariat Schweiz

Frau
Yoja Aebi
Hadlaubstraße 113
8oo6 Zürich
Tel. 01/362 8o 84

Frau
Leonore Froriep
Langernstraße 71
CH - 8964 Rudolfstetten - April (Ostern) - Juli -
September

Sekretariat Österreich

Frau
Christine Radomski
Kellau 105
A - 544o Golling bei Salzburg
Tel. 06244/6062 od. 67455 - Juni (Pfingsten)

Sekretariat Norddeutschland

Frau
Irene Otte
Brahmsallee 13
2ooo Hamburg 13
Tel. 040/4106878 - März -- (November)